KB274073

내 몸의 웰빙 발 건강

내 몸의 웰빙 발건강

저자 / 임옥현

1판 1쇄 인쇄 / 2005년 5월 25일
1판 1쇄 발행 / 2005년 6월 1일

발행처 / 건강다이제스트사
발행인 / 김 용 익
편집 / 황 윤 진

출판등록 / 1996. 9. 9
등록번호 / 03 - 935호
주소 / 서울특별시 용산구 효창동 5-3호 대신 B/D(우편번호 140-896)
전화 / (02) 702 - 6333 팩시밀리 / (02) 702 - 6334

값 12,000 원
ISBN 89 - 7587 - 041 - 3 03510

내 몸의 웰빙 발 건강

임옥현 교수 지음(경희대 체육대학원)

건강다이제스트

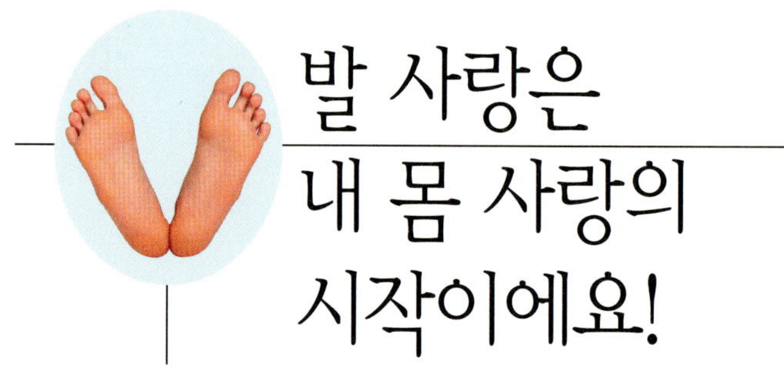

발 사랑은
내 몸 사랑의
시작이에요!

　건강에 대한 인식이 날로 높아져 가고 있다. 지나친 경쟁이나 성공 위주의 생활에 염증을 느낀 나머지 물질적인 성취보다는 보다 인간 중심적이고 내적인 충실함에 몰리는 사람들이 점차 늘어나는 추세이다.

　발에 대한 관심이 최근 꾸준히 늘어나고 있는 것도 바로 이러한 이유 때문일 것이다.

　생활의 향상으로 인해 오히려 우리 몸에는 많은 문제점들이 생겨나고 있고, 그 중에서도 특히 발은 우리 몸에서 가장 중요한 부분 중의 하나인 데도 불구하고 정작 우리들은 발을 경시하는 경향이 있다.

　그것은 발에 대한 이해 부족에서 비롯되고 있다. 성인의 경우 87% 가량이 어떤 형태로든 발로 인해 생기는 문제점들을 가지고 있다는 통계결과는 가히 충격적이다.

　발 건강은 이러한 발에 생기는 문제점을 예방하고 관리하여 건강한 삶을 영유할 수 있게 도와줄 수 있는 자연요법이다.

레오나르도 다빈치는 발을 '미학과 공학의 완성품'이라고 극찬했다. 또한 동·서양의 천재들은 발을 통해 좋은 생각을 많이 얻었다고 한다.

몸이 힘들고 괴로우면 발은 말한다. 아프다고….

인간의 행복과 건강은 결코 먼 데 있지 않다. 우선 발부터 사랑하자. 그것이 나를 건강하게 하는 첫 걸음마가 될 것이고, 나아가 행복한 내 삶으로 이끄는 원동력이 될 것이다.

끝으로 이 책이 나오게끔 도와주신 경희대 체육대학원 건강관리과정의 모든 교수진과 제자들, 가족, 그리고 건강다이제스트 편집진 모두에게 감사드립니다.

신록이 푸르른 날 임옥현

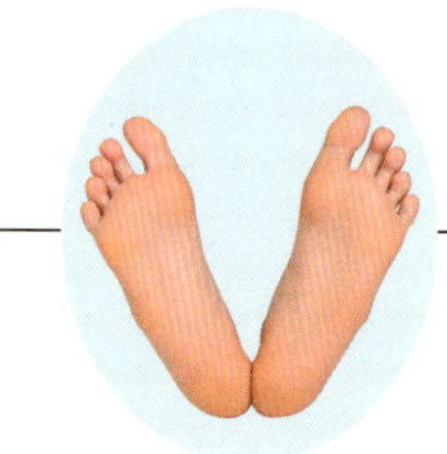

CONTENTS

제 3 장 건강한 발을
만드는 노하우

CONTENTS

CONTENTS

제 8 장 각종 질병에 도움이 되는
발 자극법

제 9 장 꼭 실천하세요!

양쪽 발 관리법

제 1 장

건강하려면
발을
사랑하세요!

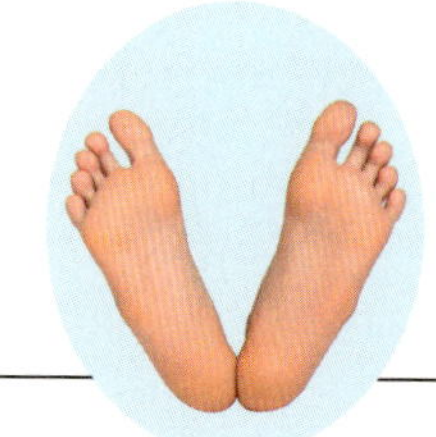

내 몸 건강의
신호등 '발'

우리의 양발은 인체 모든 장기의 변화가 가장 빨리 나타나는 곳
이다. 인체의 각 기관과 각 부위에 질병이 생기거나 변화가 나
타나면 발은 곧바로 경보를 울린다.

발은 우리의 육중한 몸을 받쳐주고 있다. 인체를 움직이는 데 지렛대
역할을 해주는 전신의 축소라고 할 수 있다.

발은 인간의 행동에 있어 매우 중요한 역할과 위치를 담당한다. 약
100만 년 전 과거에는 인간도 본래 다른 짐승들과 같이 네 발로 체중을
지탱하고 다녔지만 차츰차츰 직립보행을 하기 시작했다. 그 결과 네 발
로 걸어다닐 때에는 등이 휘고 배나 내장기관들이 땅과 가까웠으나 두
다리로 서면서부터는 상반신이 위로 올라감에 따라 시야가 넓어지게 되
었다.

그리하여 시야에 들어오는 모든 정보량은 인간의 뇌를 자극하게 되어
인류 문명에 많은 발전을 가져오게 되었다.

그러나 상체의 발달과 함께 발에는 과중한 중량을 감당해야 하는 오랜

 건강하려면 발을 사랑하세요!

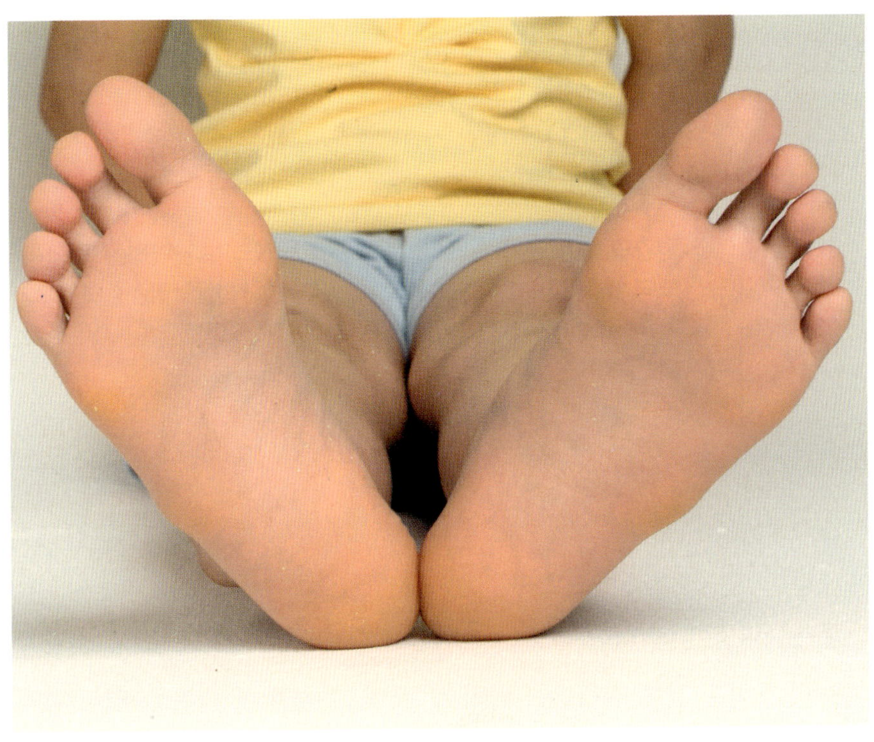

투쟁이 시작되었다. 발에 문제가 있어 병이 생기게 되면 종아리나 무릎
에 이상이 나타나게 되고, 이때에 휴식을 취하지 않고 계속 무리를 하게
되면 골반과 허리, 생식기관, 척추, 어깨, 목덜미까지 이상이 나타나게
된다.

그래서 발은 건강의 근원이며 신체의 건강을 좌우하여 주는
지표라고 할 수 있다.

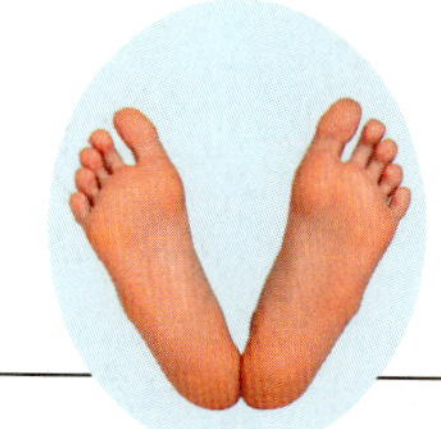

혈액순환의 열쇠 '발'

인간의 모든 질병은 혈액의 흐름이 정체되거나 막히는 것에서
부터 비롯된다고 해도 과언이 아니다. 이러한 혈액순환의 열쇠
가 바로 발에 숨어있다. 원활한 혈액순환은 발 건강이 좌우하기
때문이다.

현대인의 건강에 대한 최대의 관심은 원활한 혈액순환에 있다. 순환기
계통의 둔화는 각종 질병을 유발하며, 생명 그 자체라고 할 수 있는 혈액
을 온몸 구석구석까지 공급하는 데 무리를 가져온다.

인간의 모든 질병은 혈액의 흐름이 정체되거나 막히는 것에서부
터 비롯된다고 해도 과언이 아니다. 혈액은 심장에서부터 말초혈
관까지 산소와 영양, 호르몬을 운반하는 역할을 하는데 심장은
최종적으로 모세혈관까지 영양을 전달한 후 독소 및 침전물을
회수하여 심장으로 되돌아가는 정맥순환을 할 수 있도록 한다.

실제로 발은 우리의 몸을 지탱해주는 가장 중요한 받침이며 전신의 혈

액순환과 밀접한 관계가 있는 건강의 중요한 부위이다.

또한 발은 우리의 온몸이라고 해도 과언이 아닐 정도로 신체의 모든 신경이 발을 지난다.

따라서 이러한 발의 혈액순환을 도와주면 온몸의 신진대사가 원활하게 이루어짐은 당연한 이치다. 발의 혈액순환을 도와주는 것만으

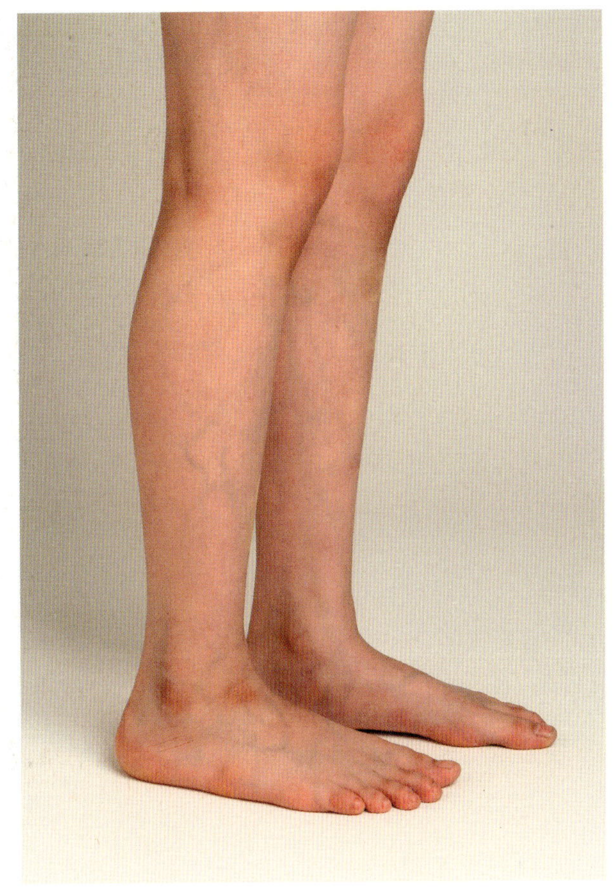

로도 건강을 지키는 데 있어서 다른 어느 요법이나 처방보다도 간편하고 효과적인 것이다.

특히 발 건강법은 가장 손쉽게 접근할 수 있는 웰빙 건강법이라고 할 수 있다. 큰 돈 들이지 않고 가정이나 직장에서 얼마든지 실천할 수 있기 때문이다. 피로 회복과 기분 전환은 물론 전신의 건강까지 좋게 하는 발 건강법은 그래서 오늘날 건강의 화두가 되고 있다.

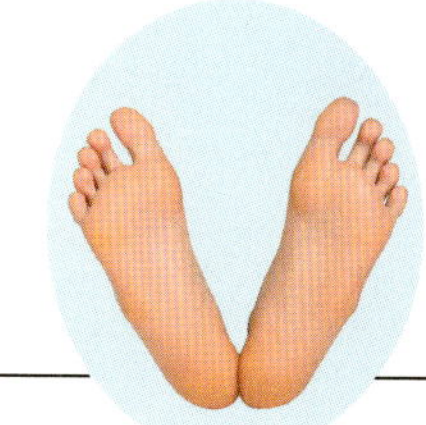

건강 프로그램이 내장돼 있는 '발'

발에는 우리 몸의 기능을 활성화 시켜 건강을 유지시켜 주는 메커니즘이 존재한다. 그 프로그램은 인간이 보행할 때 작동되게 설계되어 있다.

지구상에 존재하는 50억이 넘는 인구 중에서 똑같은 신체 구조를 지닌 사람은 없다. 태어날 때 부모들까지 가리기 힘든 똑같은 외모를 지닌 일란성 쌍둥이일지라도 커가면서 환경적 요인에 의해 외모나 체질, 성격 등이 조금씩 변하고 나중에는 '똑같다' 가 아니라 '많이 닮았다' 라는 개념에 그치게 된다.

그만큼 선천적인 요인보다는 후천적인 요인이 우리의 삶에 지대한 영향력을 행사한다는 것이다.

발도 마찬가지이다. 갓 태어난 아이 여러 명의 발을 살펴보면 그 차이점을 확실히 구분하기가 어려울 것이다. 모두들 부드럽고 매끄럽다.

그러나 차츰 아이가 커가면서 발톱의 생김새나 발가락의 길이 등이 부모를 닮아가기도 하고 녹여놓은 초콜릿과도 같이 부드럽던 발이 차츰 굳

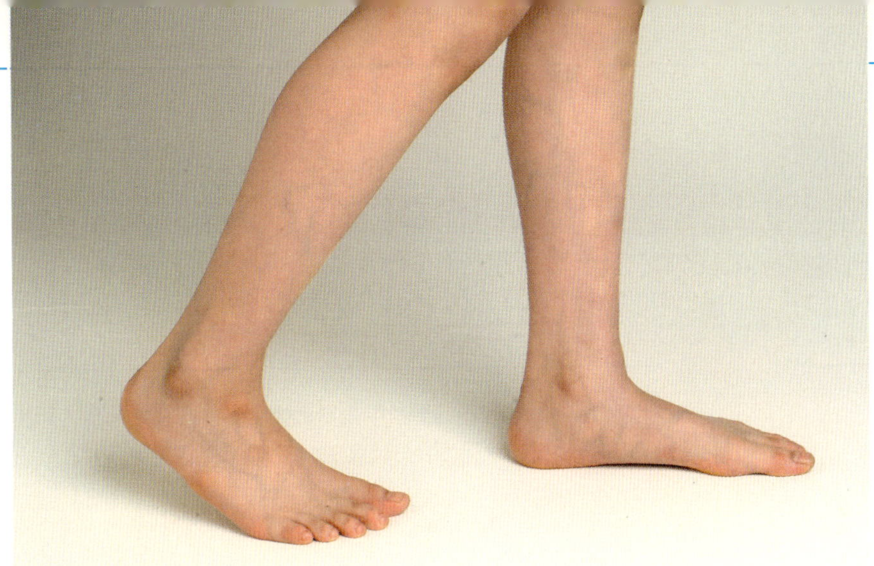

어가는 초코바가 되어가는 것을 볼 수 있을 것이다.

그런데 문제는 만약 발에 문제가 생기면 그것은 단순히 발의 문제로만 그치는 게 아니라는 데 있다. 발에 이상이 생기면 그것은 곧바로 전신의 문제로 이어진다.

예를 들어 발등이 높아지면 다리가 O형으로 변형되고 골반이 후방된다. 또 등이 뒤로 굽어지고 목이 전방된다.

이러한 원인에 의해 발목 염좌나 슬관절통, 요통, 어깨결림 등의 근골격계 질환이 발생한다.

또 발에는 우리 몸의 기능을 활성화 시켜 건강을 유지시켜 주는 메커니즘이 존재하는데 그 프로그램은 인간이 보행할 때 작동되게 설계되어 있다.

따라서 중력을 발로 지지하며, 기립상태에서 걸어다니는 것이 인간의 주된 움직임으로 본다면 발의 문제는 전신의 문제이며, 전신의 문제를 해결하는 방법 또한 발에 있다고 할 것이다.

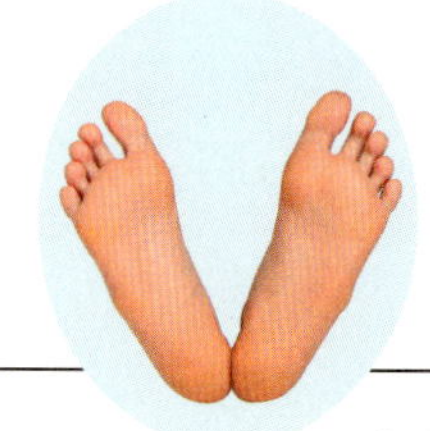

발을 보면
내 몸속이 보인다

발의 형태, 색깔, 발톱 모양, 무좀, 티눈, 굳은 살 등등 발에 나타난 변화를 보면 내 몸 속 상태를 그대로 알 수 있다.

발은 전신을 지탱해주며, 보행기관인 동시에 몸의 기초이다. 또한 인간은 직립하여 걷기 때문에 걸을 때마다 온몸의 근육 계통으로 자극이 전달되어 긴장감을 갖게 한다.

그런데 만약 이러한 발에 이상이 있으면 그것은 곧바로 전신의 건강과 관계가 있다. 일례로 발바닥 근육이 딱딱하다면 이는 뇌에 스트레스를 준다고 할 수 있다.

발바닥은 무릎과 발목에 가해지는 체중에 의한 충격을 흡수하므로 발바닥 근육이 딱딱한 것은 쿠션 역할을 제대로 못한 결과이기 때문이다. 이로 인해 뇌는 심한 스트레스를 받을 수 있는 것이다.

발이 부어있고 정맥류가 나타나 있는 증상은 신장기능의 저하, 노폐물 배설장애, 인체의 이상과 식습관까지도 추정할 수 있다.

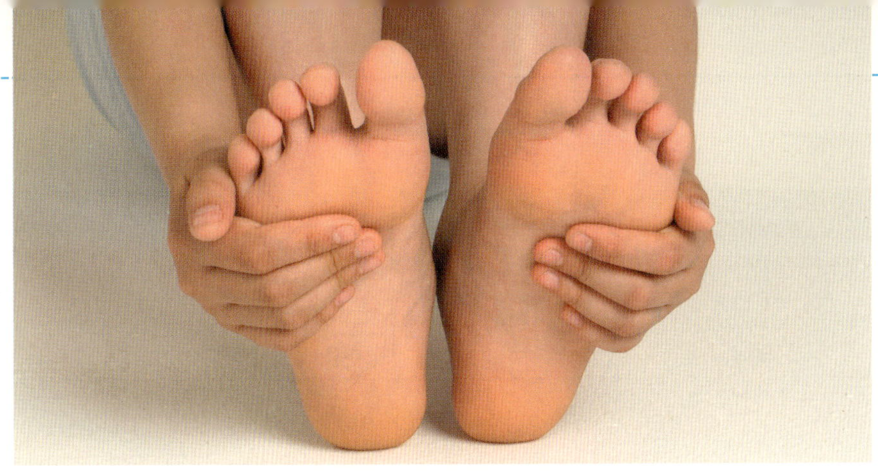

　만약 보행 시 엄지발가락이 체중을 받지 못하면 나머지 작은 발가락으로 체중이 쏠리게 되면서 걸음걸이가 이상해지고 특정 부위에 굳은살이 생겨 순환장애를 일으킬 수도 있다. 이렇듯 발 건강은 내 몸의 건강을 위해서라도 반드시 관리해야 될 부분이다.

　특히 발의 이상은 선천적인 원인보다 후천적인 원인에 기인하는 경우가 많으므로 어떻게 생활하느냐에 따라 발 건강은 많은 차이를 보인다.

　실제로 한 연구 결과 선천적인 발의 이상으로 오는 질병은 5% 정도 되지만, 후천적인 발의 이상으로 오는 질병은 95%인 것으로 밝혀져 심한 편차를 보이는 것으로 드러났다.

　일례로 콩팥에서 배설을 못해 요산치가 올라가는 통풍이라는 질병은 엄지발가락의 통증을 유발하며, 둘째 발가락이 누르고 있는 변형을 보이기도 한다. 또 발가락이 굽어져 있으면 당뇨병 발생을 조심해야 하고 그 경락 부위의 이상과 잇몸이 약해져 있음을 알 수 있다.

결론적으로 발의 형태, 색깔, 발톱 모양, 무좀, 티눈, 굳은 살 등등 발에 나타난 변화를 보면 내 몸 속 상태를 그대로 알 수 있다.

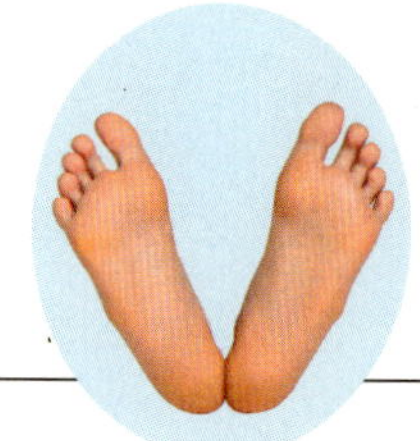

건강의 기초는
발에서 비롯된다

우리 인체의 기초는 발이다. 발이 잘못되면 우리 인체의 구조 부분인 직립 관절 부분이 수평을 잃게 되어 모든 관절 부분에 금이 간다. 즉 고장이 나게 된다.

질병의 원인 중에서 가장 크게 차지하는 것이 '스트레스'라고 한다. 스트레스(부정적 측면)를 받으면 먼저 신경이 자극되어 각 기관(6장 6부 : 5장 6부 + 심포)에 전달되고 이에 각 기관은 긴장을 하게 됨으로써 생체 에너지가 불규칙하게 과소비되고, 산소량이 더 필요하게 된다.

많은 산소가 필요하게 됨으로써 호흡이 빨라지거나 고르지 못하게 되어 자동적으로 심장 박동도 빨라지거나 불규칙하게 되어 혈액순환이 일정치 않게 되는 것이다.

혈액순환이 원활하지 못하면 발의 노폐물이 제대로 배출되지 못하고 쌓이게 된다. 또한 만성적인 스트레스를 받을 때도 마찬가지다. 예를 들어 하이힐 등 맞지 않는 구두 착용 등의 경우는 발의 구조상의 결함까지도 유발할 수 있다. 엄지발가락 외반증, 소지 압절, 굳은 살, 티눈 등이

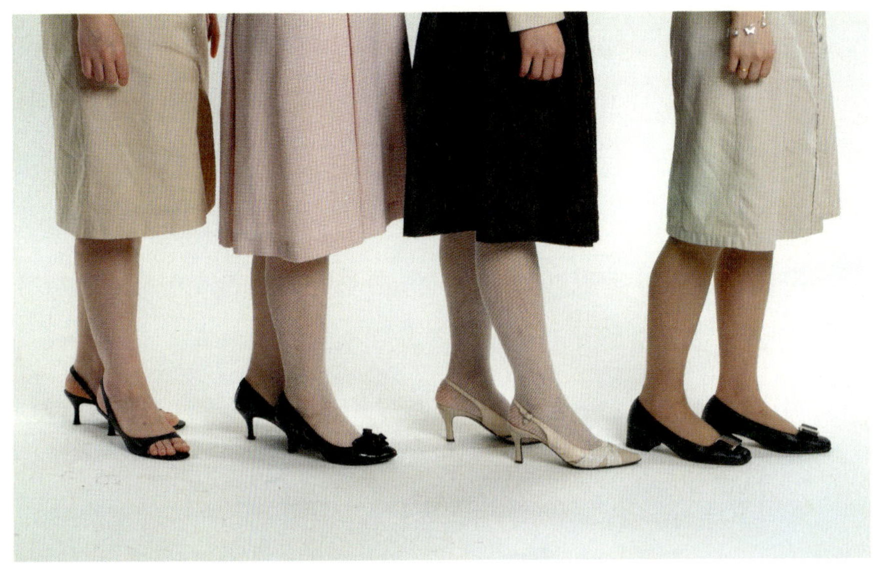

대표적이다. 노폐물의 축적, 발의 고장 등으로 인하여 각 기관에 생체 에너지를 원활하게 공급할 수 없게 되어 장애를 일으키게 되는 것이다.

사람의 몸은 좌우 대칭이 정상이다. 그러나 사지의 작용이 어긋나면 골격의 변화를 일으켜 '비대칭 체형'으로 바뀐다. 문제는 골격의 비대칭화에 있다. 인간의 생명을 조정하는 신경은 척추와 골격에 의해 보호, 유지되고 있기 때문에 비대칭인 골격의 부정렬이 인체에 나쁜 결과를 미친다는 것은 당연하다.

고층의 건물에 우리 인체를 비교해보자. 기초가 잘못된 고층의 건물은 제일 먼저 구조부분에서 금이 가고 결국에는 무너지게 된다.

우리의 인체도 건물과 똑같다. 우리 인체의 기초는 발이다. 발(아치 부위)이 잘못되면 우리 인체의 구조 부분인 직립 관절 부분이 수평을 잃게 되어 모든 관절 부분에 금이 간다. 즉 고장이 나게 된다.

이를 다른 말로 표현하면 인체의 척추를 전봇대라고 한다면 전봇대를 똑바르게 잡아주는 것이 양쪽에서 균일한 힘으로 당기고 있는 철선의 로프(많은 가닥의 가는 철선을 꼬아서 굵은 한 가닥으로 만든 철선)이다.

그런데 만약 어떠한 원인으로 인하여 한쪽의 가는 철선이 끊어진다면 한쪽 철선의 힘이 강하여 전봇대는 강한 쪽으로 기울어지게 될 것이다.

우리의 인체도, 척추도 마찬가지이다. 커다란 근육으로 유지, 보호되고 있는 우리의 척추(직립관절)도 어떤 원인에 의하여 불균형이 일어나게 되면 자세가 기울어지게 된다. 결국에는 장애를 가져오게 되는 것이다. 불균형의 원인은 대부분 우리 인체의 도약판인 발에서 기인하게 된다.

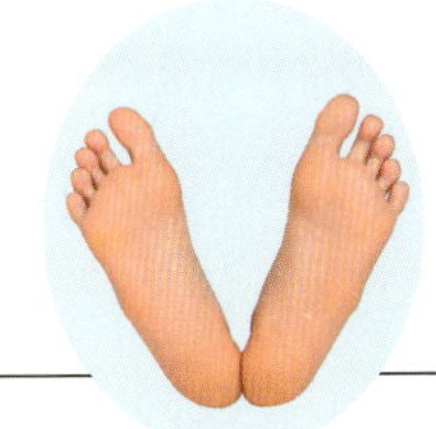

고대의 귀중한 유산 '발 지압술'

발바닥을 관리하는 것은 피곤, 결린 어깨, 두통, 불면증, 미용 등 각종 질병의 예방 효과를 기대할 수 있다. 특히 몸과 마음에 활력을 불어넣을 수도 있다.

발바닥의 자연 치료법은 중국의 침술학과 같은 근원을 가지고 있다. 고대 중국 전통의학의 일부이기도 하다.

이 치료법은 고대 의학서인 〈황제내경黃帝內經〉의 소녀편에서 '발바닥 관찰법' 또는 '족심도足心道'라고 일컬어지기도 하는데, 발의 지압점을 자극하여 치료의 효과를 가져오는 방법이라는 뜻이 담겨 있다.

인체의 6대 기관인 간, 심장, 폐, 비장, 신장, 심포心包와 육부六腑인 쓸개, 소장, 대장, 위, 방광, 삼초三蕉는 모두 발바닥의 지압점과 연결되어 있다.

이러한 이유로 몸의 상태가 좋지 않을 때 전문가가 발바닥의 지압점을 자극시켜 혈액순환을 촉진시킬 수 있다. 혈액순환이 호전되면서 영양소 흡수 작용이 좋아지고 그 결과 산소, 호르몬, 비타민, 면역기능 등이 활성화 될 것이다.

인체의 각 기관이 건강하지 못한 상태에 있을 때는 혈액순환 기능이 저하되면서 발바닥 부분에 노폐물이 쌓이게 된다. 발바닥을 만졌을 때 피부 밑에 딱딱한 부분이나 자갈 같은 것이 느껴진다면 요산|尿酸|이나 과도하게 섭취된 칼슘의 결정체가 오랫동안 퇴적되어 있다는 것을 의미한다.

발바닥 지압의 좋은 점 4가지

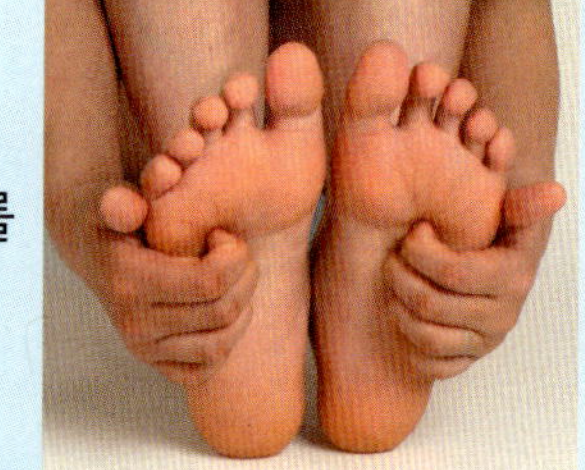

※발바닥의 자연 치료법은 다음과 같은 효과를 준다.

- 혈액순환을 극대화한다.
- 인체 내의 에너지 흐름에 방해되는 모든 장애물을 제거한다.
- 인체 내 각 기관의 기능을 정상화시키고 각 조직간의 활동을 순조롭게 한다.
- 육체에서 배출되는 분비작용의 균형을 유지시키며, 체내 기관들이 받게 되는 스트레스를 감소시킨다.

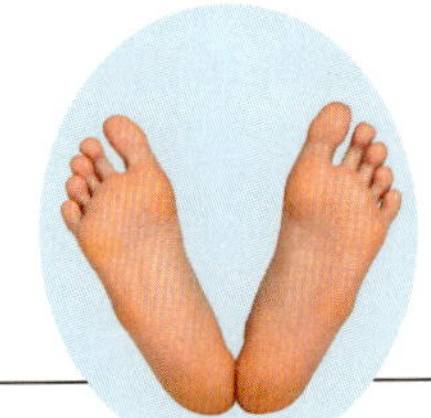

내 몸이 좋아지는
발 마사지의 신비

인체의 모세혈관 51억 개 중 30억 개의 모세혈관이 발에 밀집되어 있다. 따라서 발 마사지를 해주면 각 기관의 활동이 정상화 되면서 기능이 좋아지게 된다.

질병의 발병 원인 중 70% 이상이 스트레스와 신경과민에 의한 것으로 알려져 있다. 이러한 증상에 발 마사지의 효과는 실로 크다. 우리 몸을 이완시켜 깊은 휴식을 유도하기 때문이다. 이로 인해 신경조직이 제 기능을 되찾게 되고 인체 스스로 항상성을 회복하도록 돕는다.

발에서 혈액이 원활히 올라가지 못하면 노폐물이 고이고 부종과 정맥류를 발생시킨다. 특히 대응되는 부위 기관의 기능이 저하되어 각종 장기에 질병이 발생하게 되는 것이다.

따라서 마사지를 통해 모세혈관과 정맥의 노폐물을 옮기면 혈액을 여과하는 신장 등 배설기관의 작용으로 체외로 배출된다. 그렇게 되면 각 기관의 활동이 정상화 될 수 있다.

특히 마사지는 적절한 압력과 신전을 해주므로 혈관과 림프관이 넓어

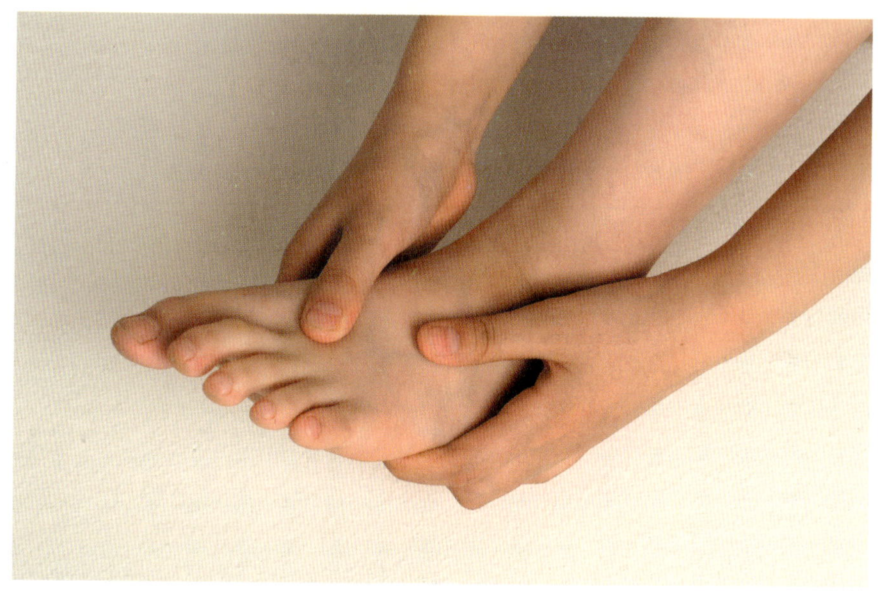

져 모세혈관, 정맥, 동맥, 림프액순환에 영향을 준다. 또 피부와 근육의 피로와 근육운동으로 인해 생긴 노폐물 제거에 효과적이며, 근육의 탄력에도 큰 도움이 된다.

예를 들어 발이 차가우면 발가락에 분포되어 있는 6개 경락의 통로를 통해 내부 장기의 기능 저하와 동시에 자율신경이나 내분비계에 강한 영향을 주고 불균형을 초래하여 병을 유발하게 된다.

이럴 때 발 마사지를 해주면 아주 좋다.

발 마사지를 하면 짧은 시간 내에 긴장이 풀리고 심리적 안정이 되며, 신경 · 경락 · 근육 · 혈액의 삼독을 제거하게 되는 효과가 있기 때문이다.

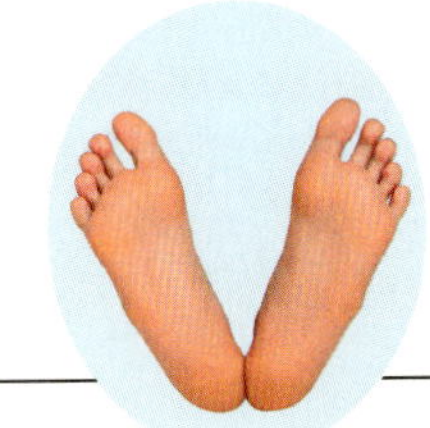

발의 병은
문명병이다

현대인들의 대부분은 한두 가지 정도 발의 병을 가지고 있다. 하루종일 딱딱한 구두를 신고 있어야 하고, 멋을 내기 위해 하이힐도 신어야 하기 때문이다. 이런 모든 것들은 발을 병들게 하는 주범이 된다.

잘 먹고 잘 사는 나라에만 찾아오는 것이 발병의 특징이다. 한 국가의 소득이 10,000$이 넘어서게 되면 어김없이 찾아오는 것이 발의 병인데, 그 이유는 다음과 같다.

첫째 양질의 단백질 과다 섭취

둘째 운동부족

셋째 신발 중에 앞볼이 좁은 가죽신은 심장에서 나온 혈액을 심장으로 되돌리는 데 장애가 되는 결정적인 요인으로 작용한다.

따라서 발의 건강을 위해서는 이상의 원인들을 각별히 조심해야 한다.

건강한 발의 조건

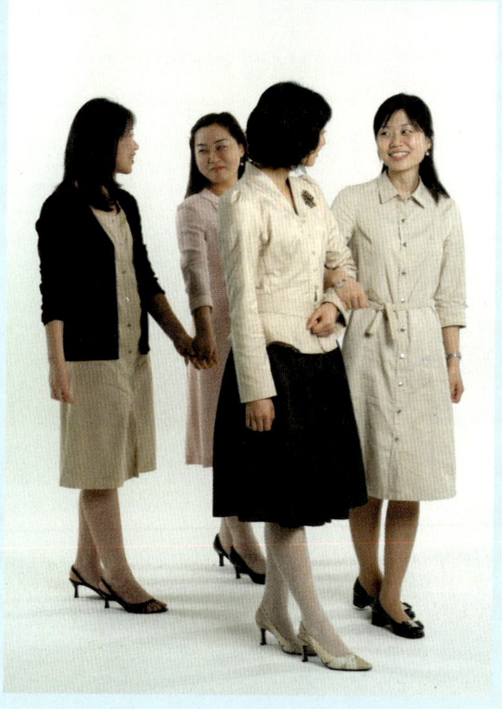

· 아프지 않아야 한다.

· 발의 변형이 없어야 한다. (예를 들어 외반모지, 해머 토IHammer Toel 등)

· 관절이 잘 휘고 잘 구부러져야 한다.

· 발바닥 무게의 중심이 3곳에 있어야 한다.

· 냄새가 나거나 무좀이 없어야 한다. (발톱 무좀)

· 티눈, 못박힘, 족저사마귀 등이 생기지 않아야 한다.

· 특히 굳은살이 없어야 하고 부드러워야 한다.

· 붉은색을 띠면서 얼룩이 없어야 한다.

· 발톱의 색깔에 변화가 없어야 한다.

· 부종이 없어야 한다. (가볍고, 얇고)

· 무릎, 종아리, 발 모두가 따뜻해야 한다.

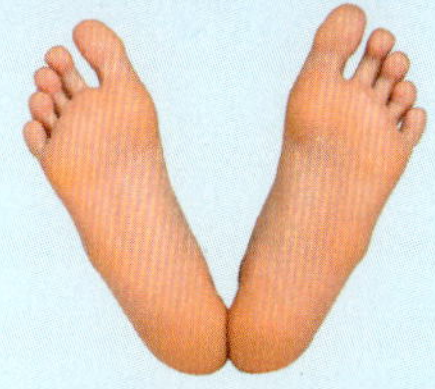

내 발은 건강할까?
체크 포인트

- 변형된 부위가 있는가?

- 당뇨 합병증이 있는가?

- 아픈가?

- 굳은살, 티눈, 무좀이 있는가?

- 붓는가?

- 저리고 차가운가?

- 색깔이 변색되었나?

- 화끈거리지 않는가?

- 관절의 움직임이 유연한가?

- 갑자기 색깔 변화와 굳은살이 생긴 곳은 없는가?

- 발톱에 음영이 져있지 않는가?

- 발만 따뜻한가?

- 어느 부위에 특히 노폐물이 많은가?

- 발이 무겁게 느껴지는가?

- 조금만 걸어도 문제가 생기는가?

- 정맥이 튀어나와 있는가?

- 발의 상처가 잘 낫지 않는가?

- 복숭아뼈(고관절)에 굳은 살이 있는가?

제 2 장

발 자극요법의 '힘'

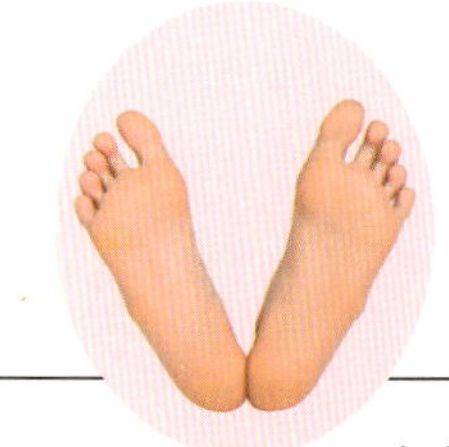

발 자극요법은
자연 치유요법이다

이미 미국 등 유럽 지역에서는 발 자극법을 대체의학의 한 범주에 넣고 그 임상실험을 진행하고 있다. 특히 중국에서는 발이 더 이상 보건의 영역이 아니다. 자연 치유요법으로 들어간다. 병원에서도 따로 자연 치유요법의 한 항목에 넣고 있으며, 그 효과를 톡톡히 보고 있다.

흔히 우리는 발을 두고 제 2의 심장이라고 한다. 발을 움직여 걸을 때마다 발바닥이 심장의 펌프 역할을 해주기 때문이다.

우리 몸에서 가장 중요한 심장을 발에 비유한 것만 보아도 발이 얼마나 중요한지를 알 수 있다.

하루 종일 걷거나 서 있을 때 가장 힘든 것 중의 하나가 바로 '발의 피로'다. 발이 편안하면 하루가 편하고 발이 불편하면 하루가 불편하기 때문이다.

이런 이유로 요즘은 발에 대해 관심이 높아지고 발 자극요법도 다양해지고 있다.

우리 몸의 오장육부에 병과 이로 인한 통증이 생겨 스스로 느낄 정도가 되려면 적어도 그 장부의 기능이 60% 이하로 떨어져야 한다. 더욱이

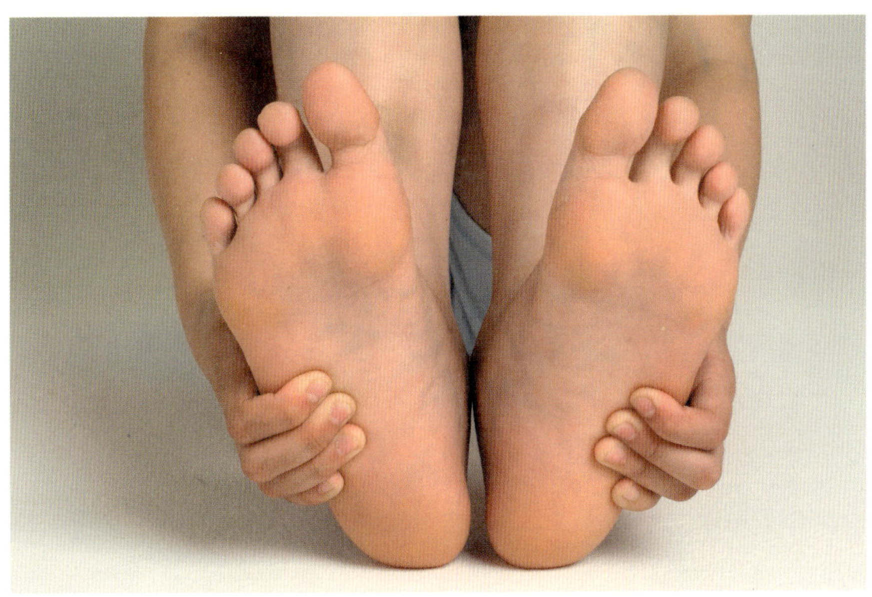

암은 80~90%의 기능뿐만 아니라 해부학적 변화까지 초래한다.

그러나 발은 스스로가 불편함을 느끼기도 전에 이미 결절이 생긴다. 즉 우리 몸의 기능이 5% 정도만 떨어져도 이미 발에는 변화가 온다. 그 이유는 바로 혈액순환에 있다.

발은 우리 인체에서 가장 하부이고 중력에 의해 노폐물이 많이 쌓이게 된다. 이렇게 해서 나타나는 것이 우리가 발을 만졌을 때 나타나는 알맹이다. 이 알맹이의 정도에 따라 증상을 판단할 수 있다.

이미 미국 등 유럽 지역에서는 발 자극법을 대체의학의 한 범주에 넣고 그 임상실험을 진행하고 있다.

일례로 갑상선을 근육운동으로 개선한다는 것은 매우 힘들다. 그러나 발 마사지로 자연 치유요법을 실천하면 어느 정도 일정한 효과를 볼 수 있다. 뇌하수체, 신장, 비장을 자극하면 좋다.

가장 효과가 있는 것 중의 하나가 바로 발 냄새이다. 발 냄새의 원인은 우리 몸의 독소가 배출되면서 나오는 악취의 일종이다.

이때 역시 발 자극점 가운데 신장, 상행결장, 하행결장, s장결장, 하악, 부신을 자극하면 좋은 효과를 볼 수 있다.

그러나 사람들은 발을 중요시하면서도 자연 치유요법이라기보다는 보건의 의미, 그리고 피로를 푸는 데에만 중점을 두고 있다.

중국의 경우 발은 더 이상 보건이 아니다. 자연 치유요법으로 들어간다. 병원에서도 따로 자연 치유요법의 한 항목에 넣고 있으며, 그 효과를 톡톡히 보고 있다.

약을 써서 병을 치료하는 것보다는 다소 시일이 걸리겠지만 한의학의 특징 중 하나인 침과 거의 같은 주목을 받고 있다.

실례로 중풍환자의 경우 약과 더불어 침, 근육 마사지, 발 자극법을 함께 시술하여 그 치유효과를 높이고 있다. 진단을 할 때 발 자극점 위주로 진단을 하기도 하지만 발의 모양, 형태, 색, 발톱의 색으로도 진단이 가능하다.

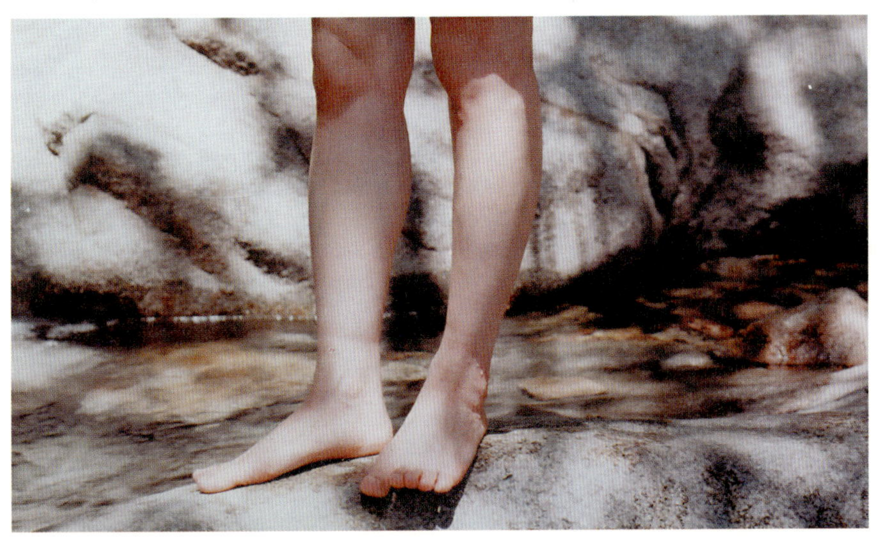

현재 나와 있는 발 자극법은 매우 많다. 체계적으로 된 학문이 없어서 임상과 연구가 많이 필요한 부분이다.

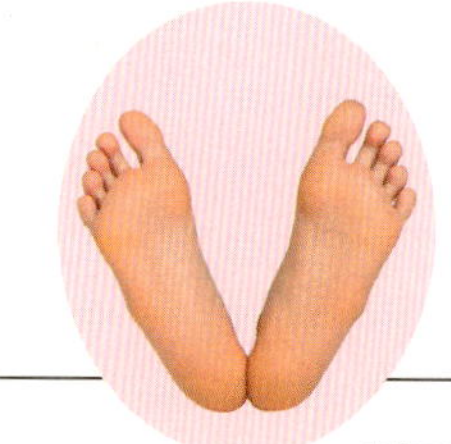

발 자극요법은 현대 문명병을 낫게 한다

인간은 원래 맨발로 흙이나 돌을 밟고 다님으로써 자연스럽게 발바닥의 자극점이 자극을 받아야 건강을 유지할 수 있다. 그런데 문명이 발달하고 교통수단이 개선되면서 발바닥에 대한 외적 자극이 줄어들어 인간은 각종 질병에 시달리게 되었다고 해도 과언이 아니다.

현대인들은 하루 중 대부분의 시간을 바깥에서 활동하며 보내고 있다. 그러므로 인체의 가장 하부구조인 발에는 하루에 약 700여 톤(몸무게 70kg, 10.000보 기준)의 부담을 주게 된다.

발은 뼈와 관절, 인대, 근육을 비롯하여 수많은 혈관으로 구성되어 있고, 인체의 중요한 경혈과 경락이 집중되어 있다.

때문에 중국의 의학서인 〈족부 반사구 건강법〉은 "인체의 모든 기관은 발바닥과 연결되어 있으므로 발이라 함은 인체의 축소판이라 할 수 있다."라고 하였다. 따라서 발의 건강은 곧 몸 전체의 건강과 직결된다.

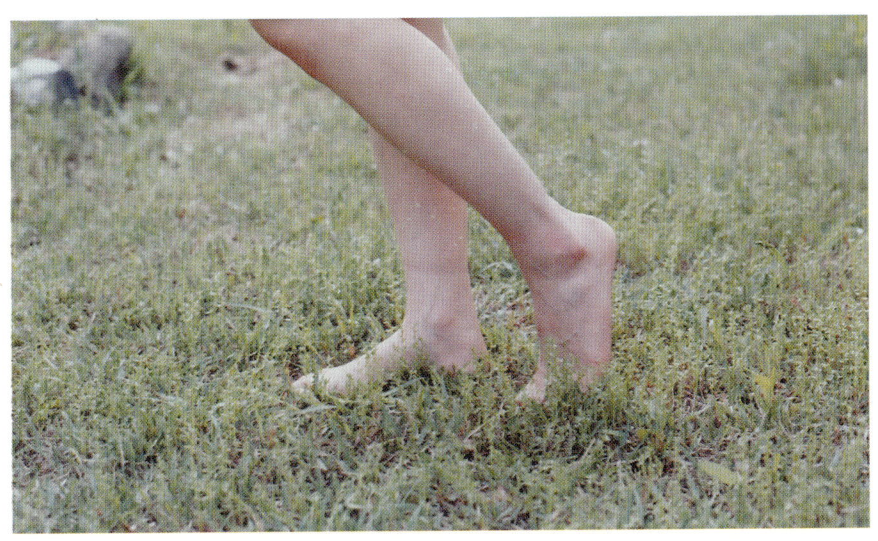

발등 부분의 골격은 서로 견고하게 연결되어져 체중을 골고루 받쳐주며 걸을 때의 충격을 흡수해 준다. 엄지발가락은 체중을 한 쪽 발에서 다른 쪽 발로 옮겨주는 지렛대의 역할을 하며, 각 발가락들은 지면을 움켜쥐어 앞으로 전진하는 동작을 도와준다. 또한 발의 뒤축은 최소의 에너지 소모로 신체를 균형 있게 지탱해주는 역할을 한다.

그러므로 자연상태에서 맨발로 지면을 밟고 걷는다는 것은 매우 복합적인 운동이다. 자연상태의 지면은 보행시 발이 받게 되는 충격의 대부분을 흡수해 준다.

그러나 현대인들은 교통 수단의 발달로 운동량이 줄어들었고, 급격한 도시화에 따른 거리 포장으로 자연 지면과의 접촉 기회가 줄어들어 발의 정상적인 보행기능이 이루어지지 못하고 있다.

게다가 신발에 대한 일반인들의 인식 부족으로 기존의 신발들이 겉모양에 치중하여 발의 보행을 고려하지 않은 부적절한 설계로 발과 인체에 부담을 주어왔다.

인간은 탈 것(도구의 사용)에 앞서서 먼저 발로 이동을 시작했다. 인간의 활동에 있어 발은 손과 마찬가지로 매우 중요한 신체기관이다. 또한 발은 인체의 모든 중량을 받쳐주는 곳이다. 특히 자연상태의 발은 웬만한 충격을 흡수하여 분산시켜 주는 완충기능이 있다.

인간은 원래 맨발로 흙이나 돌을 밟고 다님으로써 자연스럽게 발바닥 자극점이 자극을 받아야 건강을 유지할 수 있다.

그런데 문명이 발달함에 따라 교통수단이 개선되고 신발을 항상 신고 다니게 되면서 외적 자극이 부족하어 혈액순환이 원활하지 않게 됨으로써 각종 질병에 시달리게 되는 것이다.

맨발의 효과

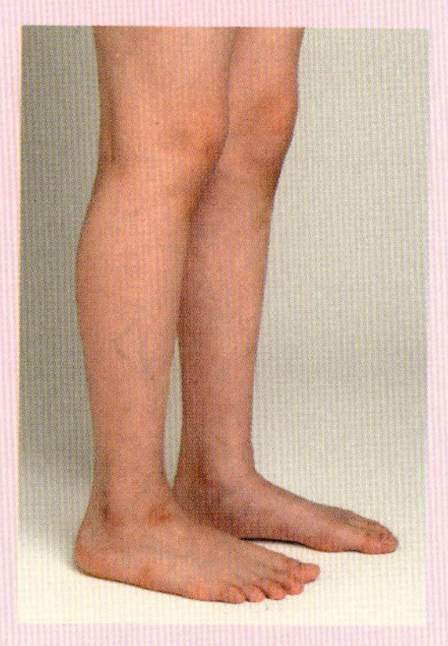

- 발바닥의 피부가 자극되고, 열 개의 발가락이 자유롭게 움직여 근육의 수축과 이완으로 혈행을 돕는다.
- 발이 땅에 직접 닿는 것으로 대지의 기를 발로 받는다.
- 땅, 돌, 나무 등의 굴곡에 따라 발바닥의 자극점이 자연스럽게 자극된다.

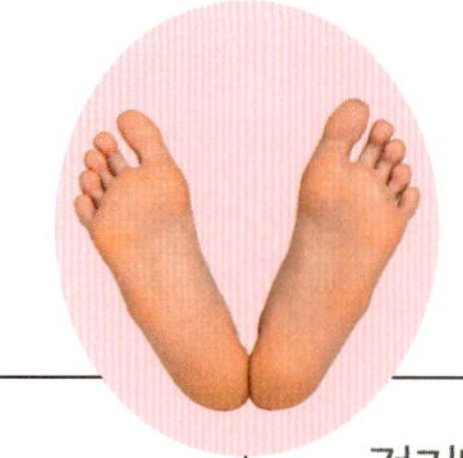

발 자극요법은
심장을 튼튼하게 한다

걷거나 뛰는 행위를 통해 발바닥에 자극을 가하면 가할수록 혈액순환은 원활해진다.
발바닥에 자극을 가하면 심장의 펌프작용을 돕기 때문이다. 그래서 발은 제 2의 심장으로 불린다.

왼쪽 가슴에 위치한 심장은 4개의 판막으로 구분되어 있고, 2심방 2심실로 구성되어 있다. 주로 신체의 각 조직이나 세포에 산소와 영양분을 공급하고 돌아온 혈액은 우심방, 우심실을 통해 폐로 보내진다. 여기서 산소를 공급받고 다시 좌심방, 좌심실을 통해 심장으로 들어와서 매일 약 10만 번 이상의 박동을 통해 신체 곳곳으로 다시 나가는 작용을 반복한다.

발은 이러한 심장으로부터 가장 먼 위치에 자리잡고 있다. 따라서 일정한 펌프작용으로 밀어낸 혈액이 다시 심장으로 되돌아오는 데는 어려움이 있다.

심장이 자력으로 수축과 이완을 하는 것처럼 우리는 걷거나 뛰는 행위를 통해 발바닥에 자극을 가함으로써 혈액이 순환할 수 있도록 간접적인 펌프작용을 돕는 것이다.

결국 발에 자극을 많이 가할수록 혈액순환을 좋게 하므로 제 2의 심장인 발의 기능을 향상시키는 것이 된다.

발은 위치상 혈관을 통해 흐르는 노폐물이 정체되기 쉬운 장소이고, 또한 미세한 모세혈관이 많이 분포하고 있어 조그마한 장애가 있어도 혈관이 더러운 체내 불용물로 막히게 되어 이것이 질병의 원인이 되는 경우가 매우 많다.

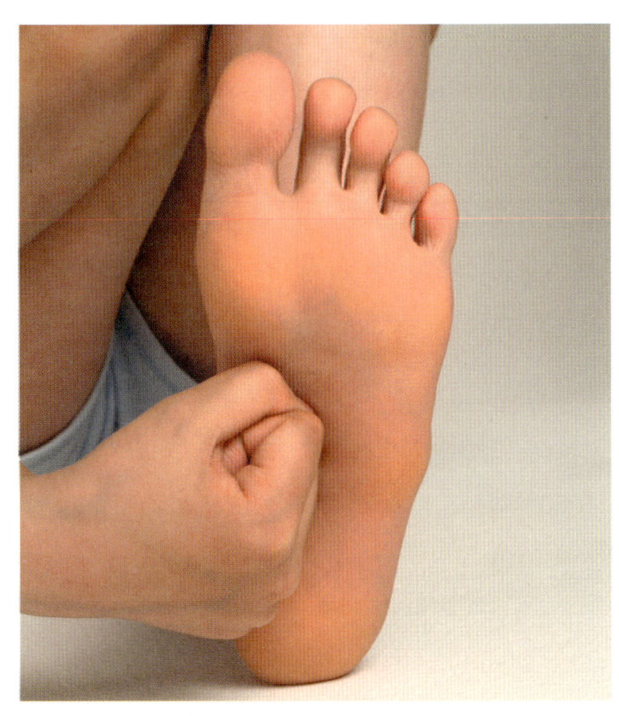

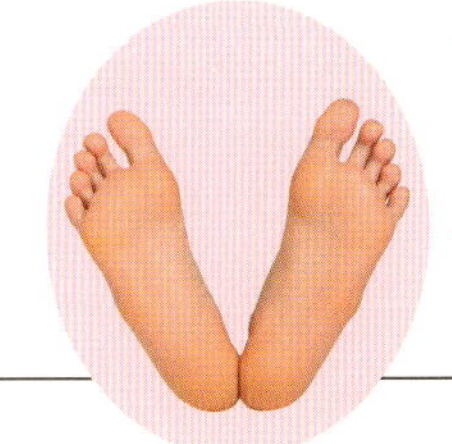

발 자극요법은 혈관을 깨끗하게 한다

혈관은 산소와 영양분을 운반하는 혈액, 세균으로부터 신체를 보호하는 림프가 통과하는 림프관, 각 기관의 반응을 뇌로 전달하는 신경조직이 흐르는 아주 중요한 곳이다.
따라서 이러한 혈관에 침전물이 쌓여 흐름이 원활하지 못하면 우리 몸에는 각종 좋지 못한 증상들이 나타나게 된다.

혈관은 동맥, 정맥, 모세혈관으로 나누어지는데 이들이 제 기능을 제대로 하지 못하면 건강을 해치게 된다. 즉 혈액순환이 나빠지면 혈관을 통해 이루어지는 산소와 영양분의 공급 및 노폐물의 운반이 제대로 이루어지지 않게 되어 신체의 항상성이 깨지게 된다.

혈관에 침전물이 많이 쌓여 혈액의 흐름이 나빠지게 되면 림프관과 신경조직에도 악영향을 미치게 된다.

림프액은 몸에 들어온 세균과 싸우는 역할을 하는데 이것은 혈관을 따라 분포되어 있는 림프관을 타고 체내 구석구석으로 흐르게 된다.

신경은 몸의 각 부분에서 일어나는 변화를 감지하여 뇌로 전해주는 중요한 역할을 하는데 이러한 신경조직도 림프관과 마찬가지로 혈관을 따라 분포되어 있다.

혈관은 산소와 영양분을 운반하는 혈액, 세균으로부터 신체를 보호하는 림프가 통과하는 림프관, 각 기관의 반응을 뇌로 전달하는 신경조직이 흐르는 아주 중요한 곳이다.

그러므로 혈관에 침전물이 쌓여 흐름이 원활하지 못하면 체내에 어떠한 악영향을 미칠 지는 언급할 필요도 없을 것이다.

혈관을 타고 흘러 내려온 더러운 침전물은 신장에 모여 나머지 영양분은 재흡수되고 최종적으로 남은 노폐물은 체외로 내보내진다.

강낭콩 모양의 신장은 척추의 양 옆에 하나씩 있는데 왼쪽의 것이 약간 크며 조금 위에 위치하고 있다. 이 장기는 혈액 중에 녹아 있는 영양소를 최종적으로 흡수하고 그 외 남은 찌꺼기인 요소, 요산, 인산 화합물 등의 노폐물을 오줌으로 배설함으로써 혈액의 청결을 유지한다.

또한 체내 수분의 양을 조절하고 염분, 혈압을 조절하는 등의 역할을 하고 있어 신장의 기능이 저하되면 심장의 기능을 둔화시키고 부종과 같은 증세가 나타난다.

이럴 경우 발 자극요법을 실시하면 혈관에 쌓인 노폐물을 제거하고 혈액순환이 잘 되게 하는 효과가 있다. 그 결과 신장의 기능도 좋아지게 된다.

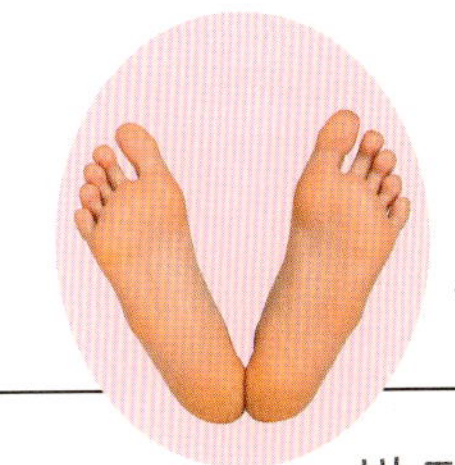

발 자극요법의 놀라운 효과 5가지

발 자극요법의 가장 대표적인 효과는 인체 각 기관의 자연치유력을 강화하는 것이다. 이런 의미에서 본다면 발 자극요법을 '자생력에 대한 파생적 자연치유법'이라고 해도 무리는 아닐 것이다.

① 안전하다

일반적으로 아픈 곳에 자극을 가하면 고통을 두려워하거나 약물을 사용하는 경우에는 부작용에 대해 부담감을 느끼게 된다.

그러나 발 자극요법은 전혀 그렇지 않다. 손이나 지압봉을 이용하는 발 자극요법은 자극을 가할 경우 자극점에 이상이 있는 경우를 제외하고는 고통이 거의 없다.

또한 약물을 사용하지 않기 때문에 전혀 부작용에 대해서도 염려할 필요가 없다. 특히 잘못된 자극점을 자극하였다고 해도 이상이 나타나는 것은 아니므로 시술자나 수혜자 모두 편안한 마음으로 할 수 있는 안전한 건강법이다.

② 하기 쉽다

시간이나 장소에 구애됨이 없이 누구나 할 수 있으며, 스스로의 자기 건강 진단도 가능하다.

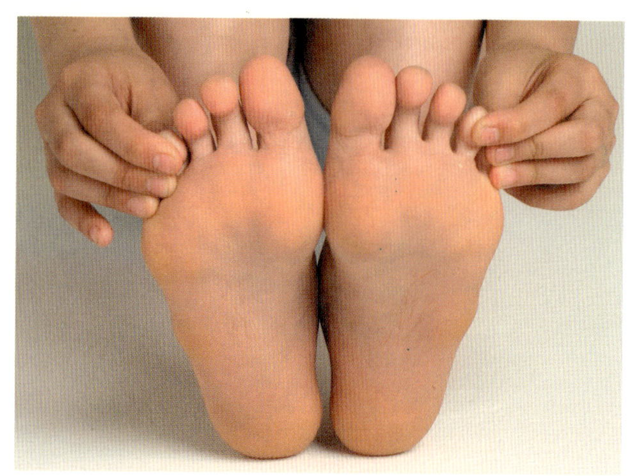

③ 경제적이다

발 자극요법을 완전히 익힌 사람이라면 허비하기 쉬운 시간과 비용 부담감에서 해방될 수 있을 것이다.

④ 효과적이다

일종의 자연 치유요법인 발 자극요법은 그 효과가 빨리 나타난다. 특히 개개인의 신체의 일부를 이용하는 것이므로 개별적 특징을 고려하여 비교적 정확하게 파악할 수 있다.

⑤ 방법이 간단하다

특별한 지식이 없어도 눌러주고, 두드리고, 문질러만 주어도 효과적이다. 또한 그 어떤 방법과도 병행할 수 있고 부작용이 없다는 점도 발 자극요법의 장점으로 꼽힌다.

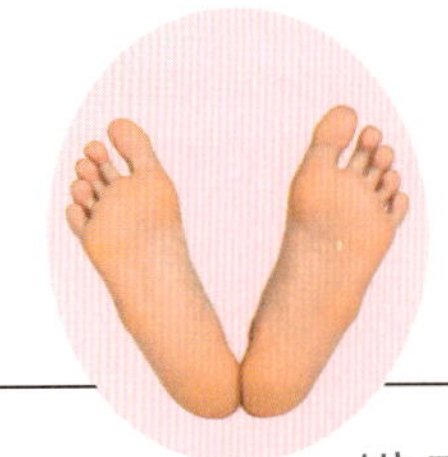

발 자극요법
스스로 실천법

발 자극요법은 질환의 원인이 되는 혈액의 정체현상을 개선하여 혈액순환을 원활히 하고 해당 자극점 부위의 자극을 통하여 몸 자체가 스스로 치유할 수 있도록 조성해주는 자연 치유요법이다.

하는 요령

· 약 40분간 소요한다.
· 엄지손가락 및 다른 손가락과 소도구(지압봉, 볼펜)를 적절히 사용하여 자극점을 자극하면 된다.

효과

발 자극요법은 인체의 기능을 항상성 원리에 의해서 유지시켜 주는 효과가 있다. 또한 인체의 기능 저하시 회복시켜 주는 효과가 있기도 하다.

여기서 말하는 항상성이란 인체의 한 부분이 고장났을 때 스스로 건강을 회복하여 원래 상태로 환원시키는 성질을 말한다.

발 자극요법은 질환의 원인이 되는 혈액의 정체현상을 개선하여 혈액순환을 원활히 하고 해당 자극점 부위의 자극을 통하여 몸 자체가 스스로 치유할 수 있도록 조성해주는 자연 치유요법이기 때문이다.

발 자극요법 후 나타나는 현상들

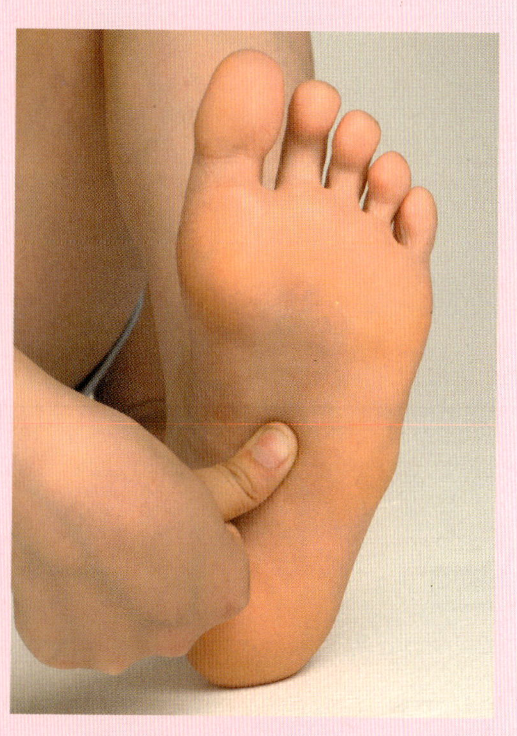

· 숙면(깊은 잠을 잔다)
· 소변색이 진해지거나 악취가 나고 탁해진다.
· 가벼운 몸살이 온다.
· 일시적으로 열이 날 수 있다. 이때는 따뜻한 물을 한 컵 (500cc)정도 마시면 해소된다.
· 두드러기가 발생될 수 있다. (독소 배출과정, 신장·간장 기능 이상)
· 변의 양이 많아진다.
· 설사, 구토를 일으킬 수 있다.
· 발목이 부어오른다. 림프 순환이 잘 안 되기 때문이다.
· 정맥이 드러나 보인다. 혈류량이 많아서이다.
· 식욕이 왕성해질 수 있다.

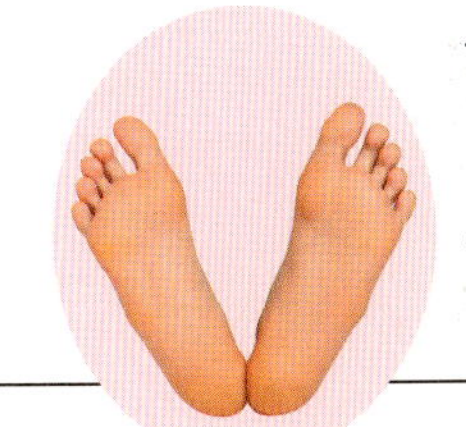

발 자극요법을 실천하면 내 몸이 좋아지는 이유

발 자극요법은 무차별적이다. 어떤 경계도, 한계점도 존재하지 않는다. 나이나 성별의 차이도 없다. 노령자, 남자, 여자, 청소년, 어린이, 아기 등 모든 연령층에서 발 자극요법을 실천해도 긍정적인 효과를 얻을 수 있다.

발에는 발등과 아킬레스건에 각각 한 개씩, 두 개의 맥박이 있으며, 엄청난 수의 모세혈관과 자율신경이 자리잡고 있어 발을 제 2의 심장이라고 한다.

따라서 발 자극요법은 무차별적이다. 어떤 경계도, 한계점도 존재하지 않는다. 나이나 성별의 차이도 없다. 노령자, 남자, 여자, 청소년, 어린이, 아기 등 모든 연령층에서 발 자극요법을 실천해도 긍정적인 효과를 얻을 수 있다.

발 자극요법은 어떤 해도 끼치지 않는다. 단, 반드시 기억해야 할 점은 혈전증은 주의가 필요하다는 것과 인슐린이 필요한 당뇨병에는 주의가 필요하다. 발 자극요법이 췌장에 자극을 주어서 인슐린 농도를 낮출 수 있기 때문이다.

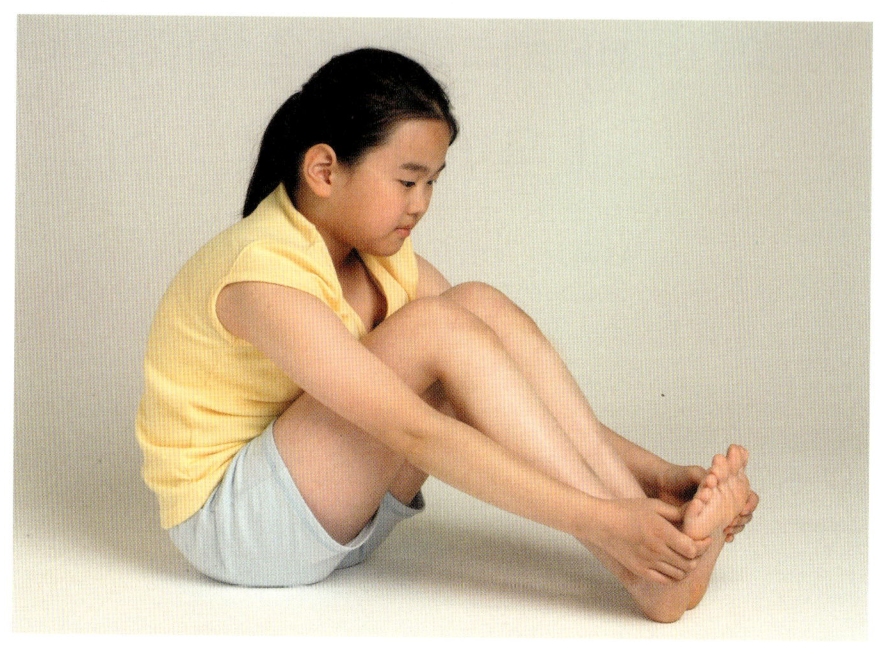

다른 주의점은 치료받는 사람의 고통의 원인과 그의 자극 기술에 대한 반응에 의해 결정된다. 특별한 불편이 없는 노령자가 일년간 꾸준히 다양한 발 자극요법을 받는다면 몸의 기능이 향상되는 효과를 얻을 수 있을 것이다.

그리고 어린이들과 아기들에게도 아주 좋다. 왜냐하면 그들의 몸은 긴장이 없고 원활하며, 자극에 대해 매우 잘 반응하기 때문이다.

발 자극요법은 그 자체로도 매우 효과적임이 증명되었다. 발 자극요법은 몸과 마음, 정신에 영향을 미치기 때문에 그것은 100% 이로울 수밖에 없다.

건강한 사람의 발은 가볍고, 심장과 신체 기관들의 균형상태가 정상적으로 활동한다. 그러나 건강하지 못한 사람은 발에 쌓이는 노폐물로 인하여 발의 혈관을 압박하는 것은 물론 심장과 각종 장기에 영향을 주므로 필요 이상의 활동을 하게 된다. 이로 인해 노화의 진행이 빠르고 질병으로 발전하기도 한다.

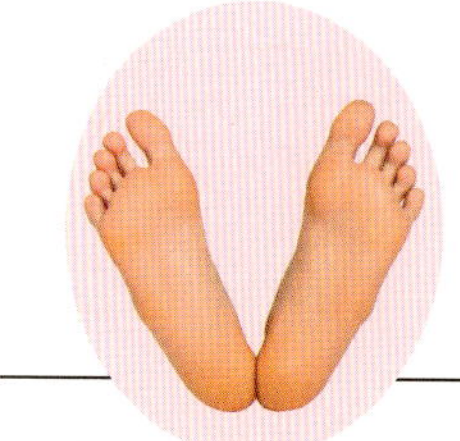

발 자극요법은 자연 치유력 쑥쑥 높인다

인체에서 중요한 것은 혈액순환이다. 특히 근육의 펌프작용을 통해 혈액순환을 촉진시키는 것이 가장 이상적인 방법으로 알려져 있다. 발 자극요법은 이러한 현대인들의 요구를 충족시키고 있다. 근육의 펌프작용을 촉진해 혈액순환이 잘 되게 하는 특성을 가지고 있기 때문이다.

오늘날 현대인들이 직면한 가장 큰 고민은 날로 근육을 덜 사용하는 생활방식으로 바뀌고 있다는 점이다. 이것은 현대인의 건강에 심각한 적신호가 되고 있다. 혈액순환의 중요한 요소인 근육의 펌프작용을 감퇴시키기 때문이다.

이러한 현상은 우리 몸 속 혈액의 약 75%를 보유하고 있는 정맥과 모세혈관의 환류기능을 현저히 감소시키는 결과를 초래하게 된다.

그 결과 원활한 혈액순환에 의한 건강유지 기능은 떨어지게 되고 우리 몸이 가지고 있는 자연 치유력도 억제당하게 된다.

이렇게 되면 우리 인체에는 각종 좋지 못한 영향들이 나타나게 된다. 각종 질병이 생기기 쉽고 회복을 어렵게 만든다.

인체에서 중요한 것은 혈액순환이다. 특히 근육의 펌프작용을 통해 혈

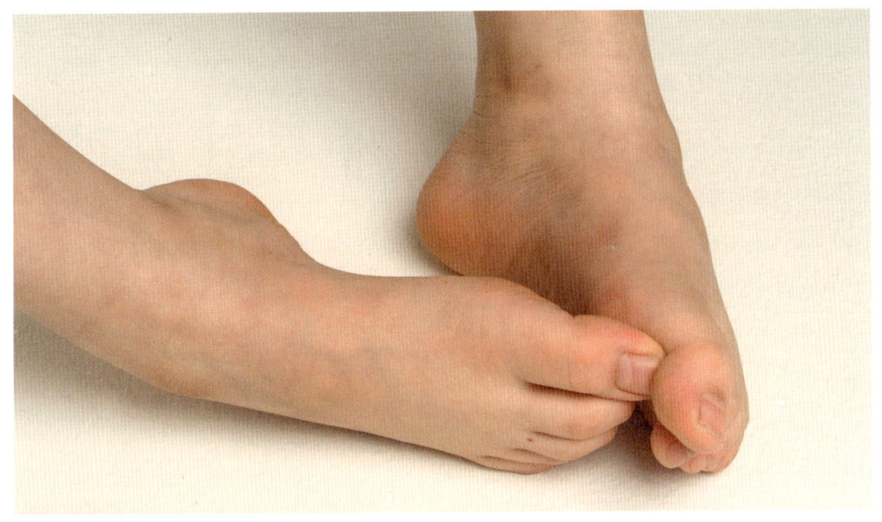

액순환을 촉진시키는 것이 가장 이상적인 방법으로 알려져 있다.

발 자극요법은 이러한 현대인들의 요구를 충족시키고 있다. 근육의 펌프작용을 촉진해 혈액순환이 잘 되게 하는 특성을 가지고 있기 때문이다.

나뭇잎이 흔들리면서 땅속 물은 수십 미터의 높은 가지 끝까지 빨아올려지는 것처럼 발목을 상하로 움직이면서 충격을 주면 종아리 근육이 수축, 이완되면서 심장과의 혈액순환을 촉진시키게 된다. 발바닥을 자극해도 같은 효과가 있다.

따라서 평소 발 자극법이나 발 운동을 꾸준히 실천하면 혈액의 흐름을 깨끗이 하여 쾌식, 쾌면, 쾌변을 도와주게 되고 자연 치유력을 극단적으로 높이는 효과를 나타낸다.

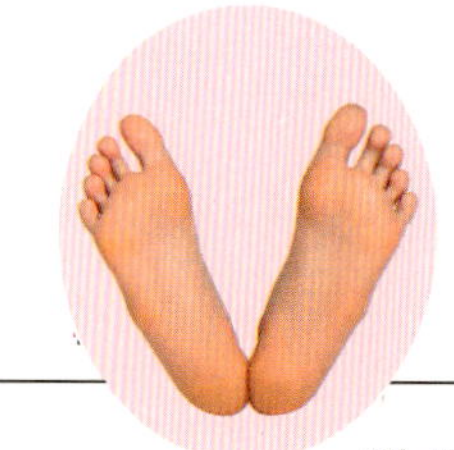

발 자극요법은
여성들에게 특히 효과

발 자극요법은 발에 생기는 여러 문제점을 예방하고 관리하여 건강한 삶을 영유할 수 있게 도와주는 자연요법이다. 특히 여성들의 경우 발 때문에 많은 고통을 겪고 있는데 이럴 경우 발 자극요법을 실천하면 아무런 부작용 없이 좋은 효과를 볼 수 있다.

사람은 평생동안 지구를 약 3바퀴 도는 거리인 10만 km 이상을 걷는다. 성인이 1분에 100보씩 아주 편안하게 보도를 걷는다고 가정해도

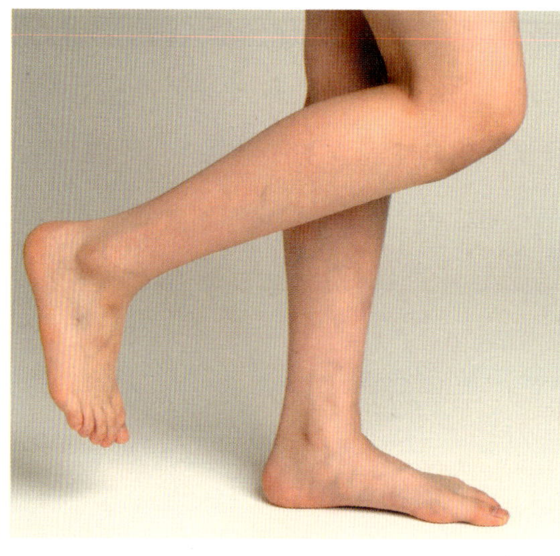

70~80kg의 충격으로 1분에 50번씩 시멘트를 치는 셈이다. 다행히도 사람의 발은 엄청난 거리를 걸음으로써 생기는 발의 충격을 견디어 내도록 만들어졌다.

성인의 경우 87%가 어떤 형태로든 발로 인해 생

기는 문제점을 가지고 있다. 남성보다는 여성이 4배 정도 발 때문에 더 고통을 받는다.

발 자극요법은 이러한 발에 생기는 문제점을 예방하고 관리하여 건강한 삶을 영위할 수 있게 도와준다.

특히 발 자극요법의 원리는 인체의 생리원리에서 비롯된다고 할 수 있다. 발 자극요법은 혈액순환을 촉진시켜 인체의 혈액 흐름을 원활히 하여 건강을 지키게 하는 자연 치유요법이자, 면역력을 증강시키는 요법이기 때문이다.

인체 생리의 원리

▶혈액순환

▶임파순환

면역력 증가 – 독소, 노폐물의 배설작용

반사의 원리

동양(기) : 땅의 에너지 기를 받아들인다.

서양(에너지) : 땅의 굴곡에 의해 발바닥의 반사구가 좋은 자극을 받게 된다.

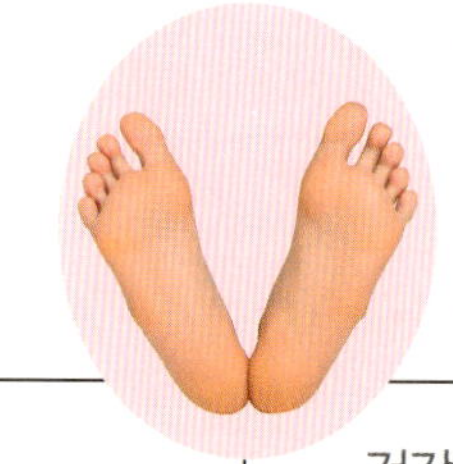

발 자극요법은 노화를 예방한다

건강에 미치는 발의 중요성은 아무리 강조해도 지나침이 없다. 발에는 7천2백 개의 반사신경이 분포되어 있어 인체의 축소판이라고 하고 걸을 때마다 혈액을 퍼올리는 펌프 역할을 해 제 2의 심장이라고도 불린다.

발은 우리의 무거운 몸을 지탱해 줄 뿐만 아니라 전신의 기관에 큰 영향을 미친다. 그것은 발에 있는 자극점이라는 부분이 내장, 뼈 등의 기관과 밀접한 관계를 맺고 있기 때문이다.

두통이나 어깨결림, 신경통 등도 발의 자극점을 자극하면 증상을 완화시킬 수 있다.

발을 자극하는 것은 멀리 떨어져 있는 신체의 이상 증세에도 영향을 준다. 발 자극요법은 유럽에서는 100년 이상 전부터 연구되어온 과학적 근거가 있는 요법이다.

건강에 미치는 발의 중요성은 아무리 강조해도 지나침이 없다. 발에는 7천2백 개의 반사신경이 분포되어 있어 인체의 축소판이라고 하고 걸을 때마다 혈액을 퍼올리는 펌프 역할을 한다.

발은 많은 뼈와 신경과 근육으로 이루어진 정교한 구조물이며, 1km를 걸을 때 16톤이나 되는 힘을 흡수하기도 한다.

따라서 발의 건강은 수명에도 영향을 미쳐 발이 나빠 제대로 걷지도 못하면 혈액이 굳어 혈관이 막히기도 한다.

발은 걷는 동작을 통해 심장으로부터 아래로 내려온 혈액을 순환시키고 심장으로 돌려보내는 역할을 하고 있다.

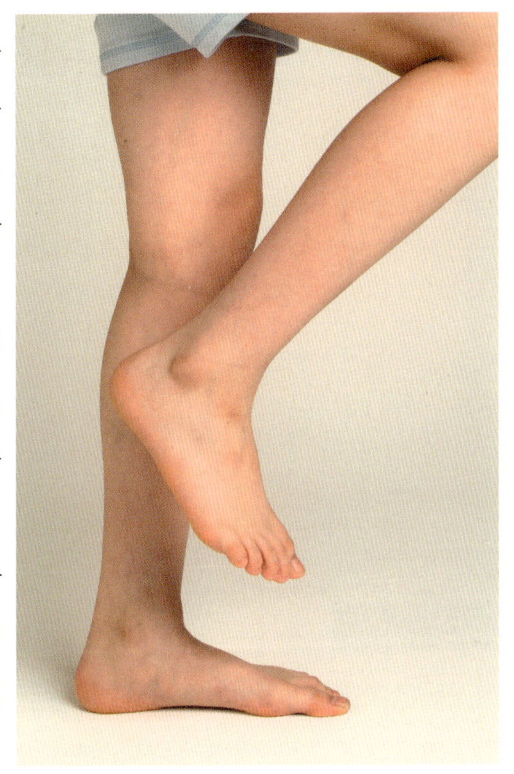

걷지 않으면 심장에 부담을 준다던가, 발을 제 2의 심장이라고 말하는 것도 온몸의 체중을 지탱하고 있는 발의 울혈을 걷는 동작을 통해 해소하고 있기 때문이다.

발에 울혈이 생기면 하반신부터 혈액순환이 나빠져 심장뿐만 아니라 몸 전체에 이상이 나타나게 된다.

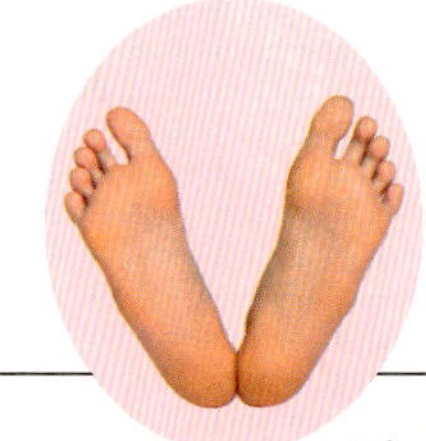

발 자극요법의 올바른 실천 요령

발 자극요법은 누구나 쉽게 할 수 있고, 부작용 또한 거의 없는 자연 치유요법이다. 그러나 하는 요령과 주의할 점, 발 자극요법 후 나타나는 명현현상 등을 정확히 알고 실천하면 그 효과를 배가시킬 수 있다.

하는 요령

· 발바닥에서 무릎 위 20cm까지 관리한다.

· 발등은 손으로, 발바닥은 나무봉으로 한다.

· 왼쪽 시행시 오른발은 스팀타올 2~3장으로 온도를 유지(교대로)한다.

· 요법 실시 전후 미온수의 물을 500cc 마신다.

발 자극요법을 실행할 때 발의 압력

· 부드럽게 → 강하게 → 부드럽게 → 경미하게 한다.

· 〈황제내경〉의 기록에 의하면 인체와 자연계는 매우 밀접한 관계가 있다. 봄의 기는 털에 있고, 여름의 기는 피부에 있으며 가을의 기는 살에 있고, 겨울의 기는 근골에 있다. 시술의 깊이와 두께를 참작하

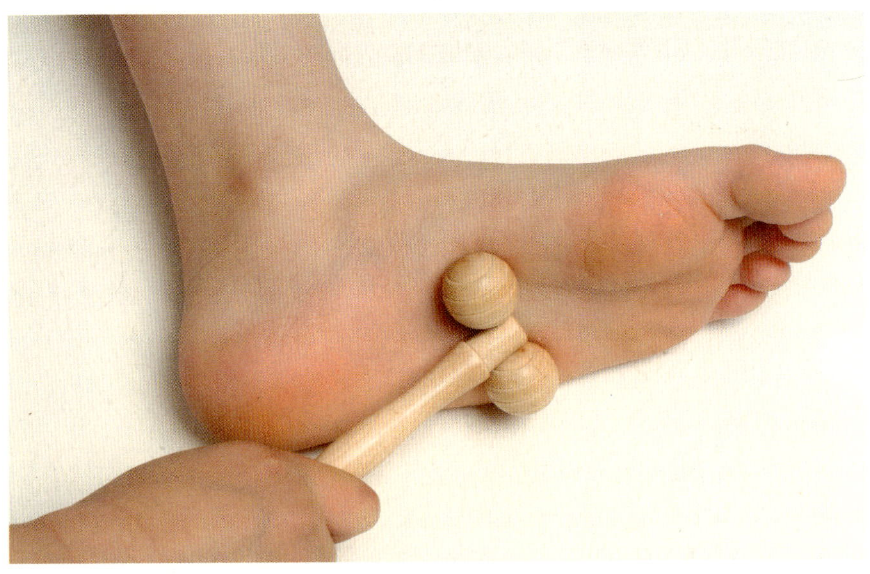

자. 즉 여름에는 얇게 시술하고 겨울에는 깊이 시술한다.

발 자극요법을 할 때 세게만 누른다고 해서 무조건 좋은 것은 아니다.

① A 지점까지는 자극 효과가 거의 없고, 피로회복 정도이다.

   - 3kg 정도의 힘을 가했을 때의 효과이다.

② B 지점에서부터 반응이 나타나기 시작한다.

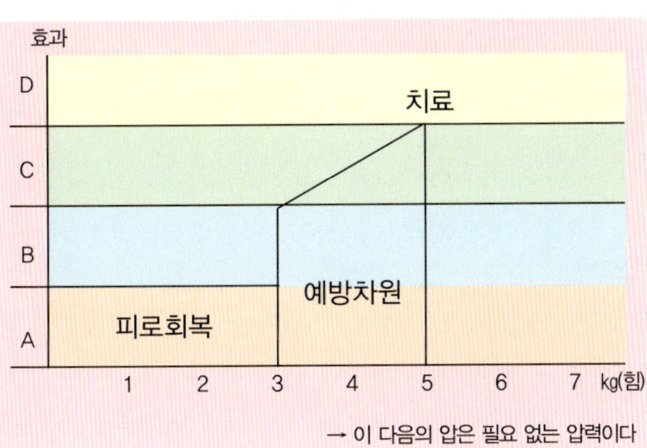

-3kg 이상의 힘을 가했을 때 효과가 나타나기 시작한다.

여기서 조금씩 힘을 더 주면 효과가 배로 늘어난다.

③ C 지점부분은 효과를 증진시킨다. C1은 예방 의학적 차원이고 C2는 치유 효과가 있다.

④ D 지점에 이르면 더 이상의 효과는 나타나지 않는다.

즉 필요없는 통증이다.

-7kg 이상의 힘을 자꾸 가하면 역반응이 일어나므로 5~6kg 정도의 힘에서 멈추어야 한다.

발 자극요법 실천시 주의할 점

· 식후 한 시간 내에는 자극하지 말 것.

· 한 자극점에 5분 정도(양쪽 발 40~50분 정도).

· 생리중이거나 임산부는 피할 것.

· 발 관리 전후 500cc의 미온수를 마신다.

· 당뇨병, 심장병, 신장병 쇼크 주의(심한 경우 자극점은 피한다).

· 수술환자는 완치된 후에 한다.

· 뼈는 가급적 누르지 않는다(좌상-몸 안의 칼슘 함량이 정상적이지 못한 경우에 뼈에 좌상을 일으킬 위험이 있다).

· 자극할 때 발 전용크림을 사용(효과 상승, 통증 완화, 피부 보호).

· 법정 전염병 환자는 피한다.

· 선천적인 심장질환이나 급성 열이 있는 사람은 피한다.

※ 암이나 중풍 등을 완전 제거할 수는 없으나 아픔을 경감시키거나 호흡곤란, 방광이나 장의 활동을 증가시켜 일반적인 컨디션을 증가시킬 수는 있다.

발 관리 후 나타나기 쉬운 명현현상들

※발 자극요법시 간혹 명현현상이 나타날 수 있다. 주로 많이 나타나는 명현현상을 소개하면 다음과 같다.

- 발목이 조금 부어 오른다. (임파선의 통로가 나쁜 사람인 경우)
- 정맥이 부풀어오르고 선명하게 드러나 보인다. (혈액순환이 잘 되어 정맥의 혈액이 증가)
- 자극점 통증.
- 수면 시간의 증가.
- 발열이 있다. (몸 안에 있는 병원균과 백혈구가 싸울 때 생기는 현상)
- 산통(통증이 오는 곳은 그 당시 100% 치유가 안 되었음.)
- 땀의 증가와 냄새.
- 대변이나 소변의 양이 증가하고 악취가 있다.
  (소변에 침전물이 생긴다)

※발 관리 후 굽이 높은 신발을 신으면 효과가 감소된다.

발 자극요법은 체내의 기 흐름을 좋게 해서 몸을 정화시키는 것이므로 대기가 가장 많이 오염되어 있는 시간대에 하는 것은 정화가 되지 않는다.

또 식사를 한 직후, 매우 피로하고 정서가 불안하거나 화가 났을 때, 걱정거리가 있을 때 실시하는 것도 오히려 효과가 저하된다.

발 자극요법은 기의 흐름을 좋게 하기 위한 것인데, 몸과 마음이 피로할 때에는 좋은 기가 나오지 않기 때문이다.

그리고 매일 의무적으로 실시하는 것도 좋지 않다. 발을 주무르면서 기분 좋은 상태를 느끼고, 기와 혈액의 흐름을 좋게 하여 치료를 하는 것인데, 의무감에 사로잡히면 스트레스를 느껴 도리어 역효과를 낼 수 있다.

발 자극요법을 1년 365일 계속하면 오히려 마이너스가 될 수 있다. 발의 자극은 하루 15분씩, 1~2개월 지속했다면 그 다음 2개월 정도는 쉬는 편이 효과를 상승시킨다. 왜냐하면 매일 발의 자극점이 같은 자극을 받고 있으면 그 부분이 자극에 익숙해져서 효과가 반감되기 때문이다.

이상적인 방법은 발 자극요법을 집중적으로 실시할 때라도 매일 손가락의 속도를 바꾸거나 휴식을 취하면서 실시하는 것이다.

제 3 장

건강한 발을 만드는 노하우

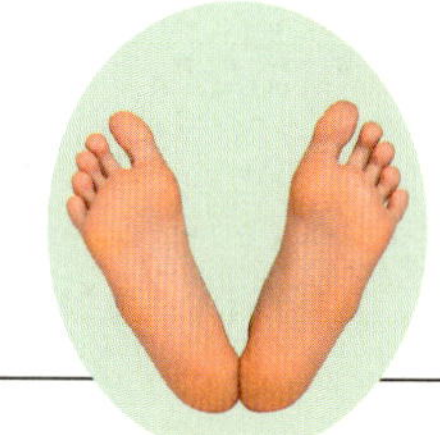

꼭 알고 있어야 할 건강한 발의 조건들

의외로 가볍게 생각하기 쉬운 발. 그러나 우리의 두 발은 건강의 시작점이라고 해도 과언이 아니다. 따라서 평소 하루 일과가 끝나면 발을 잘 씻고 발바닥과 발가락을 마사지하여 주는 것이 좋다. 또 취침 전 10분간은 발을 높게 올려주면 인체 기능이 활성화 된다.

건강한 발의 조건

· 외관으로 보았을 때 균형 잡힌 모양이라야 한다.
· 발 피부가 매끄러우며 광택이 있어야 한다.
· 언제나 따뜻해야 한다.
· 종아치가 깊이 들어가 있어야 한다.
· 자극 시 통증이 없어야 한다.
· 관절 움직임이 원활해야 한다.

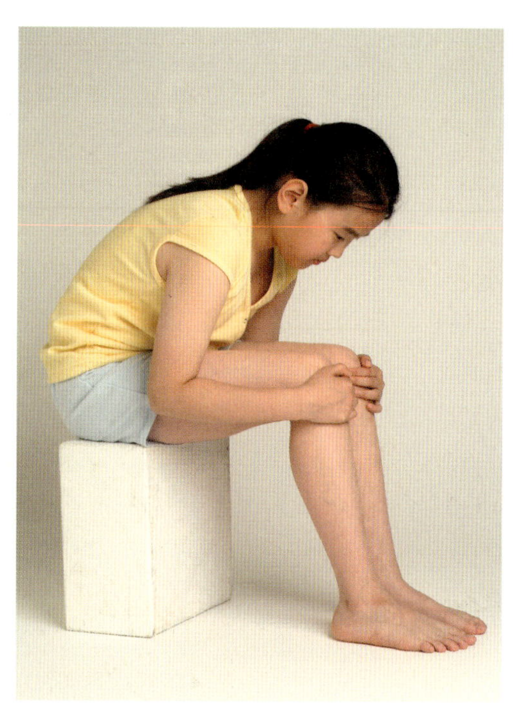

- GAS : 발바닥 중간 부위에 쌓인다.

  이동성 노폐물, 호흡, 하품, 트림, 방귀, 땀, 소변, 대변 등으로 배출

- 수분형태 : 발등, 발가락이 붓는다.

- 지방형태 : 양쪽 복숭아뼈 주위에 축적된다.

- 요산형태 : 발바닥, 발가락 밑 사이, 발 양옆(단백질 분해시 생김)에

  축적된다.

- 중금속 : 발 전체에 축적된다.

신체의 단일장기

- 왼쪽 발 = 심장, 비장, S장, 직장, 항문
- 오른쪽 발 = 간, 담낭, 맹장, 충수, 상행결장

건강한 발톱의 조건

- 충분한 영양의 밸런스를 이루고 있을 것.
- 투명하고 엷은 핑크색일 것.
- 유연함을 위하여 발톱의 수분량은 대체로 12~18%를 보유할 것.
- 세균 등에 침범되어 있지 않을 것.

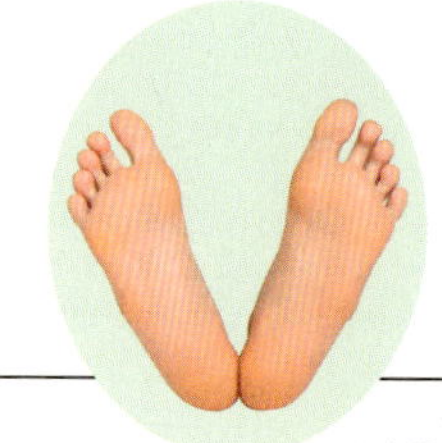

건강한 발 가꾸는 발 관리 요령

발은 항상 청결하도록 하고, 언제나 편하고 따뜻하게 하는 것이 좋다. 그리고 아기 피부와 같이 티눈, 각질, 무좀이 없는 발을 유지하도록 해야 한다. 발가락·발목 스트레칭으로 피곤함을 풀어주며 발톱의 이상인 두꺼워짐이나 선이 생기거나 점이 생겼는지 유의하여 대처해야 한다.

발의 변형을 가져오는 대표적인 주범은 신발과 보행습관이다. 이 가운데 신발은 특히 문제가 된다. 일례로 **높은 구두**는 굳은살과 자극을 받지 못하는 부분의 장기 기능 약화를 가져온다. 특히 어깨, 치아 부위의 저하를 가져오게 되고, 허리의 통증을 호소하게 된다.

신발은 가급적 너무 작거나 크지 않은 것을 신어야 한다. 신발이 너무 작으면 엄지발가락이 밀려 외반모지를 유발할 수 있고, 너무 크면 발가락이 고정되지 않아 발가락이 휘어지는 해머 발이 될 수 있다.

양말은 천연 섬유로 흡수성이 좋은 것을 신고 가급적이면 맨발로 발 전체의 자극을 주는 것이 좋다.

항상 청결한 발을 갖도록 하며, 언제나 발을 편하고 따뜻하게, 그리고 아기 피부와 같이 티눈, 각질, 무좀이 없는 발을 유지하도록 한다.

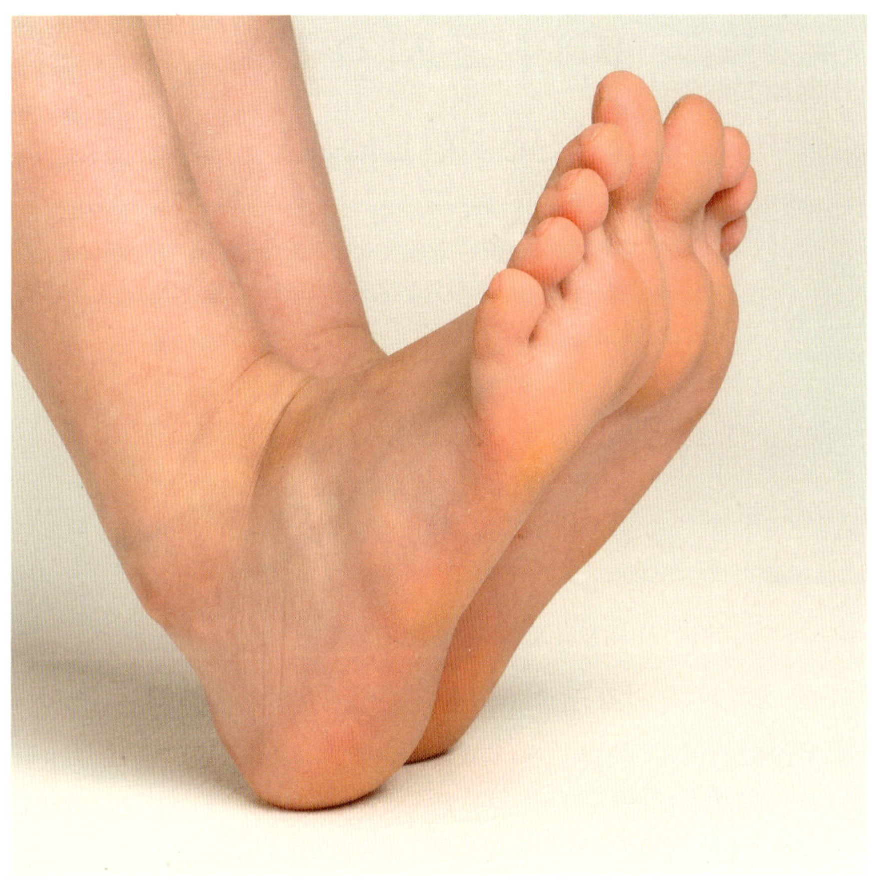

발가락 · 발목 스트레칭으로 피곤함을 풀어주며 발톱의 이상인 두꺼워
짐이나 선이 생기거나 점이 생겼는지 유의하여 대처해야 한다.

피부 역시 탄력성을 잃게 되면 건조해지므로 늘 양말을 신고 미지근한
물에 담가 혈액순환을 촉진시키고 보조적인 크림, 오일을 사용하여 갈라
짐을 방지하도록 한다.

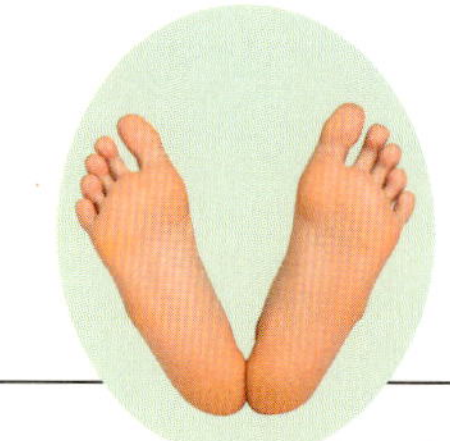

발의 증상으로
내 몸 진단하는 법

발은 내 몸 상태를 나타내는 거울과도 같다. 내 몸의 이상이 그 대로 발에 다 나타나기 때문이다. 평소 발을 유심히 살펴보아 내 몸 상태를 체크하자.

▶ 신장과 간장이 약해졌을 때는 발가락이 누렇게 변한다

－혈액 속의 여러 가지 독소가 완전히 분해되지 못하여 누런 색을 띠게 되는 것이다.

▶ 간 기능이 저하되면 발이 붓는다

－피로하면 누구나 이런 증상이 나타나지만 자고 일어나서도 이런 증상이 지속되면 간 기능 저하를 의심해 볼 수 있다.

▶ 혈액순환이 순조롭지 못하면 발이 저린 증상이 나타난다

－비만한 사람에게서 많이 나타나는 현상으로 심장병이나 고혈압의 위험이 따르게 된다.

▶ 위장에 이상이 있을 때면 둘째, 셋째 발가락에 변화가 온다

－뒤틀리거나 굳고 통증을 동반한다.

▶ 발이 찬 여성들은 냉증에
걸리기 쉽다

-신체가 허약한 사람들은 대
체로 발이 찬 경향이 있다.
발이 따뜻해야 오래 산다는
것과 맥을 같이 하는 말이다.

▶ 뒤꿈치나 엄지발가락의
변화

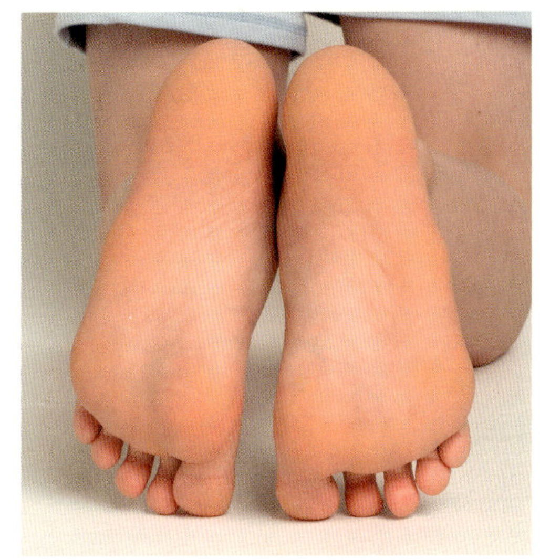

우리 몸 속의 당분은 인슐
린과 아드레날린의 상호 견제로 균형을 유지한다. 따라서 뒤꿈치에 이상
이 생기면 아드레날린의 과잉 분비에 의한 당뇨병이고 엄지발가락에 이
상이 생기면 인슐린 부족에 의한 당뇨병임을 의심할 수 있다.

따라서 발 관리는 필수적이다. 발은 손 이상으로 주의와 보호
가 필요하다. 하루의 일과가 끝나면 발을 잘 씻고, 발바닥과
발가락을 마사지하면 피로가 반감된다. 또한 취침 전 10분간은
발을 높게 올려주도록 한다.

일할 때 이외의 자유시간은 될 수 있는 한 맨발로 지내는 것이 좋다.
수영, 요가와 같은 전신을 느슨하게 움직이는 스포츠도 발의 피로 회복
에 좋다.

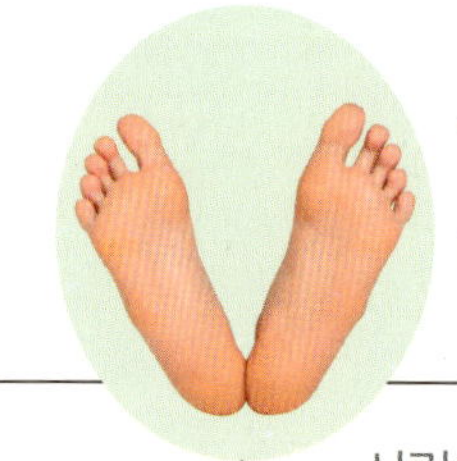

보행습관과 발 건강

사람이 걷는다는 것은 관절, 뼈, 근육, 신경 등이 절묘한 조화를 이루어야 한다. 이중 한 부위라도 이상이 생기면 정상적인 보행이 불가능하다. 보행을 할 때는 올바르게 걷는 습관이 몸에 배이도록 하는 것이 중요하다.

사람이 걷는다는 것은 몸 전체를 한 지점에서 다른 지점으로 이동시키는 단순한 동작이다. 그러나 이 과정은 관절, 뼈, 근육, 신경 등이 마치 오케스트라와 같이 조화롭게 이루어져야 한다. 이중 한 부위라도 이상이 생기면 정상적인 보행은 불가능해지기 때문이다.

인간의 보행은 아기 때부터 수십 만 번의 반복 동작을 통해 두 발로 서고 한 발씩 떼어놓기를 한 훈련의 결과다.

유아기의 아이는 걷지 못하고 뛰어다닌다. 다리가 짧아 몸의 중심이 상체에 있기 때문으로 이동시 안정이 안 돼 손을 들고 뛰어나가듯이 걷는다. 약 5세가 되면 성인과 같은 안정된 걸음으로 걷는다. 걸을 때 발 뒤꿈치가 먼저 지면에 닿아 체중이 잠깐 머물다가 앞 발바닥으로 간다.

발이 지면에서 떠나기 직전엔 엄지발가락에 체중이 실린다. 이 과정은

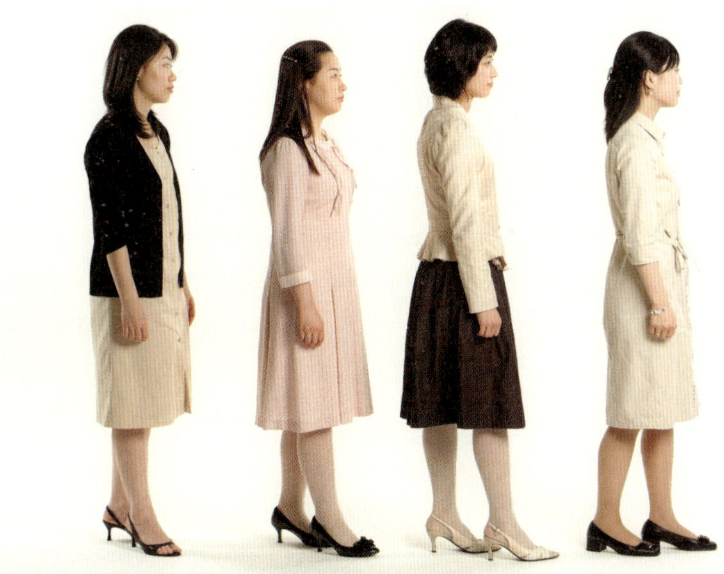

발을 구르는 타원형의 동작과 같다.

대개 한 쪽 발이 지면에 닿는 시간이 60%, 공중에 떠있는 시간이 40%를 차지한다.

이는 보통 정상인이 맨발로 편하게 바닥을 걷는 동작이다. 보폭도 키가 커짐에 따라 늘어나나 30세 이후에는 다시 줄어든다. 노인이 되면 허리가 구부러지면서 보폭은 줄고 걸음이 불안정해진다.

보행시 엄지발가락이 체중을 받치지 못하면 체중은 나머지 작은 발가락으로 쏠리게 돼 걸음걸이가 이상해지고 발바닥에 굳은살이 생기는 등 여러 가지 발병이 생긴다.

하이힐을 신으면 발목이 수직으로 과소하게 펴지고 무릎은 보상작용으로 엉거주춤해져 무릎에 과도한 부하가 걸린다.

올바른 보행습관법

· 시선은 멀리 전방을 본다.

· 등은 곧게, 가슴은 펴고, 배는 집어넣는다.

· 어깨의 힘을 빼고 크게 리드미컬하게 팔을 흔든다.

· 양손은 주먹을 가볍게 쥔다.

· 보폭은 평소보다 크게 한다.

· 발 뒤꿈치부터 착지하고 발톱 끝으로 지면을 밟는다.

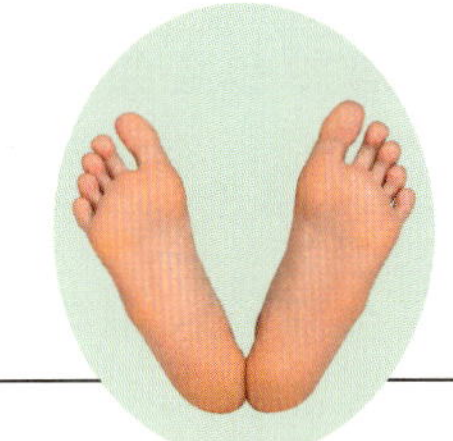

날씬한 다리 만드는 보행법

발을 옆으로 벌려서 걸음을 걷는 습관은 아름다움과 건강을 함께 망가뜨리는 주범이다. 보기 좋은 걸음걸이란 발의 생김 그대로 자연스럽게 앞을 향해서 반듯하게 걷는 것이다. 앞을 향해 발을 뻗어나갈 때 무릎을 굽히지 말고 곧게 뻗어 뒤꿈치 안쪽이 가장 먼저 땅에 닿아야 한다.

사람의 발은 생긴 모습 그대로가 앞으로 나란히 나아가야 하는데 앞발의 각도가 옆으로 조금씩 벌어지는 사람들이 많다. 앞으로 나아가야 할 앞발의 각도가 옆으로 많이 벌어지면 벌어질수록 엉덩이는 작아지고 허리가 약해지게 된다.

그 결과 배는 앞으로 밀려나오고 어깨 근육이 남달리 발달되거나 너무 단단하게 경직되어서 외형상으로 볼 때 남자의 경우는 풍채가 좋아 보이지만 여성의 경우는 왜소해 보이게끔 변하기도 한다.

이런 사람들은 좌우 어느 한쪽의 다리가 길어지기 쉽고 뒷목과 어깨, 허리 등이 늘 무겁고 아프게 느껴진다. 이것은 앞발을 벌리고 걷는 습관이 발 바깥쪽으로 흐르고 있는 담과 방광 줄기를 압박하여 간과 심장, 신장과 관련된 부조화들이 지속적으로 이어지기 때문이다.

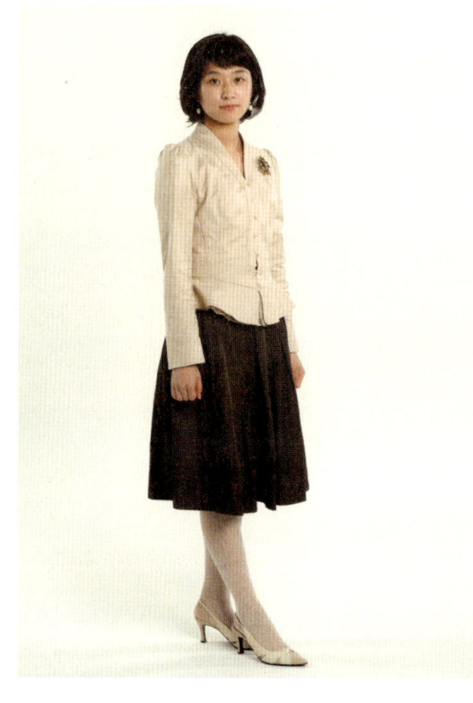

남성들이 발을 옆으로 많이 벌리고 걷는 경우는 자기 과시형이나 정신적으로 안정이 부족한 경우가 많다.

여성의 경우는 생리와 임신, 출산, 무리한 다이어트로 인해 뼈가 약해져서 쉽게 휘어지는 경우가 많다. 또 굽 높은 신발을 신거나 혹은 다리를 꼬고 앉는 습관들로 인해 발과 다리의 모양새가 변했기 때문이다.

여성들은 본능적으로 예쁜 다리를 원하므로 스스로 다리를 벌리고 걷는 경우가 드물다. 하지만 남성들은 다리를 벌리고 걷는 것을 멋으로 생각하는 경향이 있는데 이런 걸음걸이는 뒷모습이 불안정해 보인다.

남녀 모두 발을 옆으로 벌려서 걸음을 걷는 습관은 아름다움과 건강을 함께 망가뜨리는 주범이다.

보기 좋은 걸음걸이란 발의 생김 그대로 자연스럽게 앞을 향해서 반듯하게 걷는 것이다. 앞을 향해 발을 뻗어나갈 때 무릎을 굽히지 말고 곧게 뻗어 뒤꿈치 안쪽이 가장 먼저 땅에 닿아야 한다.

뒤꿈치 안쪽이 땅에 닿음과 동시에 엄지발가락 밑동이 땅에 닿게 걸어 주는 습관은 뒤꿈치 안쪽의 자궁 자극점과 엄지 밑동의 뼈를 다스리는 부갑상선이 자극을 받으므로 이들 기능이 활성화되고 다리 안쪽의 경골도 힘을 받게 된다.

이렇게 경골이 힘을 많이 받으면 다리 힘은 튼튼해지고 오래 서 있어도 다리가 피로하지 않으며 심장을 향해 오르는 혈액의 흐름을 촉진하는 반듯하고 건강한 걸음걸이가 된다.

심장병 환자들에게 많이 걷도록 권하는 이유도 걷는 속도에 따라 심장의 기능이 활성화되기 때문이다. 반듯하지 못한 걸음걸이는 힘만 들 뿐 오래 걸을 수가 없다. 젊은 세대들에게 평발이 많은 이유도 반듯하지 못한 걸음걸이와 걷는 운동의 부족 탓이다. 발 바깥쪽에 힘을 주고 걷는 걸음걸이는 발바닥 가운데로 살이 몰리게끔 밀기 때문에 발 음폭이 얕아진다.

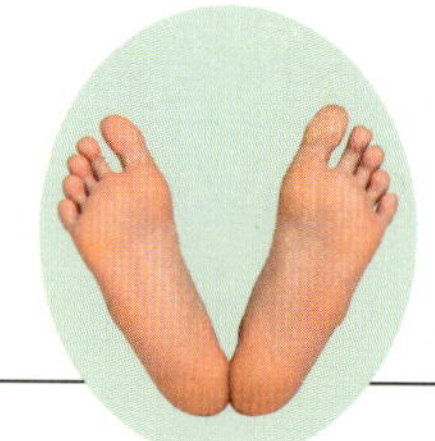

무시할 수 없는
신발의 해로움

발의 기능저하 원인은 여러 가지이지만 선천적인 발의 이상이나 질병은 약 5%인데 반해, 후천적인 발의 이상이나 질병은 95%에 이른다. 그런데 이러한 후천적인 발의 이상에 가장 큰 영향을 주고 있는 것이 신발이다.

발은 체중의 80%를 지탱하고 있다. 항상 딱딱한 지면에 매일 만 번을 부딪치고, 그것과 함께 자기 체중을 만 번 정도 들어올린다. 약 70kg 체중의 성인을 기준으로 하면 연간 보행 수는 약 300만 보라는 어마어마한 일을 하고 있다. 그렇지만 대다수의 사람들은 그 중요성을 잘 인식하지 못하고 있다.

발의 기능저하 원인은 여러 가지이지만 선천적인 발의 이상이나 질병은 약 5%, 후천적인 발의 이상이나 질병은 95%에 이른다.

후천적인 발의 이상에는 신발이 가장 큰 영향을 주고 있는 것으로 밝혀졌다. 따라서 신발이 발의 기능 저하에 주요한 원인이 되는 셈이다.

몇 가지 예를 들면 발가락
이 굽은 경우에 신발이 너무
작거나 하이힐을 신으면 두
번째와 세 번째 발가락이 굽
어져 관절이 굳어진다.

평발이란 발바닥의 오목한
부분이 없는 발로 항상 구두
를 신고 있거나 아치 부분의
인대가 탄력을 잃은 경우에
나타난다.

또한 티눈이 있으면 발에
통증이 생기는데, 원인은 꽉

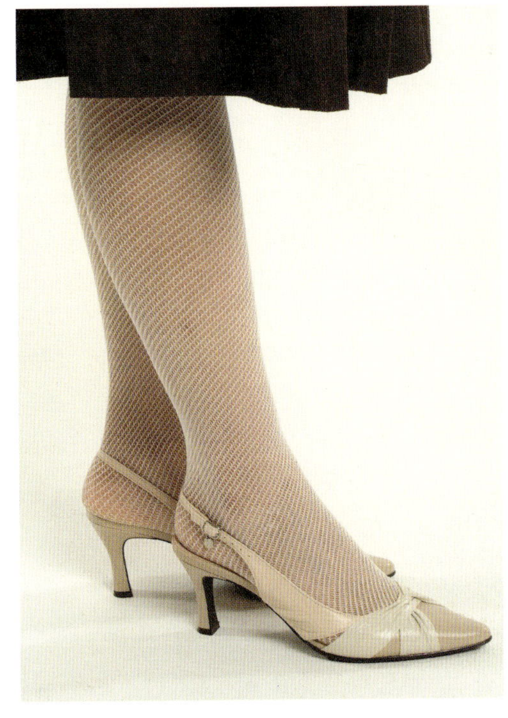

끼거나 작은 신발과 인조피혁의 신발에 의해서 생길 수도 있다.

특히 무좀, 굳은 살 등이 생기고 요통, 소화불량, 어지럼증, 관절염, 불
임증 등 각종 질병을 유발시키는 원인이 될 수 있다.

이와 같이 발의 변형과 질병의 원인은 발을 보호하거나 활동을 도와야
하는 신발에 의해서 좌우된다는 것을 알 수 있다.

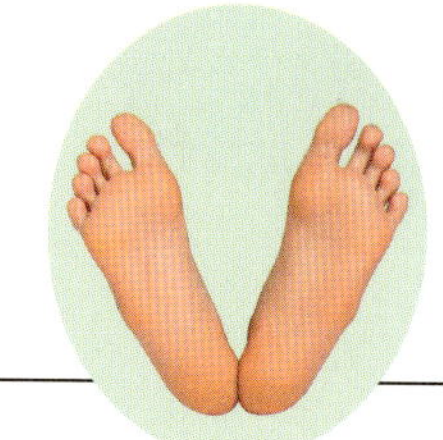

좋지 않은 신발은 건강을 망친다

건강을 위해서는 신발 하나를 고를 때도 현명함이 필요하다. 모양이나 유행을 따르기보다는 발의 건강부터 먼저 따져보아야 한다.

생리적인 조건에 맞는 소재로 만들어져 압박을 주지 않고 발의 기능에 맞는 신발은 인간의 정신이나 심리상태를 안정되게 하며, 건강에 도움을 줄 수 있기 때문이다.

유럽에서 전해내려오는 속담 중 "발은 침대에 있는 시간 이외에는 신발 속에 있다."라고 한 것처럼, 우리 생활은 신발과 밀접한 관계를 맺고 있다.

문명의 발달에 따라 인간은 신발을 신게 되었고, 현재는 그 목적에 맞게 여러 가지 신발이 개발돼 있는 상태다.

그런데 문제는 신발이 기본적으로는 발의 움직임을 제한하는 구조로 만들어져 있다는 데 있다.

이는 발의 건강이라는 관점에서 본다면 치명적인 요소다. 우리의 발은 맨발일 때가 가장 좋은 상태이다. 그러나 현대사회에서 맨발인 상태로 생활하는 것은 어려운 일이다. 타인 앞에서 맨발을 보이는 것이 부끄럽게 되었고, 아이들이 모래사장이나 운동장 또는 풀밭에서 맨발로 뛰어노

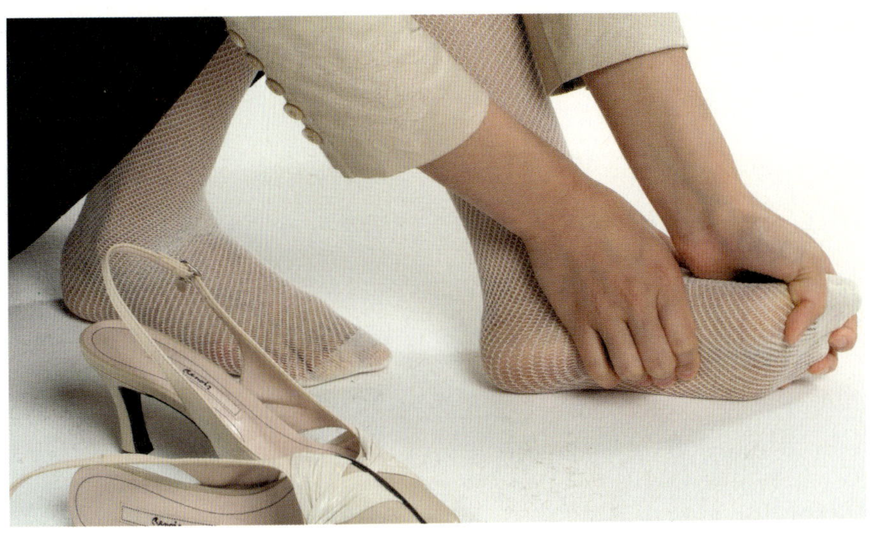

는 것조차도 보기 힘들게 되었다.

'건강하다'는 것은 균형 잡힌 식생활, 적당한 운동, 일정한 수면이 일반적인 생각이다. 여기서 아침 일찍 일어나 조깅을 하거나 술과 담배를 줄이거나 하는 것은 조금 어려운 일이지만 단지 신발을 바꾸는 것으로 건강이 손에 들어온다면 누구라도 힘들이지 않고 할 수 있는 건강법이라 생각된다.

따라서 건강을 위해서는 신발 하나를 고를 때도 현명함이 필요하다. 모양이나 유행을 따르기보다는 발의 건강부터 먼저 따져보아야 한다.

생리적인 조건에 맞는 소재로 만들어져 압박을 주지 않고 발의 기능에 맞는 신발은 인간의 정신이나 심리상태를 안정되게 하며, 건강에 도움을 줄 수 있기 때문이다.

그런데 발을 보호하기 위해 등장한 신발이 기능성보다 패션성이 강해
지면서 갈수록 발의 기능을 무시한 형태가 되고 있다.

발에 해악을 끼치는 대표적인 신발이 하이힐과 요즘 유행하는 통굽이
다. 하이힐과 같은 높은 구두를 신으면 발끝에 체중이 실리면서 무릎과
척추에 부담을 주게 된다.

또한 앞이 좁은 구두 모양으로 인해 발끝이 조여지면서 체중을 받기
때문에 엄지발가락이 밖에서 안으로 구부러지면서 심하면 둘째 발가락
위로 올라가는 외반모지에 걸리기 쉽다.

하이힐이나 앞이 몹시 좁은 구두를 장시간 신으면 발이 구두 모양과
같이 변형돼 마침내 외반모지가 되므로 이러한 구두는 가능한 피하는 게
좋다. 정 신고 싶다면 잠깐 동안만 신고 벗은 뒤 발 운동을 자주 해주도
록 한다.

엄지발가락과 새끼발가락 등의 발톱이 변형돼 주위의 살로 파
고 들어가서 염증을 일으키는 함입 발톱도 하이힐이나 발에
맞지 않은 신발을 신는 이들에게서 흔히 나타나는 증상이다.
이 함입 발톱도 너무 꼭 끼거나 헐렁한 신발을 피하고 발을
자주 씻어주면 피할 수 있다.

통굽은 걸어다닐 때 발바닥의 각 부위가 발 뒤꿈치에서 발가락으로 순
서대로 리드미컬하게 체중을 옮기지 못하도록 하고 적절한 자극을 방해

하므로 건강을 생각한다면 신지 않는 것이 현명하다.

신발을 고를 때는 저녁 시간이나 발이 부었을 때가 가장 바람직하다. 이때 신고 걸어보아 편히 들어갈 수 있는 신발을 고르는 것이 제 2의 심장인 발을 살리는 길이다.

그런 면에서 우리 조상들이 신었던 짚신은 발바닥이 지면의 감각을 느낄 수 있고, 발목과 발가락도 자유로운 이상적인 신발이었다고 할 수 있다.

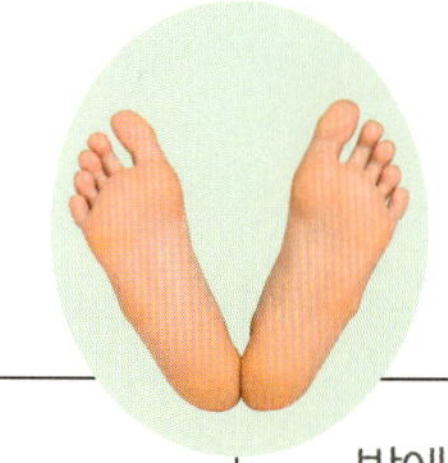

내 발에 좋은
신발 선택 요령

발에는 건강을 좌우하는 경혈이 많이 집중되어 있다. 발에 잘 맞는 신발을 신고 올바르게 걸으면 이들 경혈이 자극되므로 내분비의 기능이 항진되며 아울러 노폐물도 신속히 제거되어 피로도 빨리 사라지게 된다.

발의 건강은 알맞은 신발의 선택과 직결된다. 발에 맞지 않은 신발은 발뼈를 변형시키고 보행 자세를 나쁘게 만든다. 꽉 죄는 신발은 아킬레스건을 압박하고 발가락을 변형시킨다.

반대로 헐렁한 신발은 발뒤꿈치가 걸리지 않으므로 아킬레스건 상부 근육에서 무릎까지 영향을 미쳐 무릎이 아프고 쉽게 피로해진다. 발끝이 꼭 끼는 신발은 정강이 바깥쪽이 아프고 결리게 된다.

발에는 건강을 좌우하는 경혈이 많이 집중되어 있다. 발에 잘 맞는 신발을 신고 올바르게 걸으면 이들 경혈이 자극되므로 내분비의 기능이 항진되며 아울러 노폐물도 신속히 제거되어 피로도 빨리 사라지게 된다.

좋은 신발 선택 요령

- 에너지 소비량을 줄이고 피로감을 덜어 주는 가벼운 신발 (약 300g)을 선택할 것.
- 지면과 신발과의 마찰계수가 커서 잘 미끄러지지 않을 것.
- 발가락이 굴신할 수 있도록 최저 1cm의 여유가 있을 것.
- 외부로부터 수분의 투과를 막아 주고 신발 내부로 공기가 잘 통하는 통기성이 좋을 것.
- 신발 안창에 요철이나 구김살이 있는지 직접 손으로 조사해 볼 것.
- 신발 가운데 발바닥의 장심 부분이 지나치게 솟아오르거나 평평한 신발은 피할 것.
- 신발을 상에 올려놓고 옆에서 보아 힐의 각도가 전후로 기울어져 있는 것은 피할 것.
- 신발 모서리가 복사뼈와 발목에 꼭 끼어 안으로 파고드는 것은 피할 것.
- 발뒤꿈치가 지나치게 딱딱한 것은 피할 것.
- 신발은 발이 다소 늘어난 저녁 무렵에 살 것.

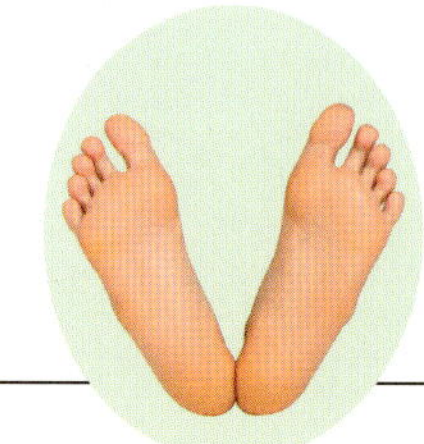

건강한 발을 위한 신발의 조건

신발은 발을 보호하고 보행 시에는 지면과의 충격을 완화시킨다. 걷는 일은 인간의 생활행동 가운데 가장 기본적인 것으로 인간의 동작 가운데 가장 많이 행해지는 것이다. 그러므로 신발은 발에 신겨지는 것으로서 보행에 미치는 영향이 대단히 크다.

신발의 기능

① 외부로부터의 위해에 대하여 발을 보호한다.

② 발의 오염을 막는다.

③ 방한防寒과 방서防暑의 기능을 갖는다.

④ 보행할 때 지면으로부터의 충격을 완화시킨다.

⑤ 보행기능을 저해하지 않고 도움을 주어야 한다.

건강한 발을 위한 신발의 조건

① 마찰계수가 커야 한다

신발을 신고 걸을 때 지면과 신발 사이에는 일정한 마찰력이 생기며 이것은 보행을 안전하고 확실하게 한다. 마찰력은 클수록 추진력이 커지고 미끄러지지 않는다. 신발 바닥에 여러 가지 문양이 있는데 이것은 미끄러짐과는 관계가 없는 것이 많다. 신발의 종류에 따라 마찰계수는 평균적으로 헝겊 안을 댄 슬리퍼가 가장 마찰계수가 크고 고무바닥에 가죽 단화가 그 다음이며, 그 외에는 대동소이하다.

또 바닥의 종류에 따라서는 콘크리트 바닥이 나무나 리노륨보다 마찰계수가 크게 나타나 있다.

② 신발 굽은 2~3cm 높이가 적당하다

신발굽이 전혀 없으면 걷기가 불편하다. 여자 구두의 굽이 지나치게 높으면 체중이 발가락 끝 쪽으로 심하게 실리므로 앞으로 기울어져 동작의 안정성이 없어지고 발목에 부담이 생긴다. 1분간 일정한 거리를 보행시킬 경우에 하이힐과 로우힐을 비교하면 하이힐은 보폭이 작고 걸음수가 증가하며 또 보행에 필요한 산소 소비량이 증가하므로 맥박수도 많아진다. 알맞은 굽의 높이는 용도에 따라 다르나 일상 생활에서는 5cm 넘지 않는 것이 바람직하다.

③ 신어서 여유가 있어야 한다

겨울철 추울 때에는 발끝부터 춥고 여름철 더위도 발에서부터 느껴지기 시작한다. 여유가 없이 꼭 끼는 신발은 발이 압박되어 혈행이 원만하지 못하여 발이 시리고 심하면 동상에 걸리기 쉽다. 더울 때에는 습유되기도 쉬우므로 여유가 필요하다.

④ 통기성이 커야 한다

신은 외부에서 수분의 투과를 막아야 하기 때문에 신발 내부의 수증기 발산이 막히기 쉽다. 따라서 신발 속을 잘 말려야 하고 두 켤레를 교대로 신는 것이 좋다. 남자의 신발은 울이 깊어서 발이 물러 무좀이 되기 쉽다. 이 결점을 보완하기 위하여 여름에는 구멍을 뚫거나 줄로 엮어서 통기성이 좋도록 만든 신발이 바람직하다.

⑤ 발 모양에 맞는 것이어야 한다

신발이 발 모양에 맞지 않고 끝이 뾰족하거나 꼭 끼면 물집이나 티눈이 생기며 피부에 굳은살이 생긴다. 또 발톱이나 지골|趾骨|이 변형되거나 발육 장해가 생기며, 발이 쉽게 피로해진다.

⑥ 신발 바닥은 굴신성|屈伸性|이 있어야 한다

보행을 할 때 한쪽 다리에 신체를 지탱하고 다른 한쪽 다리가 앞으로 나가면서 몸의 중심이 앞으로 옮겨지게 된다. 이때 뒤쪽 다리의 발꿈치는 위로 떠서 발이 앞쪽으로 차면서 나온다.

신발 바닥이 딱딱하면 뒤꿈치를 들 때 발바닥이 전부 뜨고 발끝만이 지면에 닿아 있는 것이 되므로 마찰계수가 적어져서 보폭은 적어지고 보행속도가 감소된다. 너무 부드러운 것도 발을 상하게 하기 때문에 알맞은 강도와 굴신성이 있어야 한다.

⑦ 외상을 방지하는 신발이어야 한다

  일상생활을 할 때에는 가죽제 신발
이면 적당한 경우가 많다. 그러나 작
업할 때에는 보행뿐 아니라 작업상의
상해로부터 발을 보호하는 특수한
설계가 필요하다. 고압전기,
극약, 독물, 고열의 철판, 탄
광내의 작업 등에는 특수화가
사용되어야 한다.

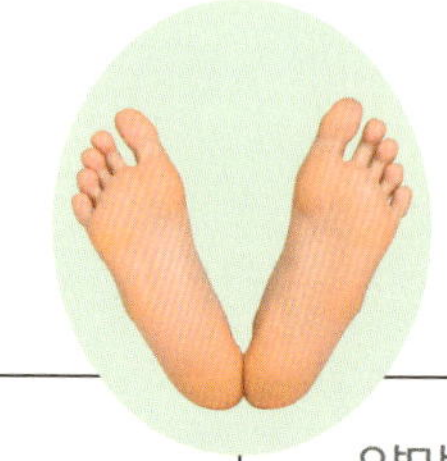

발 건강과 양말 · 스타킹

양말과 스타킹은 흡수성, 통기성, 내구성이 있어야 한다. 따라서 그 재료는 순면이나 모제품이 좋고 발목에 고무줄이 있을 때는 너무 단단하지 않은지 주의해야 한다.

양말과 스타킹은 보온, 피부의 보호, 정용|整容|의 목적으로 널리 사용되고 있다. 양말은 발과 신발 사이에 있어 쿠션의 역할을 하여 충격을 완화시켜 주며, 신을 벗었을 때에는 체열이 발로부터 발산되는 것을 막기도 한다.

이러한 양말은 자주 갈아신는 것이 좋다. 발의 피부면에서 분비되는 발열량은 의외로 많아서 발은 항상 습윤되어 있고 외부로부터의 먼지로 인하여 오염되기 쉽기 때문이다. 따라서 양말은 하루 사용하면 반드시 갈아 신는 습관을 가져야 한다.

양말의 재료로는 흡수성, 통기성 등 위생적인 성능이 있어야 한다. 또한 마모되기 쉽고 세탁을 자주 해야 하므로 내구성도 있어야 한다. 정용|整容| 면에서는 탄력성과 신축성이 요구된다.

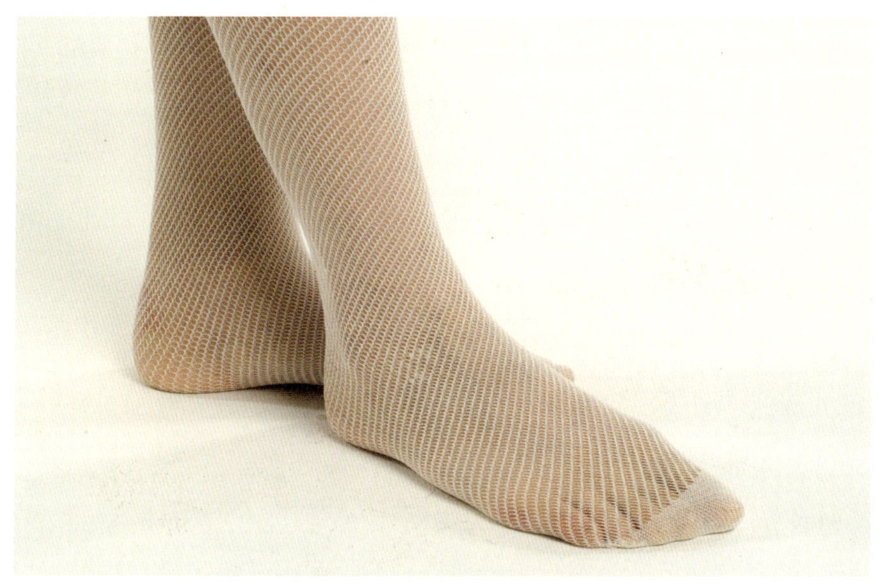

최근에는 미생물의 번식억제, 무좀방지, 취기방지 등 위생가공이 되어 있는 양말이 시판되고 있기도 하다.

목면이나 양모 섬유의 양말은 흡습성이 좋아 최적의 재료이나 경제성과 관리면을 고려하여 합성섬유와의 혼방이 무방하다.

방한용으로서의 양말은 따뜻해야 하므로 함기율을 높이기 위해 양말 안쪽에 패드된 것이 좋은데 이때에는 신발이 꼭 끼지 않도록 하여야 한다.

신발과 밀착되어 있으면 발의 혈액순환을 방해하기 때문에 방한의 목적으로 좋지 않다. 또 오염된 양말은 열 전도성이 크기 때문에 세탁을 잘 해야 한다.

추울 때 양말을 겹쳐 신을 수 있는데 이것은 두꺼운 것 한 장을 신는 것과 비교하면 장·단점이 있다. 두꺼운 것 한 장은 주름이 지지 않으나 겹쳐 신는 것은 부분적으로 주름이 져서 발을 압박하게 되고, 또 속의 양말은 몹시 습윤되기 쉬워서 오히려 열 전도율을 높일 수가 있다.

여자용 나일론 스타킹은 사계절 사용하는데 여름에는 무더우며 또 스타킹의 밴드는 대퇴부를 심하게 압박하여 하지부「下肢部」에 울혈이 일어나므로 주의해야 한다.

또 스타킹은 전선(올이 끊어지면 계속 풀리는 모양)이 잘 되므로 경편직의 것이 최근에는 많고 보온용으로 모나 아크릴 또는 모와 합성섬유의 혼방제도 많다.

여름철 스타킹 착용에 대한 보고로서 실외기온이 33~34℃, 습도 66%일 때 스타킹 안은 온도 35℃이고 습도가 88%로 끈적끈적하지만, 냉방시설이 된 영화관에 5시간 앉아 있을 때 발의 피부 온도는 스타킹을 신은 것은 31.6℃이고 신지 않은 것은 28.8℃ 가 되었다.

감각을 측정해본 결과 스타킹을 신지 않은 쪽이 확실히 둔감하게 되고, 근육이 딱딱하게 경직된 상태가 되었다.

따라서 냉방시설이 된 사무실에서 장시간 체류할 때에는 스타킹을 착용하는 것이 효과적이다. 또 오래 앉아 있을 때에는 무릎 덮개를 사용하거나 의복을 겹쳐 입어 체온조절에 도움이 되게 한다.

어린이들은 평상시 발끝이 차가운 때가 많다. 이것은 발끝 피부의 혈관이 수축하여 피부를 통해 체온이 외기 중으로 발산되는 것을 막는 것이다.

그런데 항상 양말이나 스타킹을 신고 있으면 따뜻해졌을 때 체열을 발

산하는 부분이 적게 되어 열은 체내에 잠복하고 만다. 피부 혈관의 수축과 확장은 외기에 접함으로써 자극이 되어 반응이 나타나고 그 결과 체온조절이 일어나는 것이기 때문에 특별한 때, 외출할 때, 기온이 10℃ 이하로 추운 날 이외에는 양말을 신기지 않는 것이 좋다.

걸음을 걷기 시작한 유아일 때는 양말을 신김으로써 미끄러워져 오히려 위험하다. 양말은 순면이나 모제품이 좋고 발목에 고무줄이 있을 때는 너무 단단하지 않은지 주의해야 한다.

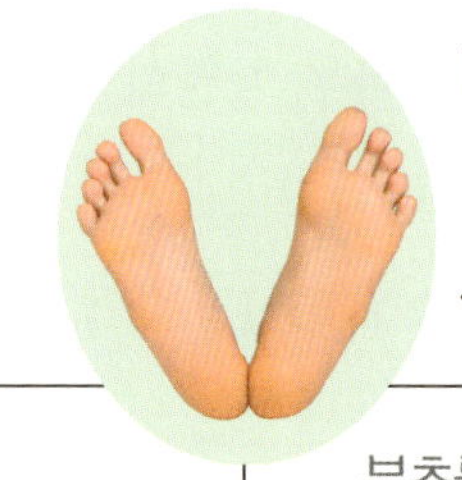

발 건강과 부츠

부츠를 신을 때는 각별히 주의해야 한다. 발목을 조이는 디자인일 경우 피부질환을 일으키기 쉽고 질 나쁜 인조피혁으로 된 부츠는 피부 알레르기를 유발하기도 한다.

겨울철 신발은 여름용에 비해 조금 큰 것을 고르는 것이 좋다. 특히 젊은 여성들에게 유행하는 부츠를 신을 때는 유의해야 한다. 발목이 조이는 디자인일 경우 아킬레스건 부위에 피부질환이 일어나거나 발의 움직임이 부자유스러워 빙판길 등에서 발목을 삐기 쉽기 때문이다.

또 질 나쁜 인조피혁으로 된 부츠는 종아리나 무릎 등에 피부 알레르기를 일으키기도 한다.

앞볼이 좁고 굽이 높은 부츠는 발가락에 큰 부담을 준다. 같은 디자인이라고 하더라도 하이힐은 자주 벗어 발을 쉬게 할 수 있지만 부츠는 그렇지 않기 때문이다.

부츠를 신어 건조한 발에는 지방을 공급하는 것이 최선책이다. 얼굴에 바르는 영양크림을 발 뒤꿈치에 바른 후 원을 그리듯 문지르고 건조가

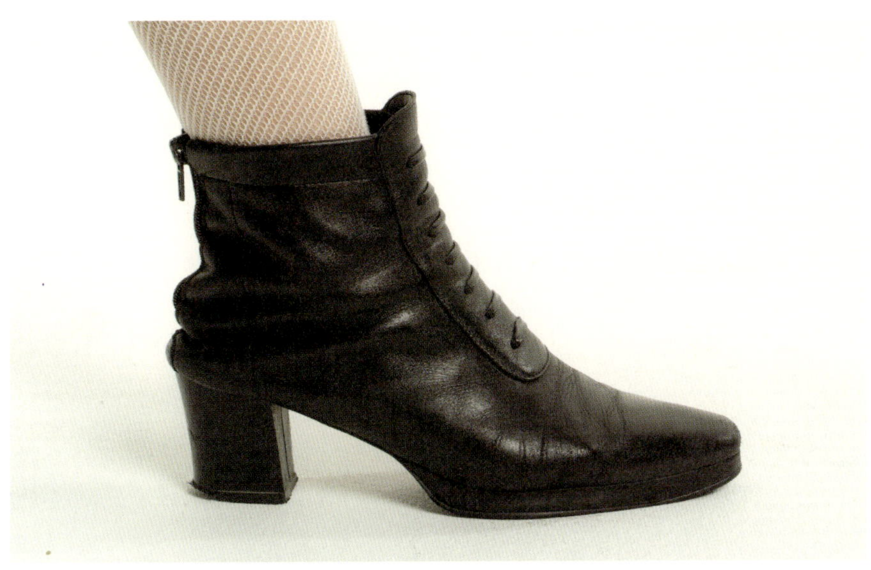

심한 경우에는 지방과 부신피질 호르몬제가 섞인 약을 바르도록 한다. 이때 물기가 많은 크림타입보다는 연고타입이 효과적이다.

선천적으로 발톱이 살로 파고드는 체질인 경우에는 전기소각기로 발톱뿌리의 일부를 태우는 수술을 하는 것이 좋다.

겨울철부츠를 신어 생긴 발질환을 예방하기 위해서는 무엇보다도 외출에서 돌아온 뒤 깨끗이 씻는 것이 중요하다.

따뜻한 물로 발을 씻은 뒤 물기를 말리면 대부분의 세균이 죽어 무좀도 예방된다. 물기가 완전히 마르면 발가락 운동을 한다. 낮 동안 모여있던 발가락을 펴주는 운동으로 발가락을 쫙 편 상태로 5초 동안 머문 후 힘을 빼는 동작을 10회 정도 반복한다.

제 4 장

건강한 밭을 망치는 주범들

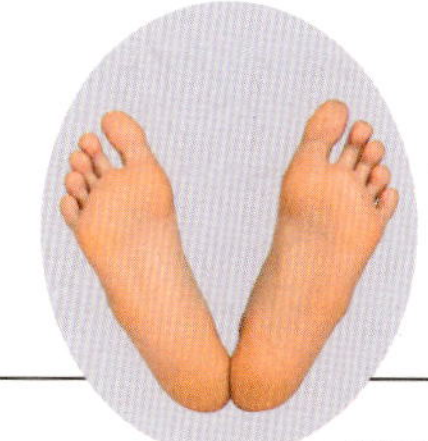

발 사랑의 출발점
발 구조를 바로 알자!

온몸을 지탱하면서 인체의 버팀목 역할을 하는 발은 그야말로 신의 창조물이다. 결코 흉내낼 수 없는 정교함으로 구성돼 있기 때문이다. 그 구조를 알아보자.

놀라운 발의 구조

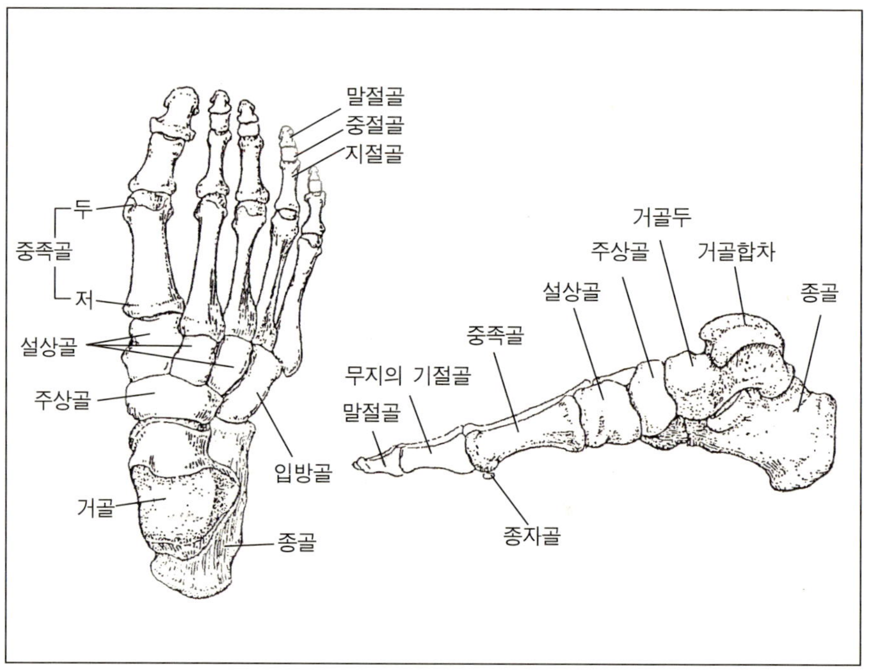

 건강한 발을 망치는 주범들

① 발은 52개의 뼈로 돼 있다!

먼저 양쪽 발은 총 52개의 뼈로 구성돼 있다. 이는 인체의 뼈 206개 중 1/4을 차지하는 비율이다.

이 중에서 족근골인 발목은 종골 1개, 거골 1개, 주상골 1개, 입방골 1개, 설상골 3개 등 총 7개로 돼 있고, 중족골은 5개이다. 족지골은 지절골 5개, 중절골 4개, 말절골 5개로 총 14개로 이루어져 있다.

따라서 양쪽 발을 합한 발의 뼈는 총 52개라고 할 수 있다.

② 발은 38개의 근육으로 돼 있다!

발은 또한 총 38개의 근육으로 구성돼 있다. 특히 발의 근육은 전신에서 제일 강하고 굵게 되어 있어 운동 작용과 쿠션작용도 한다.

발의 피부면적은 몸 전체 2%에 불과하지만 98%의 몸무게를 지탱하고 있다.

일례로 체중 50kg의 사람이 보통으로 걷기 시작했을 때 몸무게의 20%가 더해져 70kg을 발이 감당하게 된다.

③ 발은 214개의 인대로 구성돼 있다!

발에는 인대가 전신 중에서 가장 많이 모여 있으며 복잡한 뼈와 관절을 연결하며 발의 비틀림을 방지하는 역할을 한다.

④ 발에는 30억 개의 모세혈관이 있다!

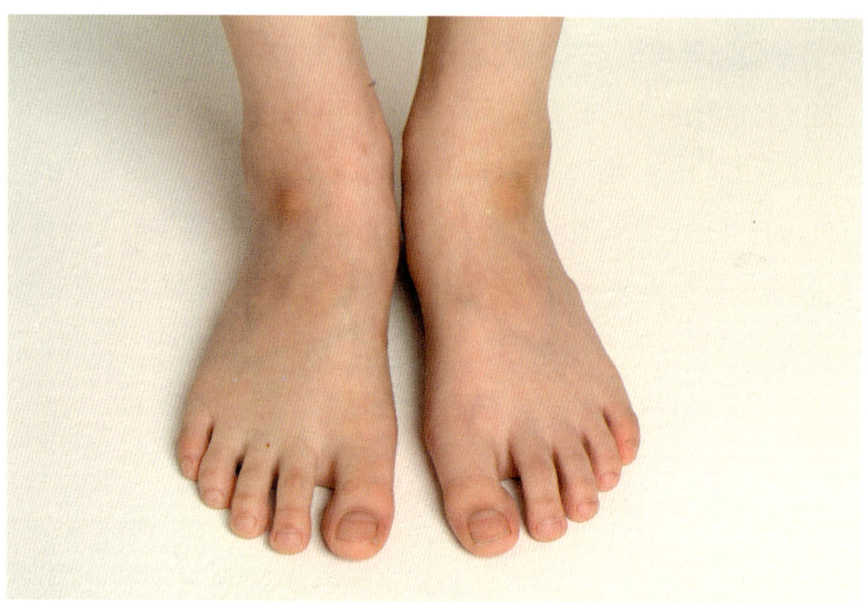

발에는 특히 우리 몸의 약 50억 개의 모세혈관 중 30억 개가 모여 있기도 하다.

⑤ 발에는 7,200개의 반사신경이 분포돼 있다!

늘 발을 자극하면 이들 반사신경들이 자극을 받아 인체를 건강하게 하는 작용을 나타내게 된다.

이렇듯 정교하게 구성돼 있는 발은 그 복잡한 구조 만큼이나 놀라운 작용을 하는 신체 부위라고 할 수 있다. 그래서 만약 이 부위에 문제가 생기면 그것은 곧바로 전신의 건강을 좌우하는 위력을 발휘하게 되는 것이다.

 건강한 발을 망치는 주범들

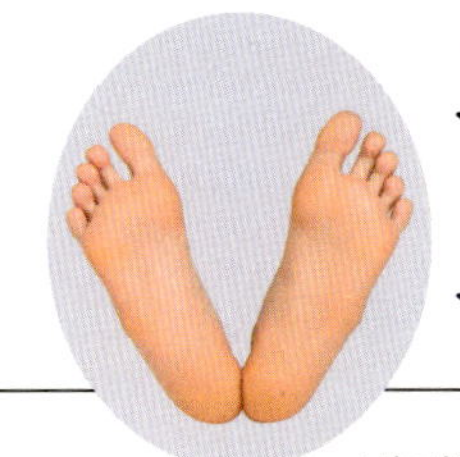

문제성 발 올바른 관리법

발에는 7,200개의 반사신경이 분포돼 있다. 이들 반사신경들이 자극을 받아 인체를 건강하게 하는 작용을 한다. 그런데 만약 이러한 발에 문제가 생기면 그것은 곧바로 전신의 건강을 좌우하는 위력을 발휘한다. 따라서 발은 평소 늘 가꾸고 손질해서 건강을 유지해야 한다.

족궁이 발달하지 못한 발 **평발**

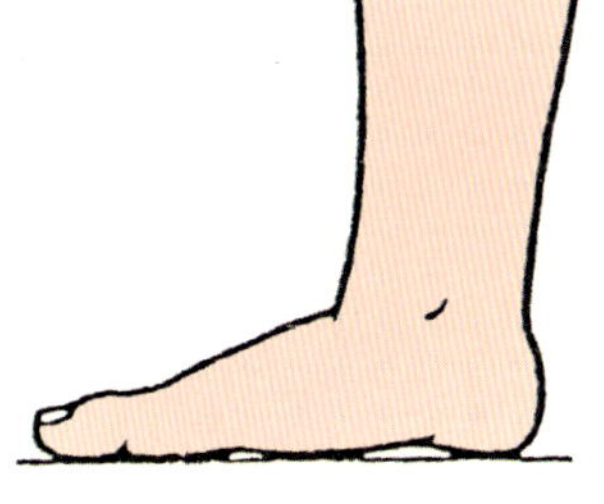

아치궁(족궁)이 발달하지 못한 발을 말한다. 이런 발은 발의 종아치가 무너져 내려 횡아치와 종아치가 발바닥에 닿아있는 것으로 걸음을 조금만 걸어도 쉽게 피로감을 느끼며 근육 통증을 자주 느낀다. 만성 위장병이나 두통, 족저근막염, 좌골신경통, 요통 등을 유발하기도 한다.

이러한 평발을 예방하려면 6세 이전 활동력 적을 때 걷는 연습과 뛰는 연습을 해야 한다. 특히 성인 평발인 경우는 갑작스런 운동이나 보행, 오래 서 있기를 삼가는 것이 좋다.

- 발 자극요법을 실시한다.
- 발 아치를 지압봉으로 자극해준다. 이때는 약간의 강한 자극이 좋다.
- 족욕을 해주는 것이 좋다.

중족골이 측면으로 튀어나온 **외반모지**

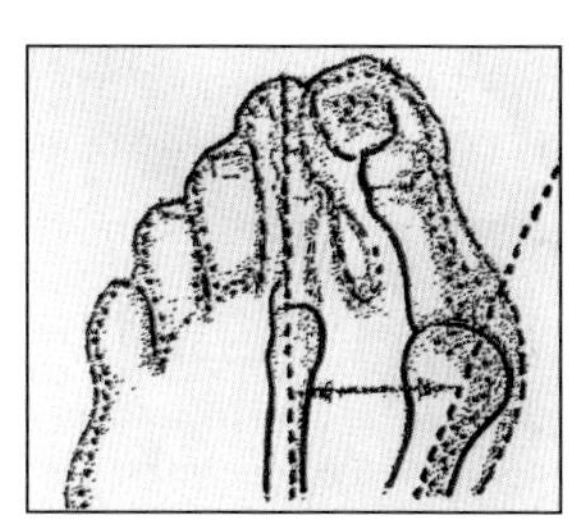

엄지발가락이 둘째발가락 쪽으로 휘어지며 중족골이 측면으로 튀어나온 것을 말한다.

족문을 찍으면 엄지가 찍혀 나오지 않고 계속 옆의 발가락을 밀거나 둘째발가락을 들어올린다. 심한 외반모지의 경우에는 척추의 변형까지도 초래할 수 있다. 특히 시력 저하, 무릎관절염, 기억력 감퇴 등의 증상이 나타나기도 한다.

이러한 외반모지는 주로 앞이 좁은 구두를 신었을 때 신발의 압박으로 인해 유발된다.

따라서 그 손질법은 볼이 넓은 신발을 착용하는 것이 가장 중요하다. 또 튀어나온 부분이 다치지 않도록 주의하고 상태가 심할 경우는 수술을 해야 한다.

엄지 발톱이 살을 파고드는 **함입조**

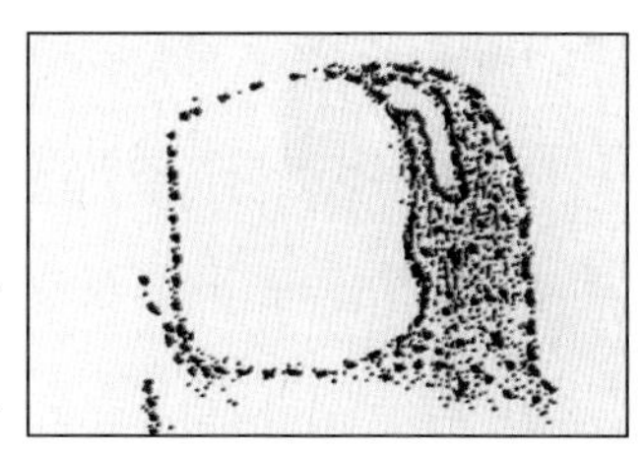

엄지 발톱이 살을 파고드는 증상을 말한다. 이러한 함입조는 발의 통증과 염증을 유

발하는 데 그 원인은 주로 앞이 뾰족한 구두나 발톱 관리의 소홀 등을 들수 있다.

따라서 그 손질법은 폭이 넓은 신발을 착용해야 하고 발톱을 일자로 잘라주는 것이 좋다. 또 평소 발톱 소독을 실시하는 것도 도움이 된다.

발가락 관절이 굽어버린 **해머발**

발가락 관절이 굽어버린 채 펴지지 않는 발을 말한다. 이러한 해머 발은 치아의 손실을 초래하고 치통을 유발하며, 치주염과 풍치, 충치의 발생과도 밀접한 관련이 있다.

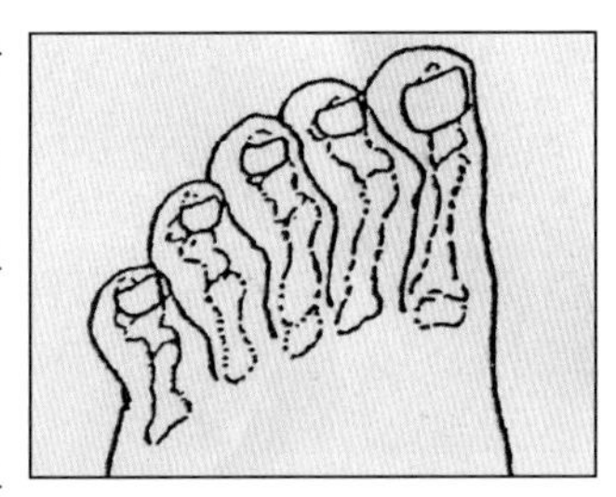

그 원인은 큰 신발 때문이므로 지나치게 자기 발보다 큰 신발을 신는 것은 결코 발 건강에 도움이 되지 않는다.

발의 표피가 딱딱해지는 **굳은살**

발의 표피 일부분이 건조해지며 부분적인 각질이 일어나고 노란색을 띄며 딱딱하게 굳는 증상을 말한다.

넓은 부위에 지속적인 자극을 가할 때 생길 수 있는데 주요 원인은 발에 대한 무관심, 계절적인 변화, 맨발의 노출(건조), 신발에 의한 압박, 수분 부족, 잘못된 걸음걸이, 여성호르몬 부족 등을 들 수 있다.

이러한 굳은살을 손질하려면 다음과 같은 방법을 쓰면 된다.

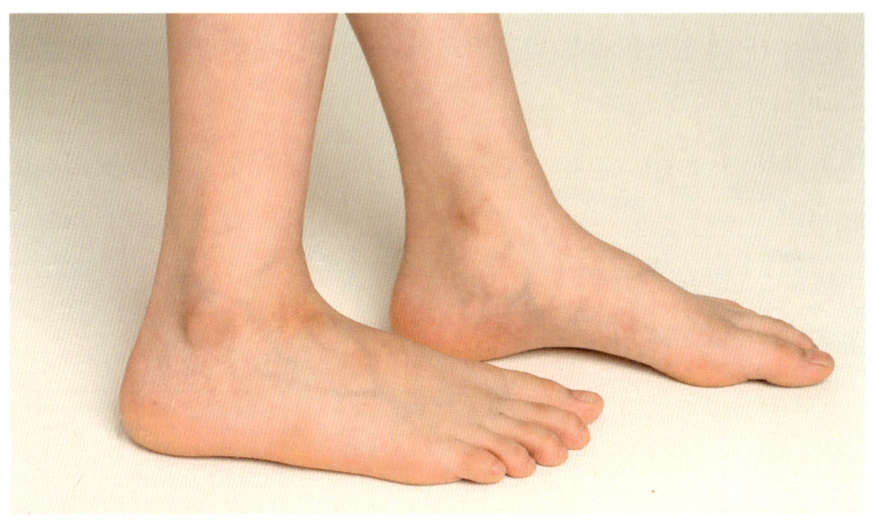

굳은살 손질법

- 버터 -죽은 각질을 제거하는 데 좋은 효과가 있다.
- 족탕 - 발을 따뜻한 물에 담그고 있어도 굳은살 개선에 도움이 된다.
- 보습제 사용 - 발전용 크림을 사용하면 좋다.
- 체중의 분포를 골고루 실리게 한다.

겨울철 불청객 **발뒤꿈치 갈라짐**

뒤 발꿈치가 건조하고 각질이 두터워지며 갈라지고 터지는 증상을 말한다. 주로 여성들에게 많이 나타나며 통증을 동반하고 피부가 처지고 피가 난다.

그 원인은 주로 과체중, 수분의 부족, 화학제품의 접촉, 유산, 불임, 생리불순, 여성호르몬 부족 등을 들 수 있다.

이러한 발 뒤꿈치 갈라짐을 손질하는 방법은 다음과 같다.

- 족탕
- 크래도 사용
- 약용 ped 붙이기
- 발 크림 마사지
- 심할 경우 호르몬 주사 권유

걸을 때마다 종아치에 통증 느끼는 중족골 통증|Meta Tarsalgial

장시간 걷거나 특히 발 앞부분에 체중이 실리는 신을 신으면 걸을 때마다 종아치에 통증을 느끼는 수가 있다. 이것을 중족골 통증|Meta Tarsalgial|이라고 한다.

몸의 체중은 발 뒤꿈치와 제 1중족골 골두, 제 5중족골 골두의 세 부분

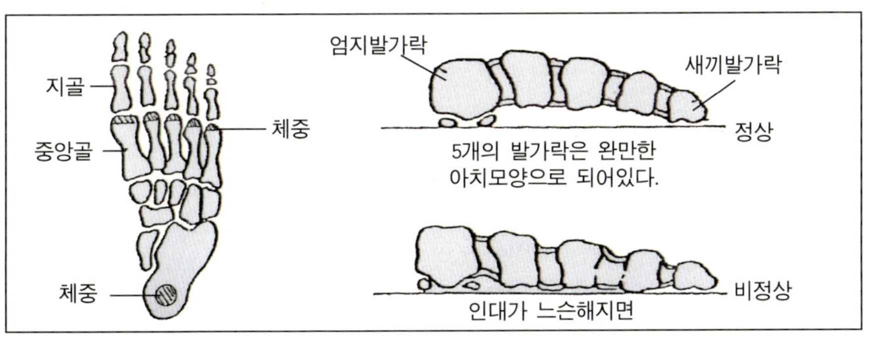

으로 지탱된다.

둘째발가락의 스트레스 **몰톤 증후군** |Morton syndrom|

엄지발가락이 짧아서 둘째 발가락이 스트레스를 받는 병을 말한다.

많이 걸었을 때 나타나는 **행군골절**

많이 걸었을 때 주로 나타나는 증상을 말한다. 주로 군인들에게 많이 나타난다.

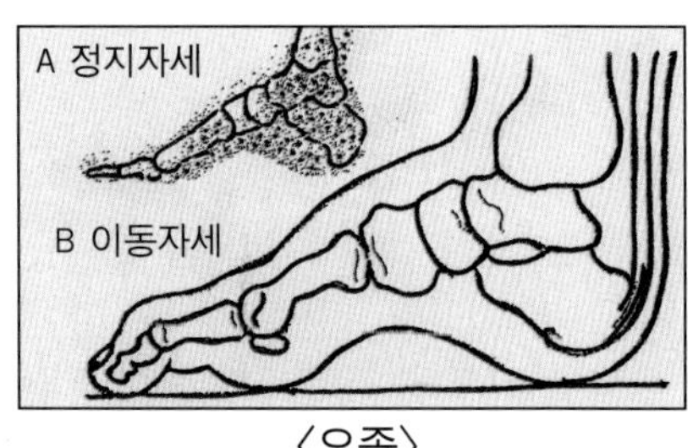

〈요족〉

발등이 튀어나온 발 **요족**

발등 횡 아치가 튀어나온 발을 말한다.

엄지발가락이 구부러지지 않는 **강직성 굴지증**

엄지발가락이 구부러지지 않는 발의 증상을 말한다. 엄지발가락은 대체로 60% 정도가 구부러져야 한다.

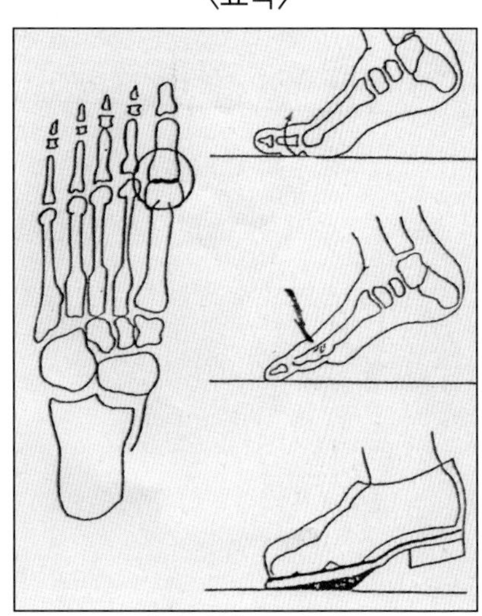

〈강직성 굴지증〉

발뒤꿈치 통증 |Heel pain|

종골에 금이 갔을 때나 인대나 조직

에 염증이 생겼을 때 주로 발생한다. 이는 척추의 신경장애를 유발할 수 있으므로 각별히 조심해야 한다.

아킬레스건 단열

심한 운동으로 아킬레스건이 파열된 경우를 말한다.

발가락이 구부러진 병 **추상족**

발가락이 구부러진 병을 말하는 데 신발이 작은 것이 주요 원인이다.

발바닥이 아픈 **좌상**

발바닥 전체가 아프다. 언제 통증을 느끼는가에 따라 원인이 조금씩 다르다. 예를 들어 밤에 심한 피로를 느끼면 족저근막염일 가능성이 높고, 아침에 통증을 느끼면 인대 문제일 가능성이 크다.

열나고 차갑고 따가우며 무거운 **발**

인체의 자극점 부위인 손과 발, 귀에는 모세혈관의 70% 정도가 모여 있다. 그런데 문제는 이들 부위가 혈액의 중심부인 심장과 가장 멀리 떨어져 있다.

그 결과 심장에서 방출된 혈액이 온몸을 거쳐 다시 심장으로 돌아와야 하는데, 그 기능이 저조해지거나 원활하지 못하면 손과 발이 저리거나 따갑고 수족냉증과 함께 반대로 열이 날 수도 있다. 손과 발이 차가워지

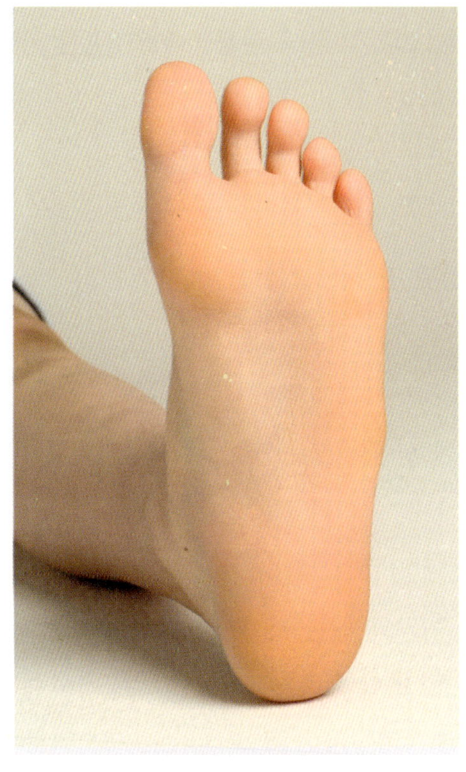

면 신경계에도 이상이 생겨 불면증이 나타나게 된다.

발등이나 발바닥의 굳은살 **티눈**

피부와 각질층이 부분적으로 두꺼워진 상태를 말한다. 발가락 옆이나 발등, 발바닥 등에 굳은살과 함께 하얀 씨눈을 갖는 것으로 시간이 경과할수록 통증을 느끼며 전신과 연결된 반사 부위에 이상 증상과 혈액순환 저해까지도 나타날 수 있다.

주요 원인은 압박과 마찰(투명층의 퇴행세포), 잘못된 보행습관, 신발 등을 들 수 있다. 이러한 티눈은 최소한 3개월 정도 깎거나 갈아내 주면 없어진다. 특히 티눈을 손질할 때는 발을 따뜻한 물에 약간 불린 상태에서 관리를 하는 것이 좋다.

※티눈의 모습(외관)

- 씨눈 - 1개
- 색상 - 하얗다
- 씨눈깊이 - 깊다.

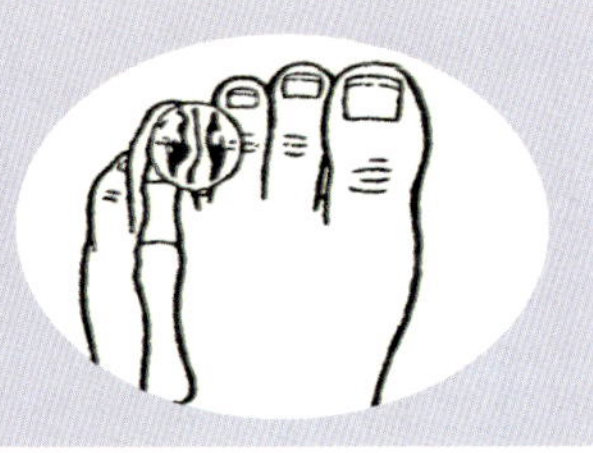

오돌토돌 생겨나는 **사마귀(바이러스)**

 세균, 전염성이 있다. 균과 모세혈관이 연결되어 있어 피를 내거나 잘못 만지면 더 심하게 번져간다.

※의료 치료를 받아야 하는 사마귀
- 다수의 바이러스에 의한 것일 때
- 색상이 검은색일 때
- 전염성으로 넓게 분포할 때

잘 낫지 않는 고질병 **발톱 무좀(조갑진 균)**

 발톱의 색이 누렇게 되거나 뿌옇게 변하며 시간이 경과함에 따라 발톱이 삭아서 떨어져 나가는 증상을 말한다.

 이러한 발톱 무좀은 잠복기가 길고 통증이 없으므로 발톱 무좀이 심해질 때까지 병이라는 인식이 전혀 없다.

 발가락은 촉각의 중요한 전달부분이고 신경이나 혈관이 많이 모여있다. 그 때문에 발톱에 문제가 있는 사람들의 대부분은 심한 통증이 동반되는 경우가 많다.

 그 원인은 주로 혈행 부진, 대사장애, 피부병, 영양 부족, 비타민 부족, 갑상선 기능 이상 등을 들 수 있다.

 또 발톱을 자른 후 세균에 감염되었을 경우에도 발생하고 당뇨나 손발의 상처, 물이나 알칼리성 비누의 과도한 사용과도 밀접한 관계가 있다.

그리하여 조갑진 균에 감염되면 발톱은 다음과 같이 변한다.

- 재색으로 변한다.
- 누르스름해진다.
- 갈라진다.
- 횡구(가로 도량) - 일시적으로 손, 발톱에 영양보급 방해로 발생.
- 종구(세로 도량) - 신경성 장애노인의 경우는 혈행 부진에 의해 발생.
- 말리는 손·발톱 - 동맥의 혈행 부진을 초래할 수도 있다.

이러한 발톱 무좀이 나타났을 때 그 손질법은 다음과 같다.

- 손·발톱길이는 적당하게 한다.
- 태양에 노출시킨다. 자외선 살균효과를 기대할 수 있다.
- 마사지를 실시한다. 혈액순환을 촉진해 발톱 무좀이 개선된다.
- 청결유지
- 신발은 꼭 끼는 것은 피한다.
- 무좀을 치료한다.

간질간질 따가운 **무좀(좀백선)**

발가락 사이나 발바닥, 발 옆이 건조해지며 살이 무르고 껍질이 일어나며 작은 발진이 나타나는 증상을 말한다. 상태가 진전되면 가려움과 따가움을 심하게 느끼게 된다. 주요 원인은 피부 계상균이 습한 발에 침투한 때문이다. 대개 통증이 없으며 잠복기는 6~12개월로 길다.

이러한 무좀균은 진균과 건균으로 나눌 수 있다. 이 중에서 진균은 노란색을 띠며 악취가 나고 발톱이 물러진다.

그런 반면 건균은 하얀색을 띠고 있으며 건조하고 살이 일어나거나 발톱이 부스러진다.

무좀은 또 그 형태에 따라 4가지 형으로 나눌 수 있다. ▶지간형-습성형(피부가 벗겨진다.) ▶각화형-건성형 ▶수포형-가려움, 물집 ▶조갑백신-발톱무좀 등이 그것이다.

이러한 무좀은 잘 낫지 않는 고질병으로 악명이 높다. 그 이유는 무좀이 몇 가지 좋지 않은 특성을 가지고 있기 때문이다. 이를 요약하면 다음과 같다.

- 시간이 지날수록 강해진다.
- 스스로 치유할 수 없다.
- 여름에 왕성한 번식을 한다.
- 높은 온도와 습도에서 번식한다.
- 산소가 적고 질소가 부족한 곳에서 성장한다.
- 오랜 시간에 걸쳐 진행됨으로써 건강하지 않을 때는 더 심해진다.
- 끼는 신발, 나일론 양말, 부츠 등은 증상을 악화시킨다.

따라서 무좀을 치료하려면 청결한 발 관리가 가장 중요하다. 무좀은 또 신발이나 양말을 통해서도 전염될 수 있으므로 각별히 조심해야 한다.

무엇보다 습한 곳을 피하고 모래찜질을 하는 것도 많은 도움이 된다.

제 5 장

발 관리법은 그때그때 달라요!

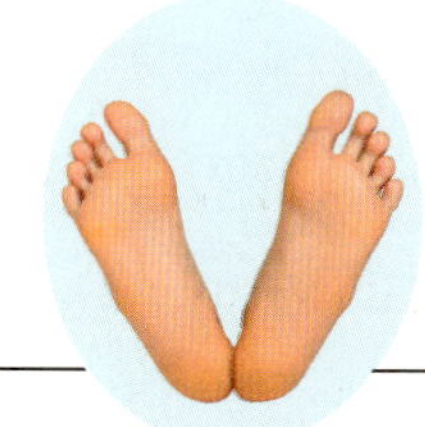

무좀발 일 때 현명한 대처법

대표적인 발병 가운데 하나가 바로 무좀이다. 무좀 발생의 원인으로는 여러가지가 있지만 발이 덥고 습한 기후에서 가장 많이 발생한다.

우리들의 발은 항상 양말과 꽉 조여지는 신발로 가려져 있다. 따라서 유독 땀이 많이 나는 발은 공기의 유통이 순조롭지 않아 곰팡이류의 서식에 의한 무좀 등의 감염에 노출되어 공생하는 경우가 많다.

곰팡이 종류는 피부 접촉이나 공기를 통해서 주로 감염이 된다. 무좀 감염으로 인해 몇 개월 또는 몇 년씩 가려움과 짓무름으로 고생하는 사람이 있는가 하면 때때로 무좀에 잠깐동안 감염되었다가 자기 자신도 모르게 없어지는 사람도 있다.

무좀 발생의 원인으로는 여러 가지가 있지만 발이 덥고 습한 기후에서 가장 많이 나타난다. 또 운동으로 인해 많은 땀을 흘린 후 청결함을 소홀히 한 경우나 수영장, 사우나 등에서 맨발로 다니거나 공동으로 이용하는 실내용 슬리퍼 등을 신어 감염이 되는 경우도 많다.

무좀의 감염 여부를 알기 위해서는 발을 자주 관찰해야 할 필요가 있다. 무좀의 거의 90% 이상은 발가락 사이사이에서 나타난다.

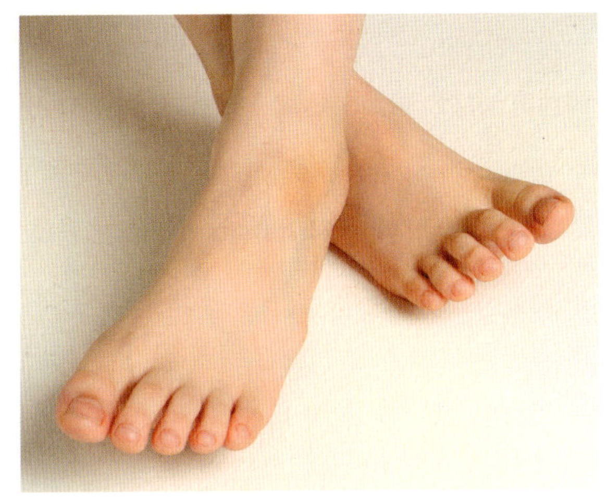

감염된 후 증상은 곰팡이류와 박테리아가 같이 있을 때 더 쉽게 나타나며 발가락 사이의 피부상처로 나타난다. 때로는 상처에서 냄새가 심하게 나기도 하고 찢어지고 그 부위가 깊이 파지게 되며 심한 가려움까지 동반하게 된다. 경우에 따라서는 피부가 건조해지면서 습하고 수포 등이 생기는 수도 있다.

무좀은 발가락에서 가장 많이 발생하지만 발톱이나 손가락 등에서도 증세가 나타나기도 한다. 발톱까지 감염되면 치유가 상당히 어려워진다.

발의 형태별로 나타날 수 있는 증상을 알아보면 건조한 상태에서 오는 건성형과 땀이 많은 습한 상태에서 오는 습성형의 형태로 분류되며 3가지 유형으로 나누어진다.

첫 번째는 **지간형 무좀**이라 하여 발가락의 제 2지, 제 4지, 발가락 사이에 주로 생기기 쉽다. 빨갛게 되어 껍질이 벗겨지며 긁게 되면 점점 부어서 퉁퉁해지는 형태의 무좀인데 이는 습성형의 무좀으로 볼 수 있다.

두 번째는 작은 **수포형의 무좀**으로 발가락 가장자리에 물집이 한꺼

번에 생기거나 군데군데 생겨 점차적으로 껍질이 벗겨져서 빨개지는 형태가 있다. 무좀 중에는 가장 가려움이 심하게 수반되는 형태로 볼 수 있다.

세 번째는 **각화형 무좀**이다. 발바닥 전체나 아치 부위에 각질이 심하게 일어나고 벗겨지며 갈라짐의 형태를 띤 무좀을 말한다. 이 경우 습성형에 비해 많이 가렵지 않은 증상을 나타낸다.

재발이 더 무서운 무좀

무좀은 다른 사람에게 옮겨지기 쉽고 한 번 걸리면 재발의 우려가 크다. 상태가 심해지면 가려움증으로 인한 고통이 상당히 클 수 있다.

평소에 발을 청결히 유지함으로써 예방을 하는 것이 최선이지만 일단 무좀이 생긴 발은 더 이상 악화되지 않도록 세심한 관리가 필요하다.

전문 샵이나 가정에서 손쉽게 할 수 있는 관리법으로는 살균 소독력이 강한 제품을 이용한 각탕요법을 시행해 주고 발가락 사이사이를 충분히 건조시킨 후 풋파우더를 꼭 발라서 발가락이 습해지지 않도록 해주어야 한다.

가급적 땀을 잘 흡수하는 면양말을 신고 사람들이 많이 다니는 공중 장소에서는 맨발로 다니는 것을 피해야 한다.

너무 꽉 끼는 신발보다는 약간의 여유가 있고 공기가 잘 통하는 신발을 신어서 항상 쾌적하고 청결한 발을 유지한다면 무좀으로 인해 생길 수 있는 고통을 미연에 방지할 수 있는 최선책이 아닐까 싶다.

무좀환자는 가족간 감염률이 높다

무좀환자 2명 중 1명은 본인 외에 가족 중 무좀 환자가 있는 것으로 나타났다. 특히 무좀에 걸린 기간이 오랜 사람일수록 가족 중 무좀환자가 있는 비율이 높아 가족간 감염 예방이 중요한 것으로 조사됐다.

피부과 전문의들이 참여하는 무좀관리 전문 웹사이트 풋케어(www.footcccare.co.kr)가 2000년 9월부터 올해 3월까지 무좀환자 3,450명의 상담내용을 분석한 결과, 1,851명 (52.8%)이 자신 외에 다른 가족이 무좀을 갖고 있다고 답했다.

특히 무좀이 발병한 지 6개월 이내 환자들은 45.3%가 가족 중 무좀환자가 있다고 답했으나, 10년 된 환자군에서는 62.5%로 조사됐다.

이는 무좀의 발병 기간이 길수록 가족간에 서로 무좀을 주고받는 동반 감염의 가능성이 높아진다는 것을 의미한다.

또 무좀환자의 4명 중 1명(25.4%)은 아무런 치료를 하지 않고 있으며, 검증되지 않은 민간요법을 사용하는 경우도 6.6%이었다. 무좀 종류별로는 발 무좀(48%), 손톱·발톱무좀(40%), 완선(6.4%), 손 무좀(2.6%) 등으로 조사됐다.

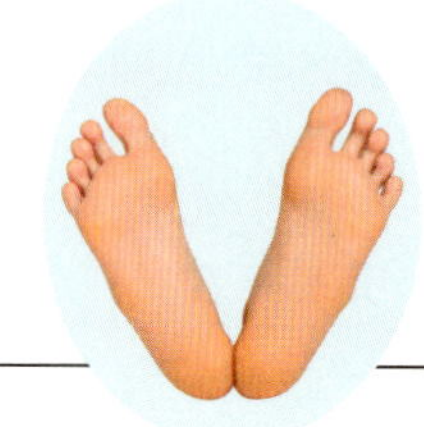

당뇨병 환자의 발 관리법

당뇨병 환자의 발에 창상이나 조그마한 상처가 생겨나면 그 결과는 무섭게 변하여 다리를 절단하게 되는 경우가 있다. 그러므로 당뇨병 환자들에게 평상시 발 관리가 얼마나 중요한지는 언급할 필요조차 없다.

사람의 인체 내 혈액 속에는 약간의 당 성분을 가지고 있다. 이 당의 농도가 필요 이상으로 많아져 소변을 통해 몸밖으로 빠져나오게 되는데 이를 당뇨라고 한다.

당뇨를 오래 앓는 경우 대표적인 합병증은 눈에 오는 합병증과 콩팥에 오는 합병증, 발에 오는 합병증 등이 대표적이다.

발에 오는 합병증은 피가 잘 통하지 않아 생겨나는 혈액순환 장애와 발의 신경이 확장되어 부풀어올라 생겨나는 신경병성 장애를 들 수 있다.

특히 발에 창상이나 조그마한 상처가 생겨나면 그 결과는 무섭게 변하여 다리를 절단하게 되는 경우가 있다. 그러므로 당뇨병 환자들에게 평상시 발 관리가 얼마나 중요한지는 언급할 필요조차 없다.

당뇨(녹말)와 기름기는 혈관에 정체되어 혈관을 약하게 하고 막힌 혈관은 순환을 방해한다. 당뇨는 당뇨병증의 심각성보다는 순환계와 신경계의 합병증으로 많은 질병과 문제를 야기할 수 있다.

대개 당뇨병 환자들은 인슐린 주사와 식이요법, 운동요법을 병행하면 큰 문제가 없다. 그러나 혈당이 잘 조절된다고 해서 당뇨병성 족부질환이 오지 않는다는 보장은 없다.

▶혈관성 당뇨족부 이상증

당뇨병 중 혈관에 문제가 있는 사람들에게 나타나는 특징은 발이 흉하게 괴양(곪아 터지며 피가 흐르는 것)을 형성하고 이 증상이 발가락 부위에 심각하게 나타나 심한 통증을 느끼게 한다는 것이다. 또 발목 동맥의 맥박이 잘 잡히지 않는 것이 특징이다.

▶신경성 족부질환

신경은 중추 신경계를 중심으로 온몸으로 뻗어나가 있으며 손과 발과 귀에 가장 많은 말초신경계가 뻗어 있으므로 당뇨병성 신경성 질환은 손과 발에 많이 생겨난다. 신경성 족부질환인 사람들은 발 감각에 문제가 발생되어 감각을 느끼지 못하고 특히 통증감각이 마비되며 발 전체에 부종 증상이 심하게 나타난다. 신경성 감각마비의 처음 증상은 전기를 타는 것처럼 찌릿찌릿하다가 무감각해지며 발바닥과 복숭아뼈 등에 많은 문제가 발생한다.

▶혈액순환에 의한 장애

- 평상시 발이 차가운가?
- 조금만 걸어도 발바닥이 아프고 당기는 통증을 느끼는가?
- 발이나 발톱 등에 상처가 있는가?
- 상처부위가 곪았거나 커지지 않았는가?

▶신경성에 의한 장애

- 발이 자주 붓는가? 무겁지 않은가?
- 발에 쥐가 가끔 나지 않는가?
- 조금만 걸어도 발이 화끈거리고 따가운가?
- 평상시 꽉 조인 신발을 신으면 답답해 신발을 자주 벗지 않는가?
- 가끔 발의 감각을 느낄 수 없는 경우가 있는가?

▶족부 다한증

피부가 물에 담궈져 있는 시간이 길면 표면의 지방막이 없어져 땀선이 자극받기 쉬워진다. 땀은 체내 노폐물을 포함하고 있어 발한으로 체외로 배출한다. 그 때문에 땀의 성분은 지방산의 작용으로 산성이다. 발한 시 체열을 뺏기므로 신체가 차가워져 시리고 저려온다.

당뇨환자의 발관리 이렇게 하세요!

췌장을 중심으로 한 발 자극요법은 혈당을 조절하는 호르몬인 인슐린

분비를 조절하는 데 도움
을 줄 수 있다.

따라서 당뇨병 환자의 발
관리는 췌장의 자극점을
자극하면 된다. 심장, 갑상
선, 눈, 뇌하수체, 척추, 다
리, 간, 소장, 신장, 부신
등에 해당하는 자극점을
골고루 눌러주면 된다.

당뇨 환자들에게 가장
위험한 적은 합병증이다.

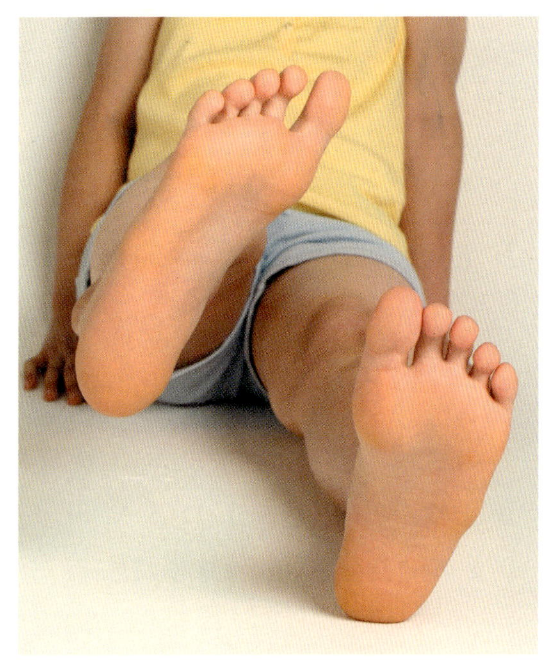

특히 발은 혈액순환이 잘 안 되는 말단부위이기 때문에 장애가 많이 발생
한다. 발에 생긴 작은 질환을 방치했다가 발을 절단하는 일도 적지 않다.

그래서 당뇨환자들은 매일 발의 상태를 점검하고 청결은 물론 혈
액순환을 촉진하고 마비를 억제하는 발 운동을 꾸준히 해야 한다.

의자에 앉아 등받이에 등을 대지 않은 상태에서 양쪽 발가락과 발목을
회전시키거나 오므렸다가 펴기를 반복한다. 그러면 말초혈관과 신경세
포의 손상을 예방하고 혈액순환을 촉진시켜 만약의 세균감염으로 인한
질병 발생 시에도 그 상처를 최소한으로 줄일 수 있다.

미, 국립당뇨병 연구소가 권하는
당뇨병 환자의
발 관리 요령

※ 미국 국립당뇨병 연구소에서 권하는 당뇨병 환자들의 발 관리 요령을 소개하면 다음과 같다.

1. 저녁마다 다친 곳, 물집, 반점, 부기들을 체크한다.

2. 미지근한 물에 발을 씻고 물기를 완전히 없앤다.

3. 발바닥과 발등을 매일 부드러운 로션으로 마사지하듯이 발라준다.

4. 발톱은 동그랗지 않게, 거의 일자로 깎는다.

5. 굳은살과 티눈은 반드시 없앤다. 환자 혼자 하지 말고 가능한 한 의사의 도움을 받자.

6. 통풍이 잘 되는 양말과 편안한 신발을 신는다. 나일론 양말과 비닐, 플라스틱, 고무로 된 신발은 피한다.

7. 발의 온도가 갑자기 떨어지지 않도록 한다. 밤에 발의 온도가 차가워지는 느낌이 들면 양말을 신고 자는 것이 좋다.

8. 바닷가 등의 뜨거운 모래사장을 맨발로 다니지 않는다.

9. 규칙적인 운동을 통해 혈액순환을 원활히 해준다. 예를 들어 다리를 높이 들고 발가락을 움직이는 운동 등을 늘 하면 좋다.

10. 발에 문제가 생겨 24시간 내에 가라앉지 않으면 즉시 의사의 진료를 받는다.

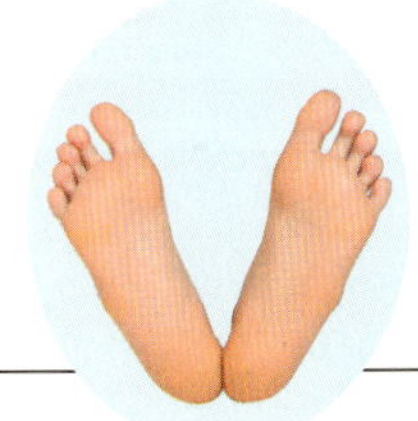

다리미용을 망치는 정맥류 손질법

아름다운 각선미를 훼손시키는 정맥류는 종아리나 발등에 꾸불꾸불한 정맥이 튀어나오면서 발이나 발목이 부어오르고 피부색이 바뀌는 증상이다. 이러한 정맥류는 잘못된 서구식 식습관에서 오는 병으로 알려져 있다.

여성들의 각선미를 훼손시키는 정맥류는 잘못된 서구식 식습관에서 오는 병으로 최근들어 한국에도 증가 추세를 보이고 있다.

키가 크기 때문에 대체적으로 미끈한 다리를 자랑하는 서양의 여성들이 중년에 들어서면서 미용상 제일 고민하는 것은 첫째가 비만이고 그 다음은 종아리에 시퍼렇게 꾸불꾸불 피부 위로 드러나는 정맥류이다.

때문에 서양의 중년 여성 3명 중 1명은 정맥류(Varicose Venine) 때문에 긴치마를 입거나 목이 긴 양말을 신는 것을 볼 수 있다. 한국 여성들 중에도 점차 식사가 서구화되면서 상당수의 사람들이 다리에 생기는 정맥류 때문에 고민하는 것을 보게 된다.

증상은 종아리 또는 발등에 꾸불꾸불한 정맥이 튀어나오면서 발이나 발목이 부어오르고 피부색이 바뀐다. 또한 오래 서 있을 경우 짓눌리는 듯한 통증이 나타나고 피곤함을 느끼며 잠자는 동안 쥐가 잘 오른다. 때로는 정맥류가 염증을 일으킬 수 있다.

이러한 정맥류는 여성이 남성보다 4배나 많이 나타나고 식도나 항문에도 정맥류가 생길 수 있다.

현대의학에서는 정맥류를 압착시켜 원 위치로 들여보내는 압착 양말을 착용하거나 수술로 정맥류를 제거하는 방법을 쓰게 된다. 때로는 혈관 확장제나 혈액을 묽게 하는 약을 쓰기도 하는 데 모두 장·단점을 가지고 있다. 압착양말은 정확히 정맥류에 압력을 가할 수 있을 때만 효과

가 있다. 수술요법은 치
료효과는 상당히 높으
나 비싼 경비와 마취나
수술로 인한 부작용을
염두해 두어야 한다.

천연요법에서는 식이
요법을 대단히 중요하
게 여기고 있다. 정맥류
는 섬유질이 많은 곡류
와 채소, 생선, 과일,
해조류를 많이 섭취하
는 사람들에게는 별로
나타나지 않는 병이기
때문이다.

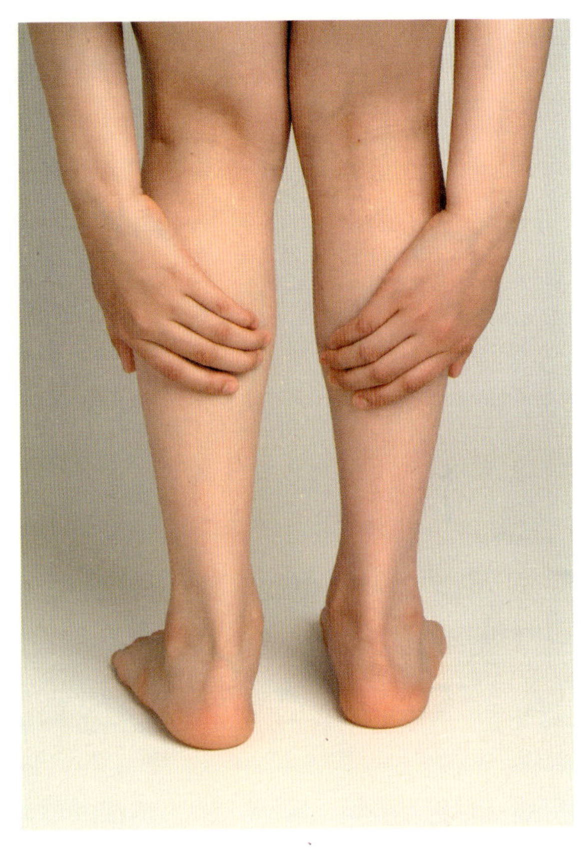

정맥류를 다스리기 위한 처방전은 혈액순환 촉진과 정맥혈관을 튼튼
하게 해주는 바이오 후라보노이드가 많이 든 약초들과 정맥류 부근에 굳
어진 근육을 밀어내는 섬유 용해성 약초들을 쓰게 된다.

또한 느슨해진 정맥판을 정상화시켜 주는 약초들을 쓰는 것이 좋다.
은행잎, 마율과, 적설초, 산사, 백차나무피, 정향, 생강, 운향, 루수쿠스,
갈매나무피, 블루베리, 비타민 C를 첨가시켜 만든 항정맥류 토닉
(Varicose Clear Tonic)을 사용하면 좋은 결과를 가져올 수도 있다.

정맥류 치료 · 예방 가이드

　오금(무릎 뒤쪽 오목한 곳)이나 장딴지, 허벅지 등에 굵고 시퍼런 핏줄이 비쳐 보이거나 아예 지렁이처럼 튀어나와 고민하는 사람이 많다.

　다리 정맥 속에 있는 판막이 망가져서 생긴 '하지 정맥류'란 병이다. 이런 사람은 오후만 되면 다리가 무겁게 느껴지고, 저릿저릿 저리기도 한다. 교사, 백화점 점원, 회사원처럼 하루 6시간 이상 서 있거나, 8시간 이상 앉아 있어야 하는 사람에게 특히 많다. 전문가들은 우리나라 성인들 열 명 중 세 명이 하지정맥류 환자인 것으로 추정한다.

　무릎 뒤쪽 피부 밑으로 푸르스름한 핏줄이 하나쯤 비쳐 보이는 정도는 괜찮지만, 이 핏줄이 굵어지거나 여러 개로 늘어나면 치료를 받아야 한다. 한 번 망가진 정맥 판막은 가만히 내버려둔다고 저절로 낫지 않는다. 오래 방치하면 심해져서 궤양이나 염증이 생긴다.

오래 서서 일하는 사람은 각별 조심!

　발끝에서 사타구니 쪽으로 올라가는 정맥에는 피가 거꾸로 흐르지 못하도록 판막이 한쪽 다리에만 60개 이상 있다.

　이 판막이 망가지면 피가 거꾸로 흘러 밑에서 올라오던 피와 만나 소용돌이를 일으키게 된다. 압력을 받은 정맥이 풍선처럼 부풀어 오르거나 구불구불하게 늘어나서 살갗 위로 돌출한다. 판막 이상이 가장 많이 생기는 부위는 발 뒤꿈치에서 시작된 '대복재 정맥'이 근육 속 깊숙이 자리잡은 '대퇴정맥'에 합류하는 사타구니 부근이지만 사람마다 조금씩 달라 잘라 말할 수는 없다.

정맥류를 개선하는 간단 요법

· 수면 시 다리를 10cm 배개 위에 놓고 잔다.

· 목욕은 더운물 대신 찬물로 하도록 한다.

· 서서 오래 있거나 책상에 오래 앉아 있지 않는다.

· 수영, 산보, 자전거 타기 등은 하체의 혈액순환에 도움이 된다.

· 취침 시 압착 양말을 신으면 치료에 도움이 될 수 있다.

· 효모는 단백질과 비타민 B 복합체가 들어 있고 레시틴은 지방을 녹여주어 혈액순환을 도와준다.

· 치질은 항문에 생긴 정맥류의 일종이며 항 정맥류 토닉은 큰 도움이 될 수 있다.

· 매일 아침 공복에 사과식초 1 찻숟가락을 토종 꿀물에 타서 마시면 좋다.

· 목욕 후 힐링 마사지 오일을 바르고 밑에서 위로 마사지를 해주면 큰 도움이 될 수 있다.

· 직장인은 다리를 심장보다 높게 하여 하루 여러 번 휴식하는 것이 좋다.

· 다리를 비꼬고 앉거나 무거운 물건을 드는 것은 피해야 된다.

시리고 저린 발 현명한 관리법

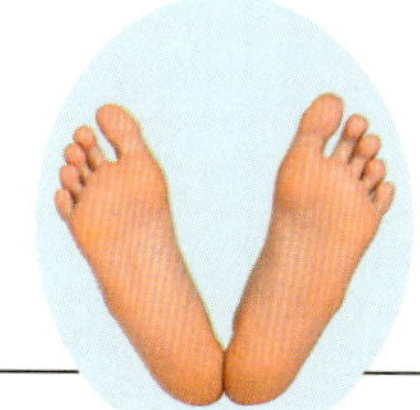

발은 항상 따뜻하게 해주는 것이 좋다. 그래야만 발의 혈행을 좋게 하는 데 도움이 되기 때문이다. 따라서 평소 각탕을 하거나 적절한 산보나 운동을 해주면 발 건강에 좋다.

시리고 저린 발은 혈행을 촉진시켜 발을 따뜻하게 하는 것이 중요하다. 운동, 산책 등과 함께 편안한 신발의 착용도 혈행을 좋게 하는 데 도움이 된다. 시리고 저린 발은 선천성과 후천성이 있으며 원인은 발 피부 동맥의 과도한 긴장과 과민증(선천성) 등이 있다.

우리들의 피부에서는 땀이 나올 때 뿐만 아니라 항상 수분이 기체형태로 증발하고 있다. 발이 따뜻할 때 이 증기는 아무 문제없이 피부막에서 발산된다.

그러나 외부에서의 영향 등으로 발이 차가워진 경우는 수분이 발의 피부막에 남게 된다. 그 수분이 열 전달체의 역할을 하여 건조할 때보다는 많은 열을 발산해 버리고 만다.

그 때문에 발은 차가워지고 처음에는 표면, 그리고 점차 깊은 곳의 혈

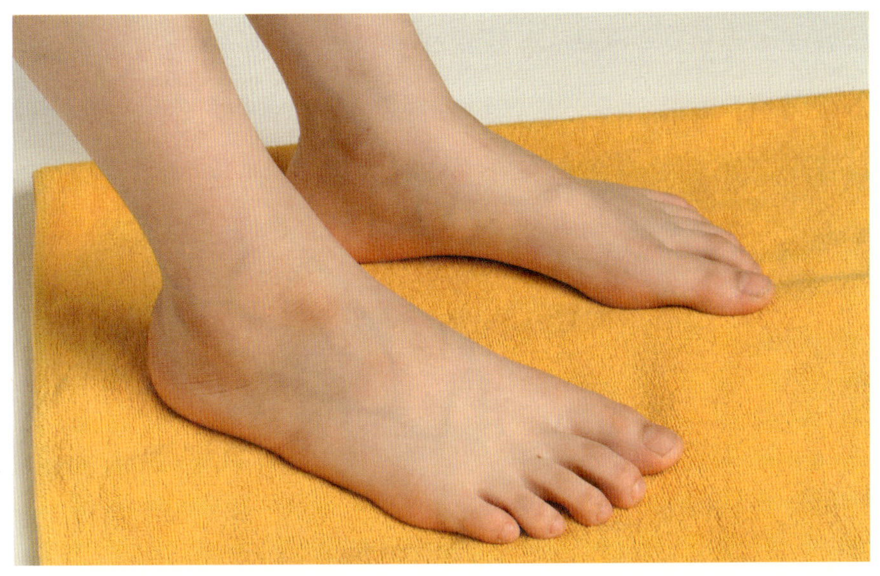

관이 수축해서 혈행이 나빠진다. 건조한 각질층과 습기가 없는 양말을 신는 발은 차가워지는 일이 거의 없다.

후천적인 발의 냉증은 혈행 불량이나 신경적 요인에 의해 발생된다. 책상 앞에 앉은 채 거의 움직이지 않는 직종의 사람이나, 차가운 곳에서 일하는 사람 등은 항상 이런 문제를 안고 있을 수 있다.

선천적으로 따뜻한 방안에서도 증상이 사라지지 않고, 잘 때도 발을 이불에 감싸서 덮고 따뜻하게 해주어야만 잠을 잘 정도인 경우도 많이 있다. 발은 신체 중에서 비교적 작은 부분이지만, 무수히 발달한 모세혈관망을 가지고 있어 많은 열을 발산시킬 수 있다.

신경을 전달하는 원격반사는 머리에서의 혈관 변화를 촉진시키고, 기관내의 병원균은 조직내로 침입한다.

각 기관의 반사적 흥분성은 각각 다르기 때문에 장애가 발생하는 기관도 일정하지 않다. 어떤 사람은 발의 냉증으로 코감기에 걸리고, 또 어떤 사람은 설사나 노폐증상을 일으킨다.

이와 같이 만성적인 발의 냉증은 실로 불쾌한 증상을 가져오기도 한다.

시리고 저린 발의 예방과 관리법은 혈행을 촉진시켜 발을 따뜻하게 하는 것이 중요하다. 시리고 저린 발의 관리법으로는 저녁에 따뜻한 물에 무릎 밑까지 각탕을 약 20분 동안 매일 하고, 적절한 산보와 운동을 지속하는 것이 바람직하다. 때로는 비타민 C가 함유된 미용 파라핀도 효과적이다. 정기적인 일광욕이나 공기욕을 계속해도 효과가 있다.

조금 나이를 먹은 아이는 여름에 맨발로 걷게 해서 혈행을 좋게 하기도 한다. 어려서부터 발이 유난히 찬 아이들의 경우는 많이 걷도록 유도하거나 따뜻한 물에 자주 담가 주물러 주는 것이 좋다.

또 젖은 발로 오랫동안 앉아 있지 않도록 신경을 쓴다. 양말은 발을 압박하는 꼭 죄는 것은 피하고 자주 갈아 신도록 한다. 여름에 샌들이나 단화를 신어 발의 호흡을 자유롭게 하는 것도 좋다.

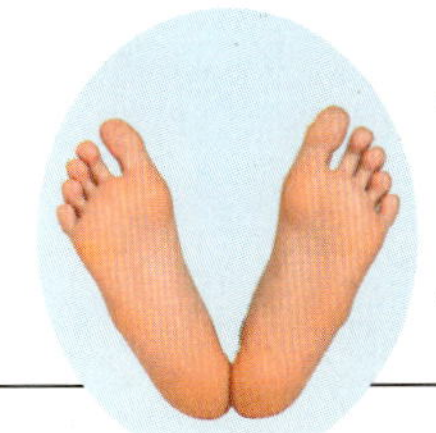

골칫거리 발냄새
훌훌~ 퇴치법

발 냄새는 감염에 의해 부패된 각질층에서 역겨운 냄새가 나는 것으로 근본적으로 다한증을 치료하는 것이 우선이다.

피부의 특정 부위에서 땀으로 인해 냄새가 나는 경우 의학적으로 '취한증' 이라고 부른다. '발바닥 취한증' 은 성인 남자에게 흔히 발생하는 것으로 대부분 발바닥의 다한증을 동반하는 경우가 많다.

발바닥에 땀이 많이 나는 원인은 정서적인 스트레스에 의한 것으로 알려져 있다. 일반적으로 온도가 올라가거나 습도가 높을 경우 땀이 많이 나지만 발바닥의 다한증은 계절이나 온도의 영향을 받지 않는 것이 특징이다.

원래 발바닥은 사람의 피부 중에서 각질층이 가장 두꺼운 부위이다. 이 곳에서 땀이 지나치게 많이 분비되면 각질층이 땀에 침습되어 세균이나 곰팡이가 쉽게 생겨난다.

따라서 발 냄새는 감염에 의해 부패된 각질층에서 역겨운 냄새가 나는

것으로 근본적으로 다한증을 치료
하는 것이 우선이다.

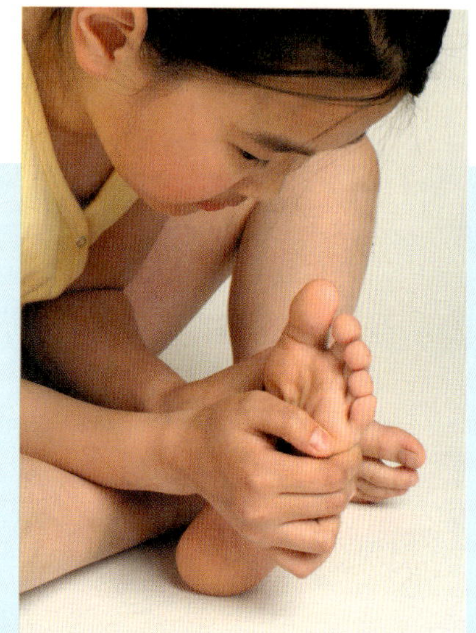

◉ 발 냄새 제거하는 방법

- 발을 씻은 후 마른 수건으로 발을 깨끗이 닦고 드라이기나 선풍기 등으로 바람을 쏘이며 발가락 사이사이를 말린다.
- 발등은 물론 발바닥에도 파우더를 골고루 뿌려주는 것이 가장 중요하다. 파우더를 뿌린 후 탈취 스프레이를 한 번 더 뿌려주면 효과기 좋아진다.
- 발을 자주 닦아 청결을 유지하는 것이 발 냄새 제거의 기초이며 냄새 전용 탈취 스프레이를 가지고 다니면 발 냄새가 날 때 응급 처치용으로 효과적이다.
- 녹차는 발 냄새뿐 아니라 무좀에도 효과적이다. 녹차를 진하게 우려낸 물에 담그면 살균 및 수렴 작용을 하는 성분이 냄새를 제거하고 무좀균을 증식하지 못하게 한다.
- 양말을 신을 때는 면제품을 신어주는 것이 좋다. 매일 갈아 신는 것은 기본이며 세탁할 때도 살균제가 들어있는 세제를 사용해야 한다. 양말 안쪽으로 뒤집어 빤 후에 햇볕에 말린다.
- 구두는 여러 켤레를 준비하고 자주 바꾼다.

 발 관리법은 그때그때 달라요!

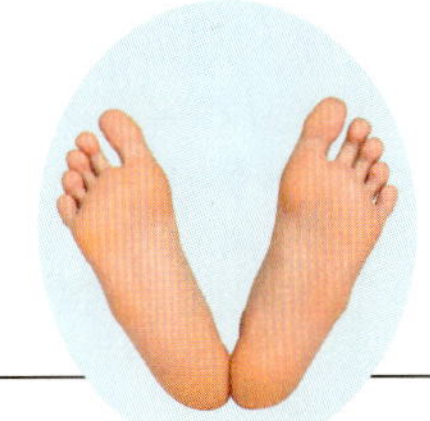

땀이 많이 나는 발 똑똑한 관리법

땀이 많이 나는 발은 발바닥의 땀샘에서 파생하는 땀의 양이 많아 발이 늘 축축하고 차가운 것을 의미한다. 특히 발 근육이나 인대가 약한 사람들의 경우 잘 나타난다.

발바닥에는 작고 수많은 땀샘들이 포진하고 있다. 이런 땀샘들은 손바닥이나 이마에서도 볼 수 있는데 땀샘들은 진피를 통해 퍼져나간 뒤 용수철처럼 표피를 지나 땀구멍을 통해 분비된다.

땀은 체온 조절 기능을 하고 피부의 피지막과 산성막 형성에 기여한다. 신장 기능을 보조하는 땀은 신경계의 자극이나 더위, 음식물, 의약품 그리고 움직임 등에 의하여 분비의 영향을 받는다.

땀이란 98%의 물 성분으로 이루어져 있으며 그 외에는 나트륨이나 염소, 젖산, 암모니아, 요소, 아미노산, 당 등의 금속 혹은 산의 잔해가 내포되어 있다.

땀의 ph는 5.5도에서 6.75도 사이로 그것이 땀구멍을 통해 나오는 순간에는 투명한 색에 냄새도 나지 않지만 공기 중에 분해되면 치즈와 유

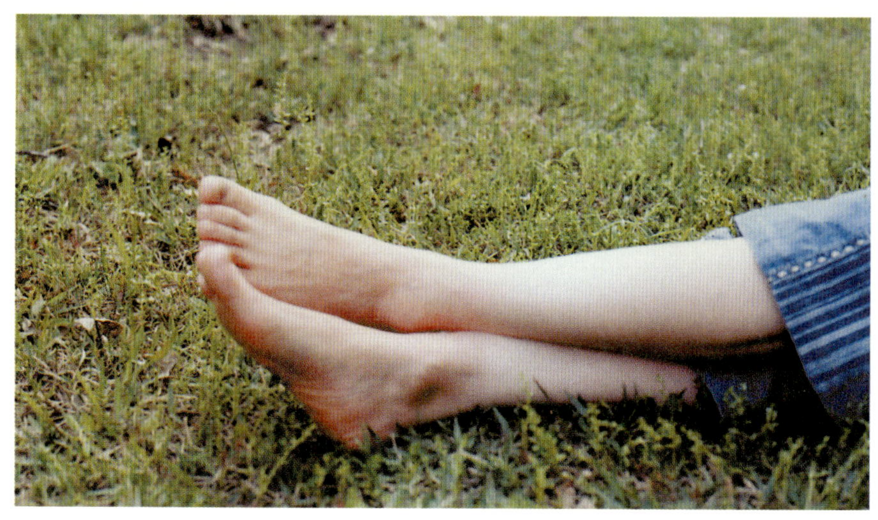

사한 냄새가 발생하게 된다.

 땀이 많이 나는 발이란 발바닥의 땀샘에서 파생하는 땀의 양이 많아 발이 지속적으로 축축하고 차가운 것을 의미한다. 특히 발 근육이나 인대가 약한 사람들의 경우 이런 현상이 잘 나타나는 데 평발은 이런 현상의 가장 전형적인 예라고 할 수 있다.

 또한 신경관이나 갑상선에 생긴 병에 의해서도 땀이 많이 분출될 수 있기 때문에 갑작스럽게 땀이 많이 나는 느낌이 들면 의사를 찾아가 보아야 한다. 발에 땀이 많이 날 때에는 다른 어떤 발 관리보다 특별한 위생적 관리에 신경을 써야 한다.발 목욕을 하는 데는 살비아, 과망, 산칼리움, 탄닌산, 오오크 껍질, 알루미늄 염화물들이 함유된 성분을 타는 것이 땀이 많이 나는 발 건강에 좋다. 이런 상품들은 이미 시중에 나와있는 오도로노, 안티스베, 트란스피롤 등과 같은 제품에 포함되어 있다.

땀이 많은 발 위생관리
이렇게 하세요!

· 매일 신발과 양말을 바꾸어 신는다.

· 매일 미지근한 물로 발을 씻고 철저하게 말려야 하며 특히 발가락 사이에는 습기가 남지 않도록 해야 한다. 만일 땀이나 습기가 발가락 사이에 남아 있으면 피부가 가렵게 되고 살이 부풀어올라 이 때문에 쉽사리 무좀균이 전염될 수 있다.

· 뜨거운 물에는 일주일에 많아야 두 번 정도 목욕을 하는 것이 바람직하다. 왜냐하면 뜨거운 물은 땀의 분비를 촉진시키기 때문이다.

· 매일 발을 씻은 후에는 발에 파우더나 스프레이를 뿌려주어야 한다.

· 발에 땀이 많이 나는 사람들은 겉뿐만 아니라 안까지 순가죽으로 된 신을 신어야 한다. 순가죽은 발의 통풍을 가능하게 해주지만 인조가죽은 그렇지 못하다. 특히 여름에 발이 트인 신발, 예를 들어 샌들 등의 신발을 신는 것이 통풍에 좋다.

· 양말이나 신발의 안쪽은 소독의 기능과 곰팡이 박멸기능을 지닌 스프레이 파우더를 발라 주어야 한다.

· 발에 땀이 많이 나는 사람은 지방이 많이 섞인 크림이나 오일의 사용을 피해야 한다. 왜냐하면 이런 것들은 발의 피부에 온기를 가져다주어 이로 인해 땀의 분비가 증가되기 때문이다.

· 발 근육 강화를 위한 발 체조를 규칙적으로 하는 것도 땀이 많이 나는 발에 좋다.

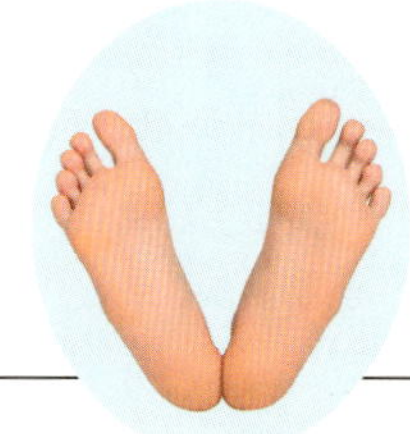

노인들의 발 관리 주의할 점

노인들의 발 관리에서 가장 중요한 것은 평소에 발을 잘 주물러 주는것이 좋다. 특히 엄지발가락 바닥을 자극하면 치매나 건망 증을 예방할 수 있다.

나이가 들면서 발에는 문제가 자주 발생한다. 노인의 발에서 흔히 나타나는 현상으로는 발톱이 두꺼워지고 속으로 자라는 경우이다. 이를 방지하기 위해서는 발톱을 주기적으로 잘라주어야 한다.

또한 발바닥에 기름기가 없어지고 얇아지고 약해진다. 이로 인해 신경성에 의한 근육통이 잘 나타난다.

신 안쪽에 쿠션을 부착시켜 신으면 증상이 한결 나아진다. 나이가 들면 피부는 탄력을 잃어 건조해진다. 건조한 발을 치료하지 않으면 피부가 갈라져 고통을 받게 된다. 특히 발 뒤꿈치와 발가락 밑에 그 증상이 심하다.

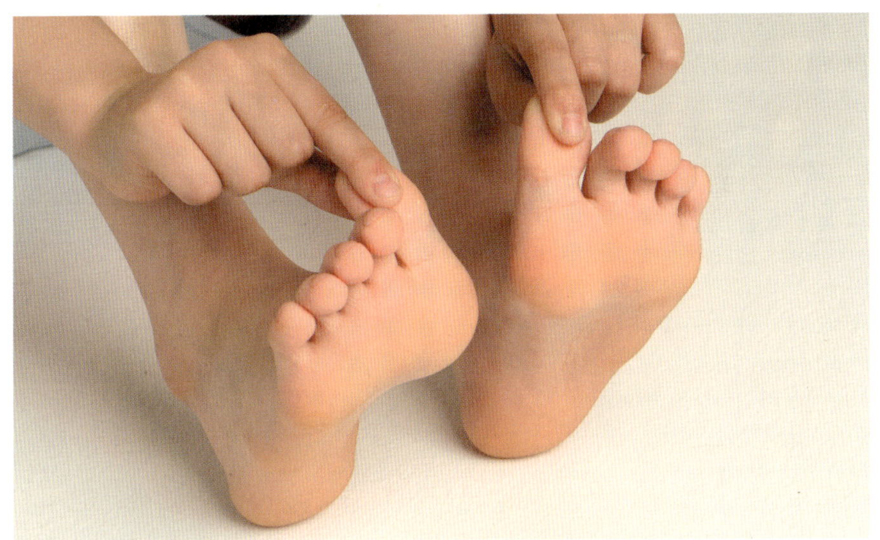

☞참고하세요!

노인들 발의 몇가지 특성

· 발톱이 두터워지고 속으로 자란다.

· 발바닥 기름이 없어지고 얇아지며 약해진다.(신경성 근육통)

· 탄력성을 잃어 건조해진다. 갈라져서 고통스럽다.(뒤꿈치, 발가락)

· 미지근한 물에 목욕을 하고 주물러 주고 발목을 돌린다.

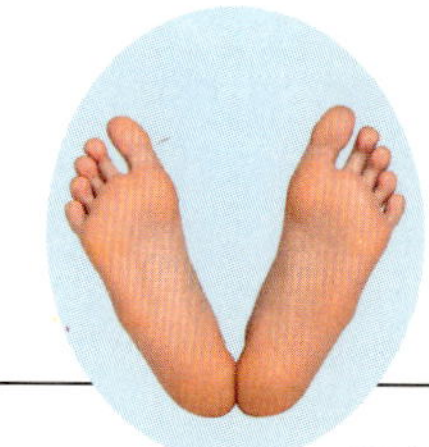

동상에 걸린 발
현명한 손질법

장시간 동안 찬곳에 발을 노출시키면 동상에 걸릴 수 있다. 이럴 때는 신발과 양말을 벗고 미지근한 물에 발을 담가주는 것이 좋다.

동상에 걸리면 그 부위는 신경이 마비되고 저릿저릿한 느낌과 함께 가려움증이 나타나며 곧 통증을 느끼게 된다. 피부는 빨개졌다가 나중에는 흰색으로 변한다.

동상의 증세가 나타나면 빨리 실내로 들어가서 신발과 양말을 벗고 미지근한 물에 발을 담근다. 물이 없으면 동상 부위를 수건이나 담요 등으로 잘 감싸서 따뜻하게 해야 한다.

주의할 점은 따뜻한 난로 같은 곳에 동상 부위를 절대 올려놓으면 안 된다는 것이다.

그 이유는 발 자체의 신경이 마비되었기 때문에 뜨거운 곳에 올려놓아도 감각이 없어 화상을 입을 확률이 높기 때문이다. 또한 지나치게 마찰시키지 말고 천천히 움직여야 한다.

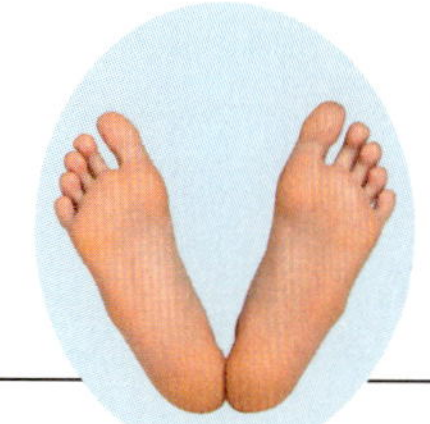

아이들의 발 관리 요령이 필요하다

아이들의 발은 항상 따뜻하게 해주어야 한다. 또 신발을 오래 신게 하는 것은 좋지 않다. 흡수력이 뛰어난 면양말을 신도록 해야 한다.

아이들의 발이 차면 몸 전체를 차게 하고 혈액순환에 지장을 주어 감기나 기타 다른 병을 유발한다.

그래서 발은 항상 따뜻하게 유지해야 한다. 아이의 발은 빨리 자라기 때문에 신발에 신경을 써야 한다. 신발을 오래 신게 하면 발가락이 발에 마찰을 주어 성장에 지장을 줄 수 있기 때문이다.

아이가 2~5세 정도 되면 밤에 쥐가 나고 통증 때문에 우는 경우가 많다. 낮에 피곤할 정도로 놀았다든지 다리의 긴장상태가 너무 오래 지속되거나 발을 낮은 온도에 노출시킨 경우, 혹은 잠자는 자세가 좋지 않아 혈액순환이 잘 안 되어서 나타난다.

이럴 때에는 경련 부위를 잘 마사지 해주고 아이 방의 온도를 춥지 않도록 잘 조절해 주어야 한다.

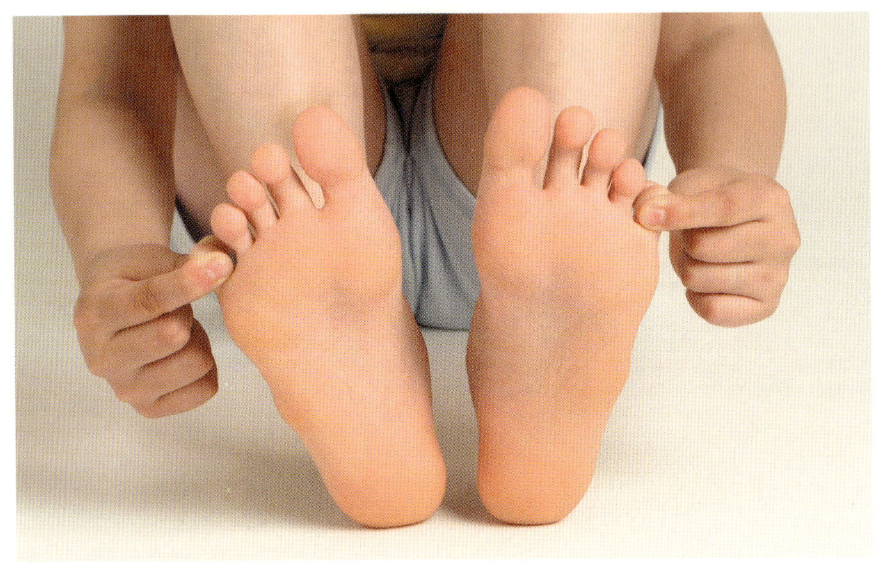

아이는 맨발로 뛰어다니는 경우가 많아 세균에 감염될 확률이 높다. 또한 어른들보다 발바닥에 사마귀가 생기거나 발에 습진이 생기는 경우가 많다. 흡수력이 뛰어난 면양말을 신기고, 발을 깨끗이 씻긴 후 잘 말려주어야 한다.

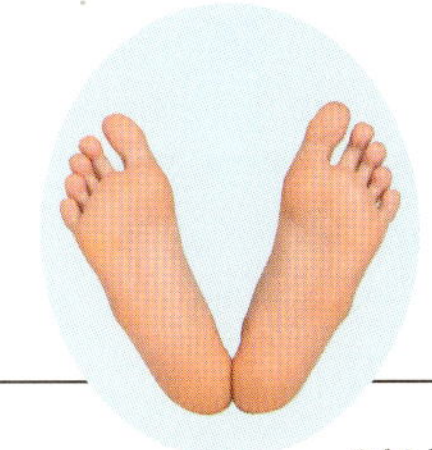

임산부의 발 관리 이렇게 하세요!

임산부에게 있어서 발은 대단히 중요하다. 이 시기의 체중 증가는 약 8~15kg으로 이것을 받쳐주는 발의 부담은 상당히 크다. 또한 동시에 피하조직과 혈관이 탄력성을 잃어 무릎 뒤나 장딴지, 발등 부분에 정맥이 나오기 쉽게 된다.

발은 손 이상으로 주의와 보호가 필요하다. 하루의 일과가 끝나면 발을 잘 씻고, 발바닥과 발가락을 마사지하면 피로가 반감된다. 또한 취침 전 10분간은 발을 높게 올려주도록 한다.

일할 때 이외의 자유시간은 될 수 있는 한 맨발로 지내는 것이 좋다. 수영, 요가와 같은 전신을 느슨하게 움직이는 스포츠도 발의 피로회복에 좋다.

그러나 에어로빅 등의 심한 운동은 장시간의 기립이나 보행을 동반하는 직업을 가진 사람에게는 적합하지 않다. 이것은 발을 더욱 피로하게 하여 염좌나 발을 삐기 때문에 주의가 필요하다.

부종이 나타나기 쉬운 사람은 내의를 포함해서 특히 대퇴를 조이는 의류는 피하도록 해야 한다. 활동적으로 보이는 것도 건강에 좋다고는

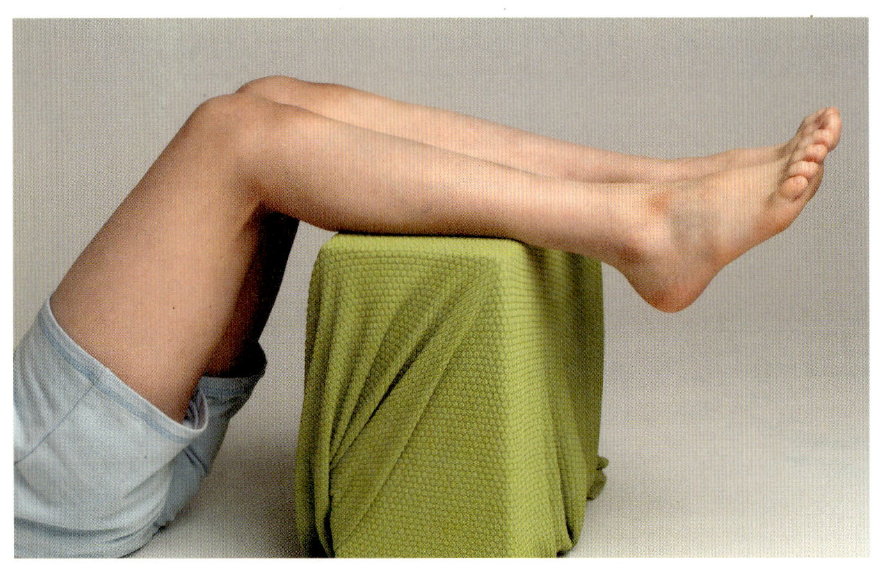

할 수 없다.

특히 이런 사람은 파세리, 샐러리, 민들레, 찔레나무, 라벤더, 나무 딸기 등의 이뇨작용이 있는 허브차나 복숭아, 바나나 등 칼륨을 많이 포함한 과일 주스를 적극적으로 섭취하면 부종 해소에 효과적이다.

티눈, 못, 사마귀로 고민하는 사람들에게는 금잔화, 평기, 쑥, 율무의 혼합차를 권한다.

임산부에게 있어서 발은 대단히 중요하다. 이 시기의 체중 증가는 약 8~15kg으로 이것을 받쳐주는 발의 부담은 상당히 크다. 또한 동시에 피하조직과 혈관이 탄력성을 잃어 무릎 뒤나 장딴지, 발등 부분에 정맥이 나오기 쉽게 된다.

또 신장의 기능이 저하되어 수분이 체내에 부족되기 쉽고 손발의 부종이나 요통이 나타나기도 한다.

우리나라에서도 임산부 패션은 대단히 화려하지만 발목에는 그다지 주의를 기울이지 않는 것 같다. 임산부는 쉴 때, 앉을 때, 취침 때 항상 발을 높이도록 신경을 쓰고 1일 수회 장딴지에서 발끝에 걸쳐서 냉수샤워를 하는 것이 좋다. 뜨거운 샤워는 역효과를 낼 수 있으므로 반드시 냉수샤워를 해야 한다.

임산부의 신발은 굽이 낮은 신발이 가장 좋지만 힐이라면 접지 면이 넓고 좌우 밸런스가 좋은 높이 4cm 정도까지의 신발을 고르는 것이 좋다.

임신부는 또 체중이 급격히 증가하여 발의 폭이 넓어지기 때문에 신발 사이즈가 평소와는 다른 것도 신발 선택에 있어서 고려하지 않으면 안 된다.

특히 임신 중에는 발이 아픈 경우가 많다. 체중의 증가로 발이 받는 압력이 증가하기 때문이다. 이렇게 가중된 압력으로 인대나 근육 자체가 평소와는 달리 압박과 조임을 받게 된다. 이런 현상은 임신 중 호르몬의 변화가 인대에 압력을 주는 이유도 있다. 그래서 발이나 발목이 휘어지거나 발을 삐거나 굳은살이 많아지고 발 뒤꿈치가 아프기도 한다.

또한 호르몬의 변화는 피부를 건조하게 만든다. 임신으로 생기는 발의 이상은 반드시 임신 초기에 치유해야 한다. 몸이 점점 무거워지면 티눈, 굳은 살, 뒤꿈치 파열, 아치통증 등이 더 악화되기 때문이다.

임신 중에는 뒤꿈치가 낮은 신발을 신는 것이 좋다. 아치를 잘 유지할 수 있고 쿠션이 좋은 신발이라야 몸의 균형을 잡고 발을 삐는 일이 적기 때문이다.

걷는 것이야말로 가장 좋은 방법이다. 발의 인대나 근육에도 좋고 혈액순환을 촉진시킨다. 또한 등에서 오는 통증도 줄여주고 살갗에 튀어나오는 정맥의 돌출도 막아주기 때문이다. 임신 후반기에는 운동량을 줄이는 것이 좋다.

제 6 장

발 건강에 좋은 베스트 요법 2가지

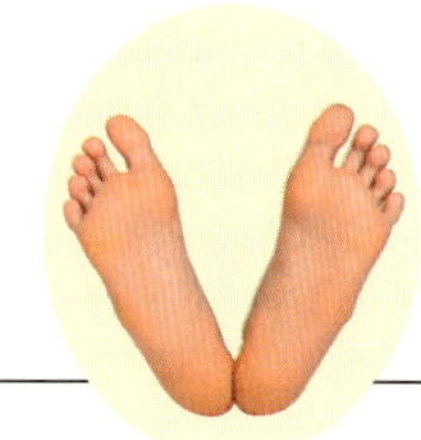

발은 따뜻한 것을 좋아해요!

발이 차가우면 인체 내부의 장부나 기관의 기능도 떨어지게 된다. 그렇게 되면 자율신경이나 내분비계에 영향을 주고 불균형을 초래해 각종 질병을 유발하게 된다.

인간의 몸을 해부학적으로 보면 혈관, 림프관, 신경의 순환·반응계통이 있다.

그러나 동양의학에서는 이것과는 다른 순환·반응계가 있다. 즉 인체에는 14경맥이 있고, 그중 족양경이 신체의 상부로부터 발끝을 향해 흐르고, 발끝에서 음경, 비경, 신경, 간경에 연결되어 있다.

그렇기 때문에 다리를 차게 하면 그 경락에 관계되는 장부의 기능이 저하되고 신진대사도 떨어지게 된다.

결국 장부의 기능 저하는 자기 치유력의 저하를 가져와 신체의 불균형을 초래하게 된다.

특히 새끼발가락에 있는 경혈을 끝부분으로 하는 방광경은 장부로 나와있는 척추 양쪽을 지나가는 데 이 경로에는 수혈이라는 내장에 직결되

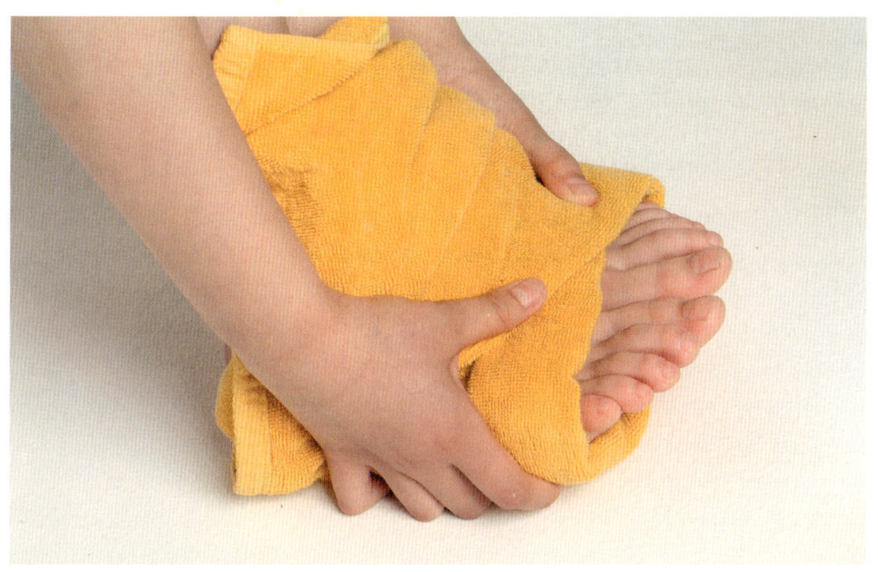

는 경혈이 나란히 위치하고 있다. 따라서 이 경혈을 통해 각 경락이 기를 순환하는 것이다.

발이 차가우면 방광경을 비롯한 경락의 통로를 통해 인체 내부의 장부나 기관의 기능도 떨어지게 된다.
신체기관의 기능 저하는 동시에 자율신경이나 내분비계에 강한 영향을 주고 불균형을 초래해 병의 원인이 된다.
따라서 발은 늘 따뜻하게 해주는 것이 좋다.

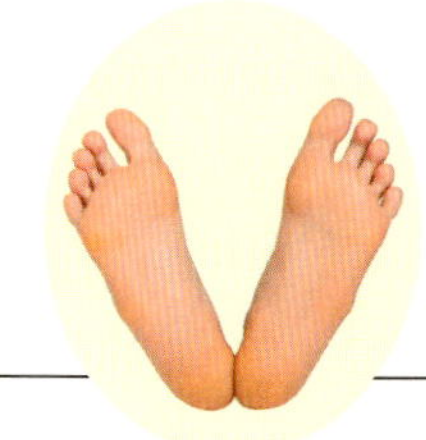

발 건강에는
각탕요법이 좋아요!

약 42℃의 물에 발을 20분간 담그는 각탕요법은 몸의 냉증을 제거할 뿐만 아니라 건강을 유지하는 근본요법이라 할 수 있다.

각탕요법이란 정체되어 있는 손발의 모세혈관 흐름을 촉진시켜 전신의 대사를 원활하게 하는 방법이다. 약 42℃의 물에 발을 20분간 담근다. 서서히 목과 머리, 어깨로부터 대량의 땀이 나면서 혈류의 흐름이 많아지고 맥박이 빨라지면서 신진대사는 최적의 상태가 되어 신진대사를 촉진시킨다.

인간의 몸을 해부·생리학적으로 보면 혈관, 림프관, 신경의 순환, 반응 계통이 있다. 그러나 동양의학에서는 이것과는 다른 순환, 반응계가 있다고 본다. 즉 인체에는 14경맥(생명에너지가 흐르는 경로)이 있고 그중 족양경(위경, 방광경, 담경)이 신체의 상부로부터 발끝을 향해 흐르고 발끝에서 음경에 연결되어 있다.

그렇기 때문에 다리를 차게 하면 그 경락에 관계되는 장부의 기능이

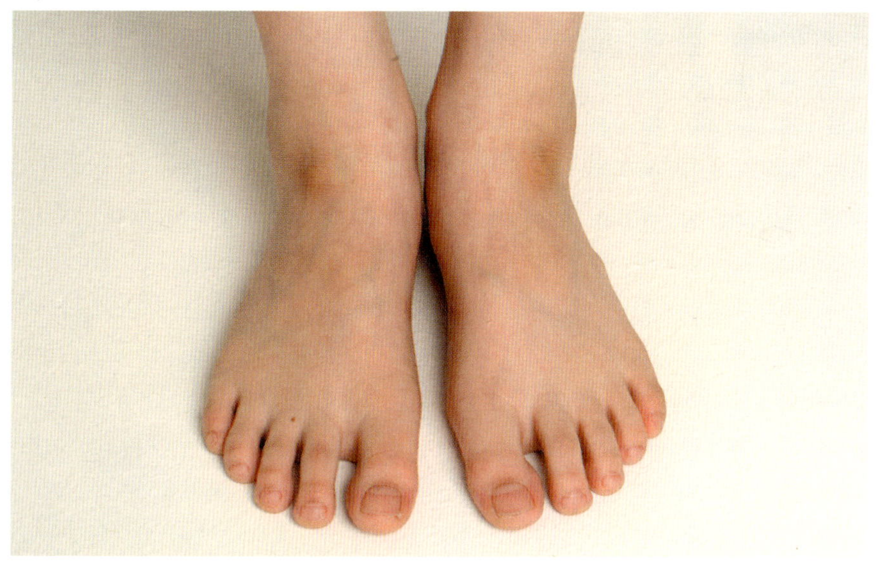

저하되고 신진대사도 떨어진다.

결국 장부의 기능저하는 자기 치유력의 저하를 가져와 신체의 불균형을 초래한다. 특히 새끼발가락에 있는 경혈을 끝 부분으로 하는 방광경은 장부로 나와있는 척추 양쪽을 지나가는데, 이 경로에는 수혈이라는 내장에 직결되는 경혈이 나란히 위치하고 있다. 따라서 이 경혈을 통해 각 경락이 기를 순환하는 것이다.

발이 차면 방광경을 비롯한 경락의 통로를 통해 인체 내부의 장부나 기관의 기능도 떨어진다. 신체 기관의 기능저하는 동시에 자율신경이나 내분비계에도 강한 영향을 주고 불균형을 초래해 병의 원인이 된다.

각탕으로 냉증을 제거하는 것은 건강을 유지하고 병을 치료하는 근본 요법이라고 할 수 있다.

　짧은 시간 동안 뇌의 긴장상태는 문제될 것이 없으나 지속적인 스트레스는 문제가 된다. 마음이 긴장되면 대뇌 그 자체가 긴장되기 때문이다. 마음이 긴장되고 대뇌가 긴장하면 그 자극에 대한 반응으로 근육이 굳는다. 근육의 경직은 피의 흐름을 정체시키고 신경계의 활동을 둔화시킨다.

두통 · 불면증 · 요통 · 오십견 · 저림이나 신경통 등 그 밖의 병도 자세히 살펴보면 반드시 경락으로 이어져 있는 신체의 어떤 부분이 차가워져서 나타난 결과이다.

　이럴 때 각탕으로 느긋하게 몸을 녹이면 마음의 긴장이 풀리고 신경 · 경락 · 근육 · 혈액이 본래의 리듬을 되찾는다.
　심리적으로 편해지면 대뇌피질의 긴장이 풀리고 뇌 자체의 활동도 정상화된다.

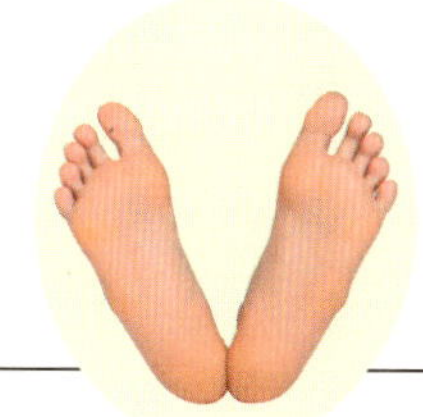

발 건강에는 족욕법이 좋아요!

족욕법을 하면 발 끝부분은 물론 신체 속까지 따뜻해지고 혈관도 넓어지는 효과가 있다. 그 결과 혈액순환이 잘되어 상처가 빨리 낫고 각종 질병까지도 예방한다.

평소 늘 족탕을 하면 냉증에서 벗어날 수 있다. 족탕을 하면 발 끝부분은 물론 신체 속까지 따뜻해지고 혈관도 넓어지는 효과가 있기 때문이다. 족욕을 하면 혈액 순환이 개선되어 상처가 빨리 회복되는 효과도 있다.

하는 요령도 간단하다. 기본적인 족탕법은 더운물에는 충분히, 차가운 물에는 잠깐만 담그는 것이 원칙이다.

족탕시 유의할 점

· 족탕을 할 때 내과(안쪽 복사뼈) 삼음교까지는 잠기도록 해야 한다.
· 족탕법은 보통 10~20분 정도 하는 것이 좋다. 땀이 줄줄 흐를 정도로 하는 것은 금물이다.
· 혈압에 문제가 있는 사람이나 중병을 앓고 있는 사람은 38~39도의

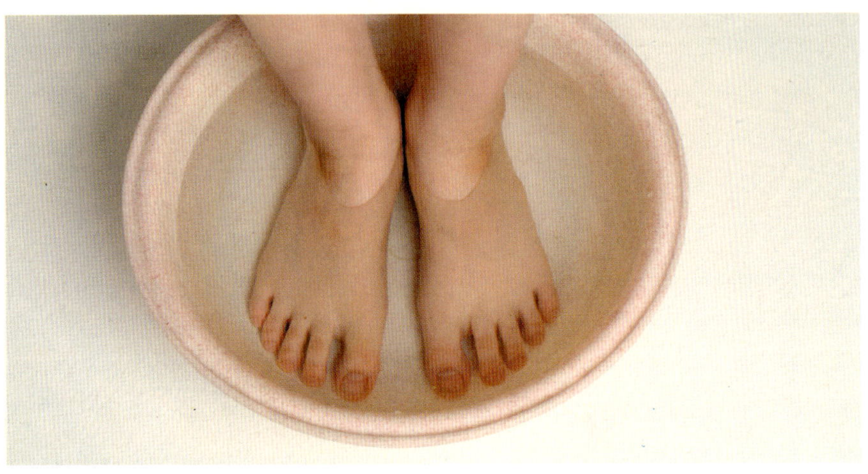

미온탕부터 시작한다.

· 열을 내리게 하려면 온수는 43도에서 20분, 냉수는 14도에서 약 2분
정도 담그면 된다.

· 족탕을 하고 난 뒤 한기가 들지 않도록 주의한다. 마른 수건으로 잘 닦
아주는 것이 좋다.

발을 씻으면 마음이 깨끗해진다

세족은 신성한 의식이었다. 예수가 제자의 발을 씻긴 것은 그의 죄를 씻겨주
기 위한 것이었으며, 불교에서는 하루를 마치면 반드시 발을 깨끗이 씻는 것
을 가장 우선으로 삼고 있다. 이슬람의 사원에서도 결코 신발을 신지 않는다.
발을 씻는 것은 위생, 그 이상의 의미를 가진 신성하고도 중요한 의식이다.

제 7 장

발을 주물러 주면 만병이 훌훌~

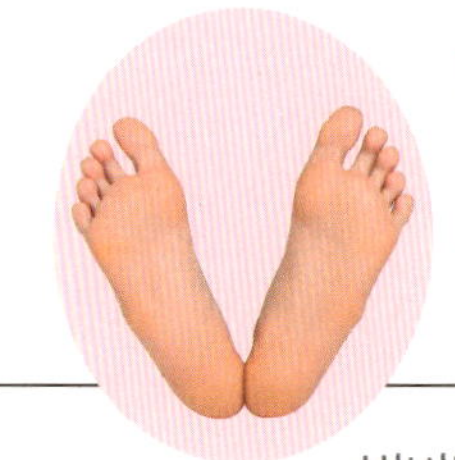

발바닥을 보면
내 몸속이 보인다

발바닥을 유심히 살펴보면 내 몸 상태를 훤히 알 수 있다. 이를 바탕으로 발을 열심히 주물러주면 내 몸에 숨어 있는 수십가지 질병을 개선할 수도 있다.

인체는 혈액순환이 원활하고 원래의 배설기능을 잘 유지한다면 건강에 대해서는 염려할 필요가 없다. 발바닥을 유심히 살펴보면 내 몸 어디에 더러운 침전물이 쌓여 있는지 알 수 있다. 체내 기관의 문제가 발바닥에 그대로 나타나게 되는 것이다.

요컨대 혈액순환과 신장의 기능 항진 등 배뇨기능의 향상을 위해서는 열심히 발을 주무르는 것이 제일 안전하고 효과적인 방법이라고 할 수 있다.

하는 요령도 간단하다. 부작용도 없다. 조금의 노력만으로 내 몸의 건강은 물론 가족들의 건강까지도 챙길 수 있는 신비의 요법이다.

수십 가지 질병이 숨어있는 발. 이 발을 주물러 각종 질병을 다스리는 발 자극요법의 구체적인 활용법을 소개하면 다음과 같다.

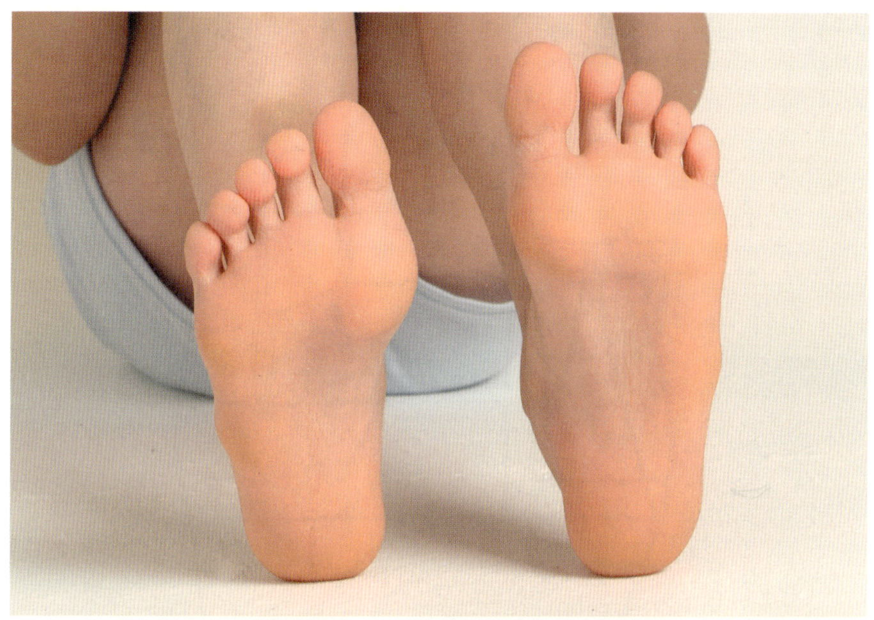

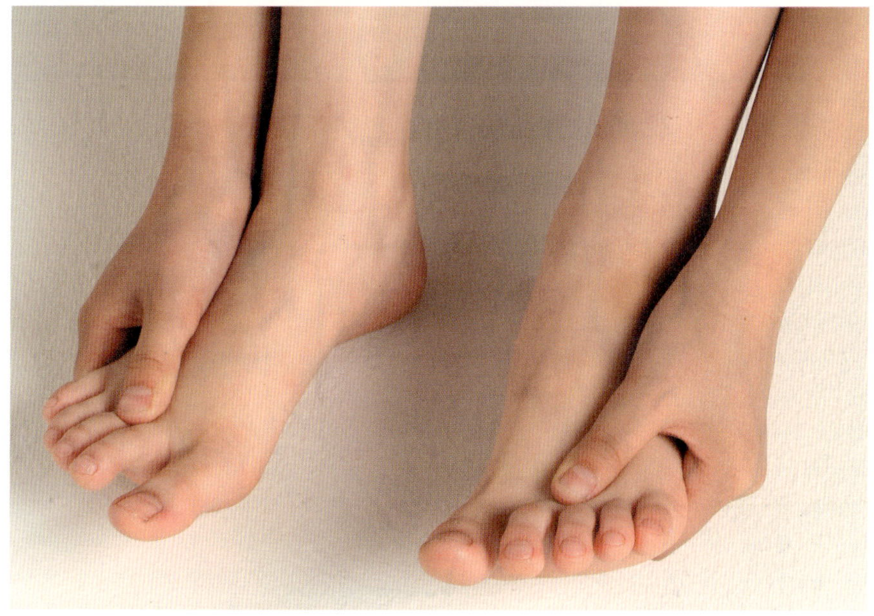

왼쪽 발바닥

뇌부
경부
부갑상선
경추1-7
식도
갑상선
눈
눈
귀
귀
견갑골
승모근
폐, 기관지
견갑절
심장
상지
복강신경총
위
비장
흉추1-6
췌장
십이지장
흉추7-12
주관절
횡행결장
하행결장
소장
방광
슬관절
항문
직장
S결장
요추1-5
자궁, 전립선
난소, 고환
외미골(골반)
천추, 미추

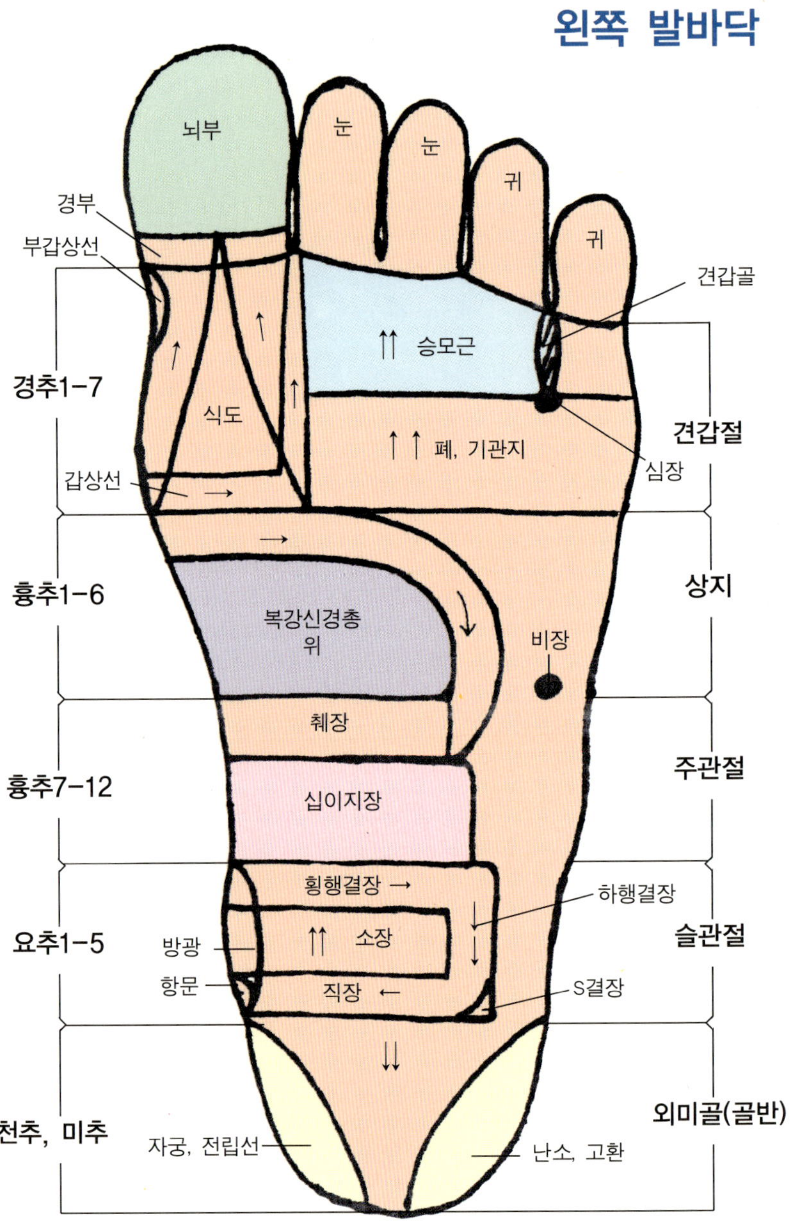

오른쪽 발바닥

눈
귀
뇌부
갑상선
경추1-7
담낭
간
복강신경총
흉추1-6
위
췌장
흉추7-8
십이지장
흉추9-12
횡행결장
맹장
요추1-5
상행결장
충수
소장
난소, 고환
천골, 미골
자궁, 전립선

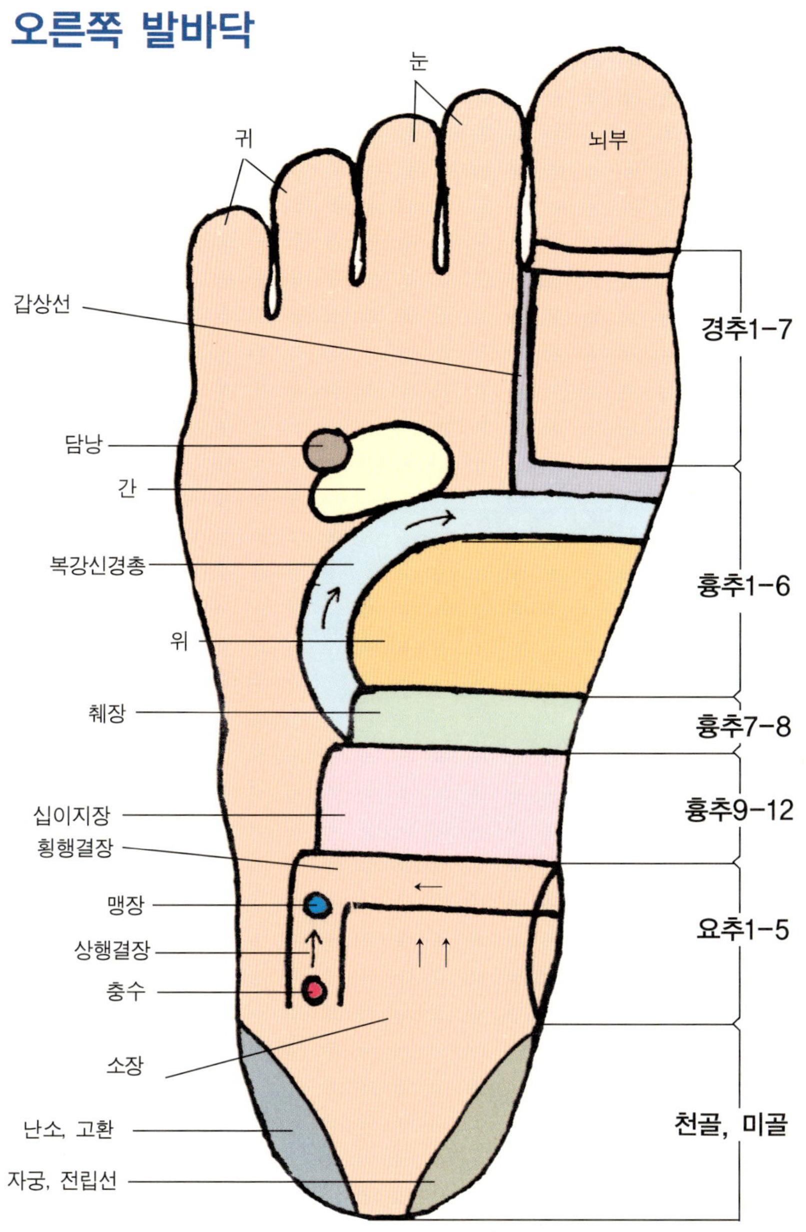

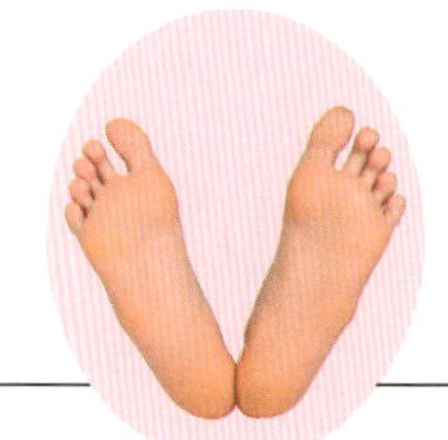

외반모지증 다스리는 발 자극요법

엄지발가락이 안쪽으로 휘는 외반모지증은 굽이 높거나 볼이 좁은 신발을 신었을 때 많이 발생한다.

엄지발가락이 안 쪽으로 휘는 병을 말한다. 주로 굽이 높거나 볼이 좁은 신발을 신으면 발 앞쪽에 가해지는 압력이 커져서 발병한다. 또한 류머티즘 관절염 환자, 선천적으로 엄지발가락이 긴 사람, 평발, 관절이 너무 유연한 사람 등에서도 많이 나타난다.

초기에는 엄지발가락 뿌리 부위에 물집이나 염증이 생겨 무척 아프다. 이 상태가 지속되면 차츰 엄지발가락의 뼈가 튀어나와 심하게 휘어지거나 갈고리 모양으로 변형된다.

다른 발가락 뿌리 부위도 압력을 받아 굳은살이 박히며 뼈가 어긋나 변형된다. 심하면 아파서 걷지 못하게 되고, 무릎이나 엉덩이 관절에도 문제를 일으킨다.

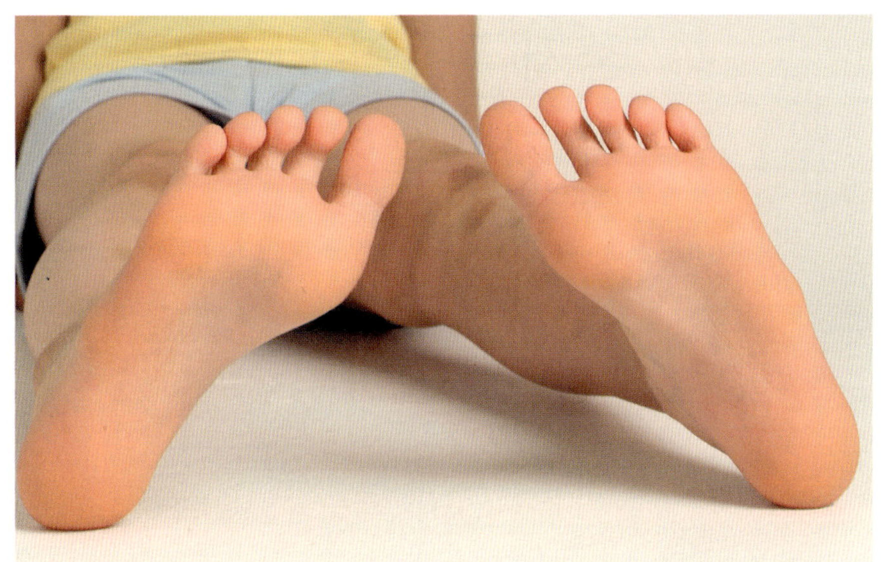

그러나 심한 경우에는 발가락 보조기를 이용해 교정한다. 발 사이를
벌려주는 운동치료도 병행한다. 엄지발가락이 35도 이상 휘어진 중증의
경우엔 수술이 필요하다.

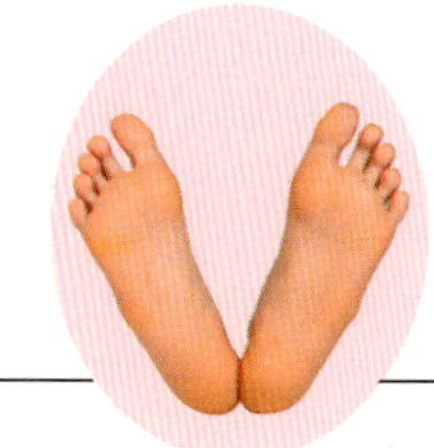

족저근막염 다스리는 발 자극요법

발 뒤꿈치나 발바닥이 아픈 족저근막염은 발바닥에 압박과 긴장을 강하게 주기 때문에 생긴다.

자고 일어난 뒤, 오래 앉았다가 일어설 때 발 뒤꿈치나 발바닥이 아픈 경우를 말한다.

발병 원인은 아직 밝혀지지 않았지만 발바닥을 세로로 달리고 있는 근육에 부담을 주는 것인데, 발바닥에 압박과 긴장을 강하게 주기 때문에 생긴다. 특히 장시간 서 있거나 걷는 일을 하는 직업을 가진 경우에 많이 생긴다.

이러한 족저근막염은 계단에 앞꿈치만 올려놓고 서 있는 동작을 꾸준히 하면 아킬레스건이 강화되어 증상이 완화된다.

마사지는 15도의 찬물과 40~50도의 따뜻한 물을 각각 준비해서 10

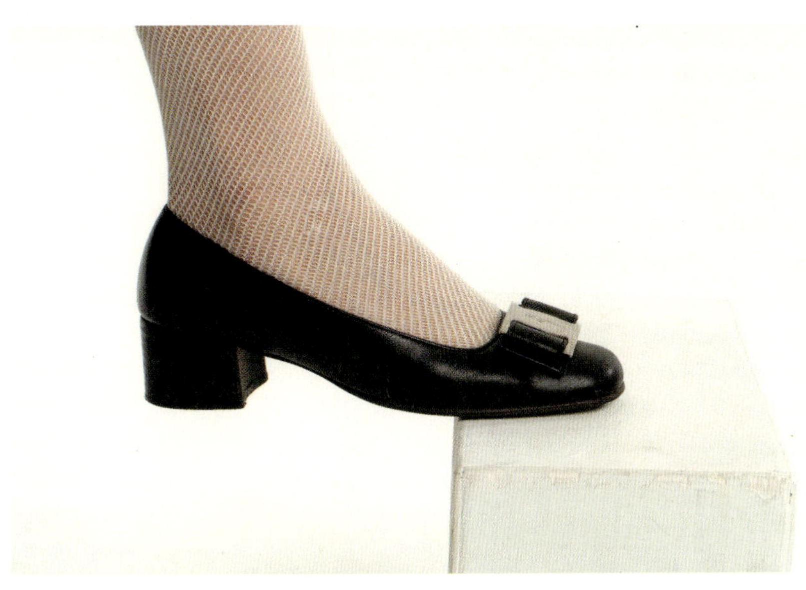

분 정도 따뜻한 물에 양발을 담근 후 찬물에 발을 옮겨 1분 정도 담근다. 이상의 동작을 2~3회 정도 반복한다.

물 속에서 발목을 돌리거나 발가락을 굽혔다 펴는 등 발을 많이 움직이면 더욱 효과가 있다. 끝나면 양발을 베개나 방석 위에 올리고 양 무릎을 가볍게 구부린 다음 편하게 쉰다.

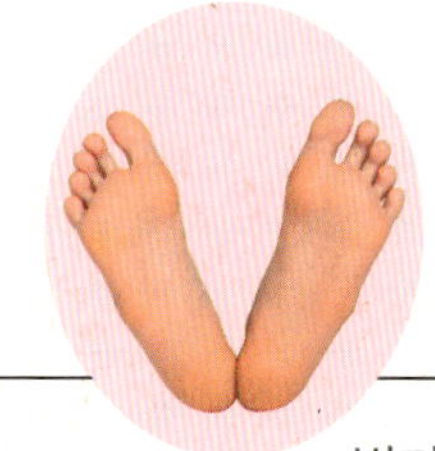

통풍 다스리는 발 자극요법

발가락이 잘려 나갈 것 같이 심한 통증을 유발하는 통풍은 엄지 발가락에서 처음 발생하고 무릎, 발목, 손, 손목 그리고 팔꿈치로 이어진다.

관절이 붓고 열이 나면서 빨갛게 되고 발가락이 잘려 나갈 것 같은 심한 통증이 있다.

보통 엄지발가락에서 처음 발생하고 무릎, 발목, 손, 손목, 그리고 팔꿈치로 이어진다.

처음에는 관절 부위에 이불만 닿아도 고통을 느끼지만, 1~2주일이 지나면 서서히 사라진다. 통풍을 일으키는 주범은 요산이다. 요산은 육류, 어류 등 핵산이 많이 든 식품이 몸에서 분해될 때 생기는 물질로 이것이 관절에 쌓이면서 염증을 일으킨다.

치료하지 않으면 손이나 손가락, 어깨뼈 관절까지 통증이 오고 심하면 관절이 녹아 뼈 모양이 변형되기도 한다.

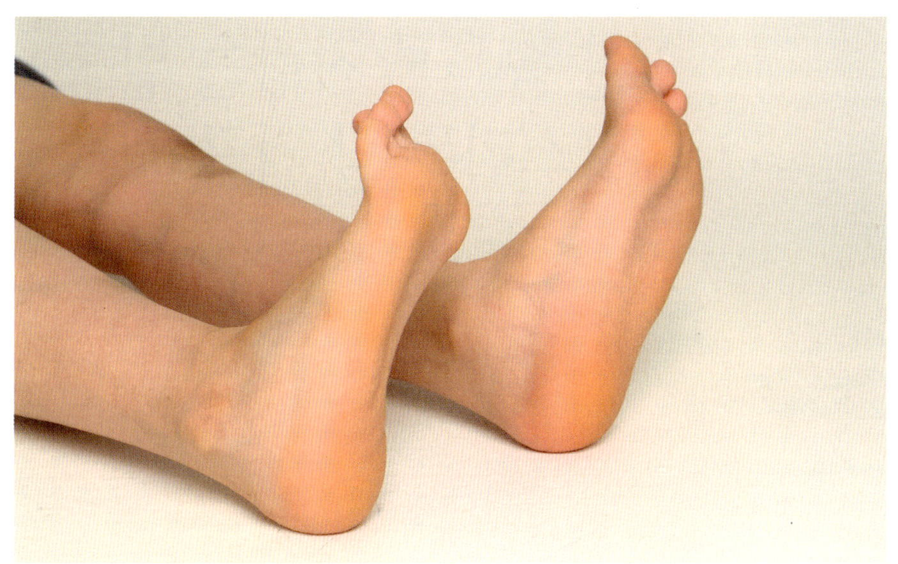

가장 피해야 할 음식은 고등어, 꽁치 등 몸에 좋다는 등푸른 생선과 각종 생선의 알이다. 그리고 육류 섭취도 하루 100g 정도로 줄여야 하며 술 가운데 특히 맥주는 핵산이 많으므로 절대 금해야 한다.

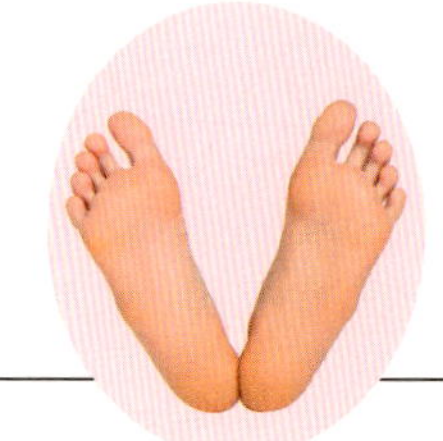

살 속으로 자라는 발톱
다스리는 발 자극요법

발톱이 살 속으로 파고 들면서 자라는 것은 발톱 손질을 잘못해서 생기는 수가 많다. 발톱을 자를 때는 一자형으로 자르는 것이 좋다.

간혹 발톱이 살 속으로 파고들어 자라는 경우가 있다. 이는 보기에도 안 좋을 뿐만 아니라 발 건강에도 치명적이다. 이렇듯 발톱이 살 속으로 파고들어 자라는 것은 유전적인 요인도 있지만, 발톱을 잘못 손질해서 생기는 수가 많다. 구두가 작아서 압력을 주면 더욱 심해진다. 이를 예방

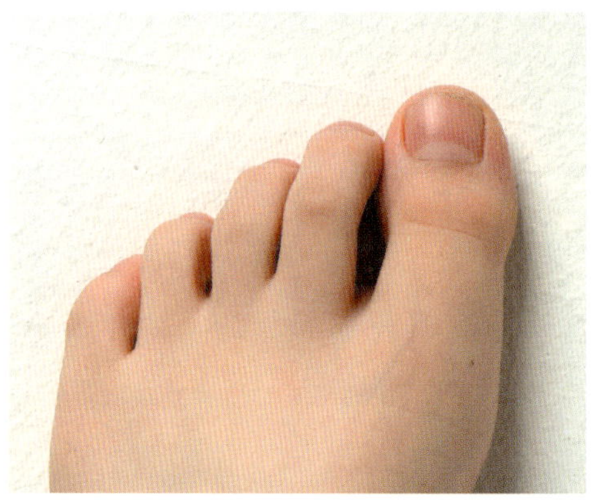

하려면 발끝이 넓은 구두를 신는다. 또 발톱을 깨끗이 씻고 속으로 자라는 발톱을 억지로 꺼내지 말아야 한다. 발톱은 一자형으로 자르며 따뜻한 물로 하루에 2번 정도 족욕을 하면 좋다.

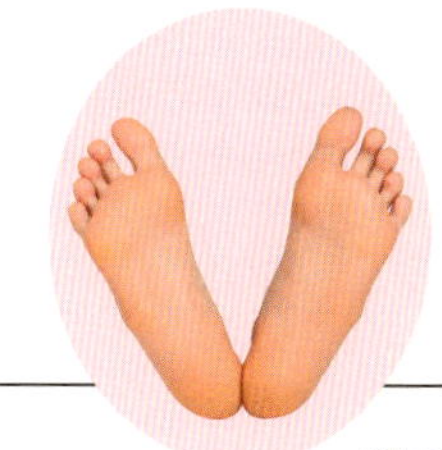

요통 다스리는
발 자극요법

국민병이자 고질병인 요통을 예방하고 개선하기 위해서 발 자극
요법을 꾸준히 실천하는 것은 많은 도움이 된다.

요통만큼 흔한 질병도 드물다. 누구나 한두 번은 경험한 적이 있는 그
야말로 국민병이다. 이러한 요통을 예방하기 위해서는 허리에 무리한 힘
을 주어서는 안된다. 특히 평소 꾸준히 발 자극요법을 실천해도 좋은 효
과가 있다.

하는 요령도 간단하다. 발바닥의 부신 부분을 자극하면 된다. 발바닥
의 부신 부분은 피부가 단단한 곳이기 때문에 열쇠 손잡이나 볼펜 끝 부
분으로 세게 눌러야 자극을 느낄 수 있다. 처음에는 부신의 자극점을 통
증이 느껴질 정도로 세게 눌러준다. 호흡에 맞춰 조금씩 한 후에 그래도
통증이 느껴지면 2~3번 더 계속해서 눌러준다.

다음으로 신장의 자극점을 같은 방법으로 자극한다. 장기의 흐름 순서
에 따라 요관, 방광의 자극점을 자극한다.

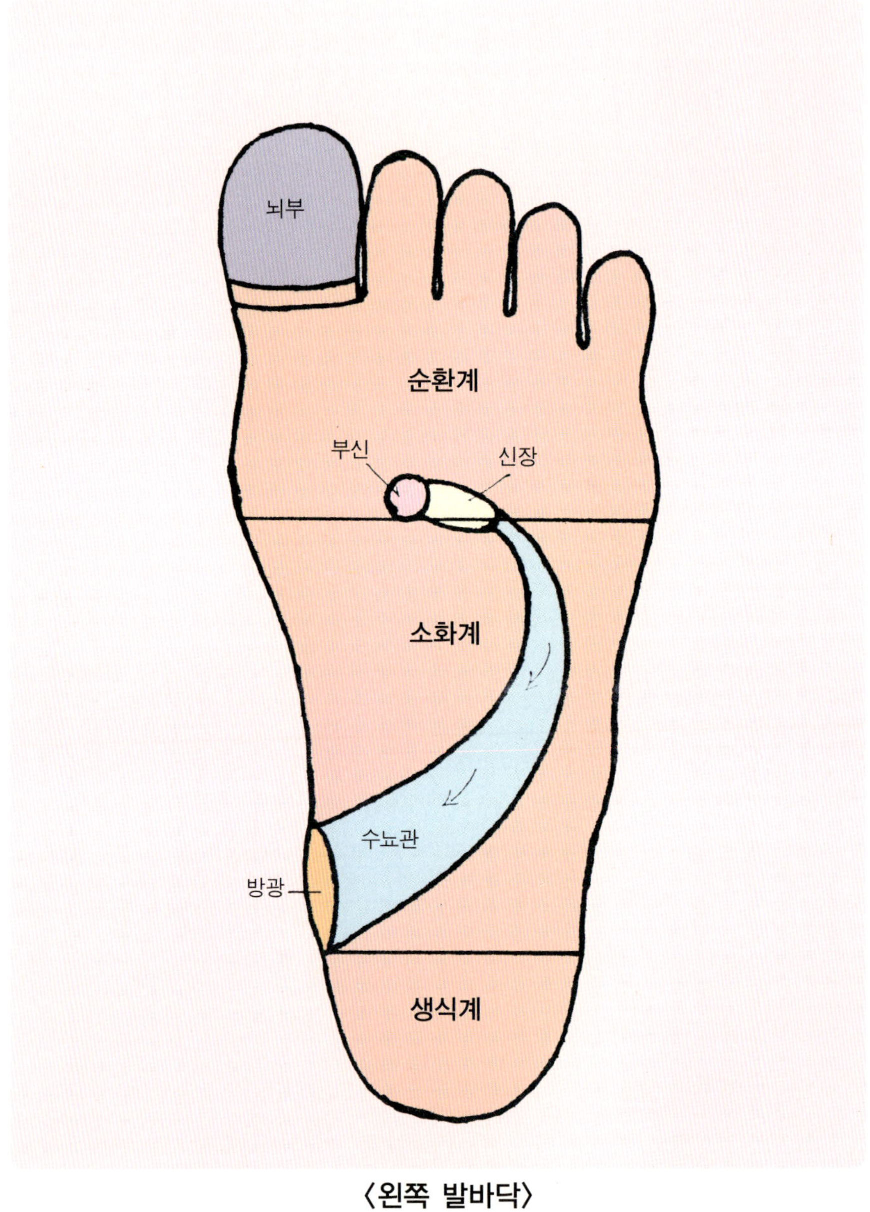

〈왼쪽 발바닥〉

좌골신경
좌골신경
요통점
서혜부
요통점
하반신임파선
상반신임파선
늑골
늑골
횡격막
기관지, 후두
흉부임파선
유선
편도
평형기관
(내이미로)
하악
상악
코
잇몸

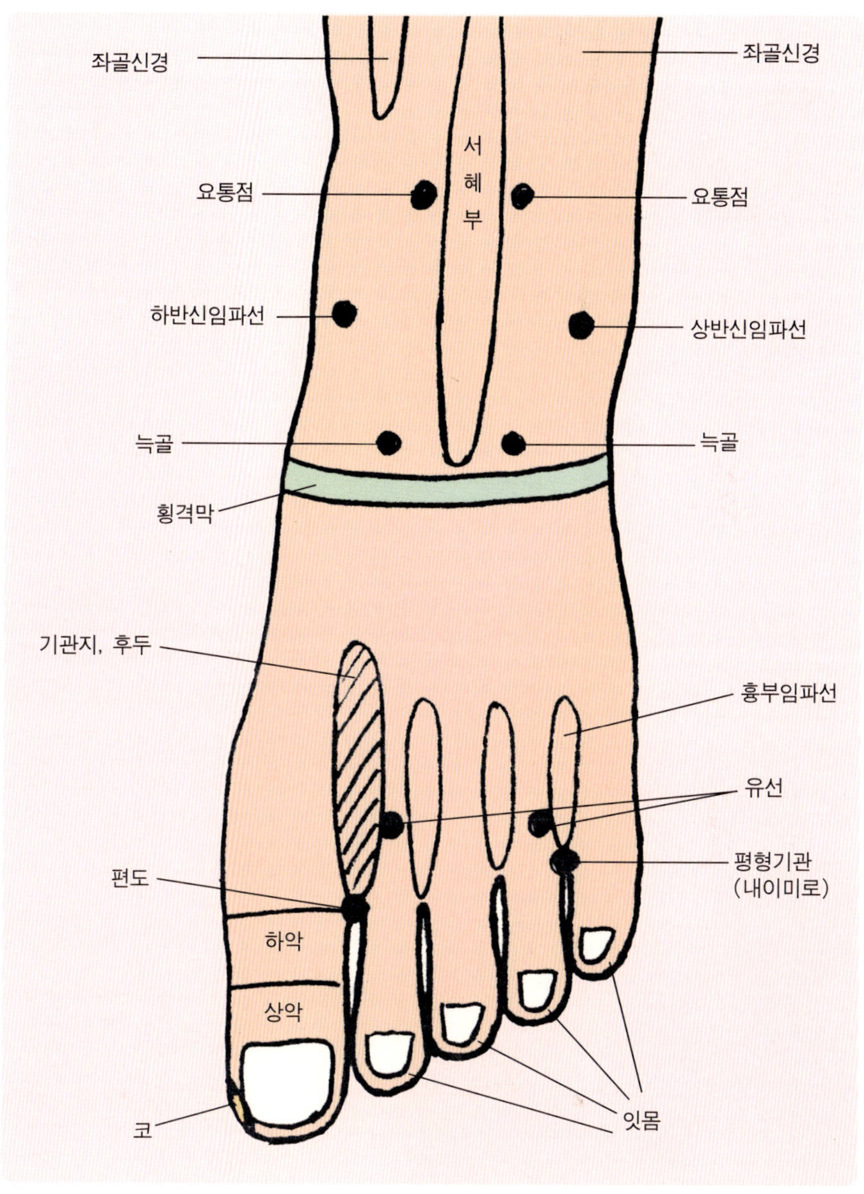

〈발 등〉

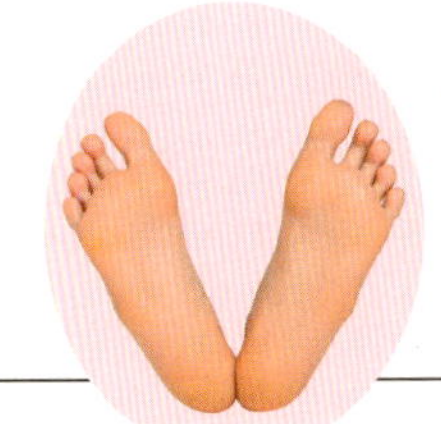

불면증 다스리는
발 자극요법

불면증을 다스리는 발 자극요법은 손쉽게 좋은 효과를 볼 수 있는 자연요법이다. 잠자리에 들기 전 늘 실천하면 잠이 잘 올뿐 아니라 깊은 숙면을 취할 수 있도록 도와준다.

모두가 잠든 밤에 홀로 깨어있는 고통은 아마도 당해본 사람만이 알 것이다. '잠이 안오면 안 자면 되지.'라고 가볍게 생각했다가는 큰 코 다친다. 인간에게 잠은 보약과도 같은 것이기 때문이다. 만약 오늘도 불면증으로 고통스럽다면 발 마사지를 해보자. 하는 요령은 간단하다.

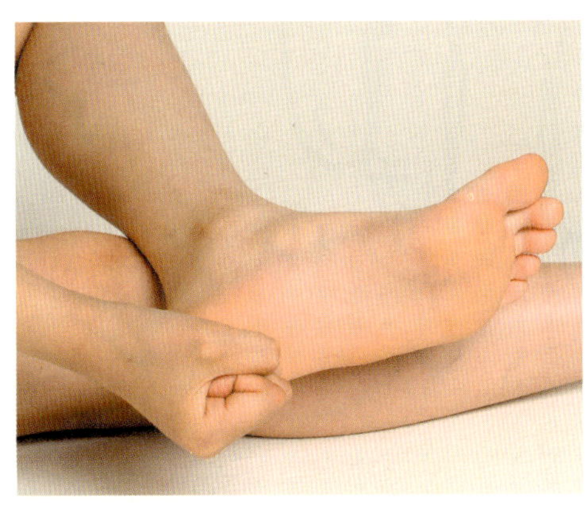

뇌부의 자극점을 손가락으로 꼬집거나 봉을 사용해서 위아래로 문질러준다. 간장의 자극점을 2개의 봉을 사용하면 힘의 가감이 알맞게 된다. 생식기의 자극점이 있는 발 뒤꿈치는 피부가 두껍고 자극을 느끼기 어려운 부분이라서 주먹으로 가볍게 두드려주면 좋다. 신장의 자극점도 같은 방법으로 두드린다.

자극점을 자극한 후에 양 발목을 잘 회전시키면서 몸의 긴장을 풀어준다. 발목 돌리기는 안쪽 돌리기와 바깥쪽 돌리기를 합해서 100번 정도 실시한다. 이렇게 하면 혈액순환에 훨씬 도움이 된다.

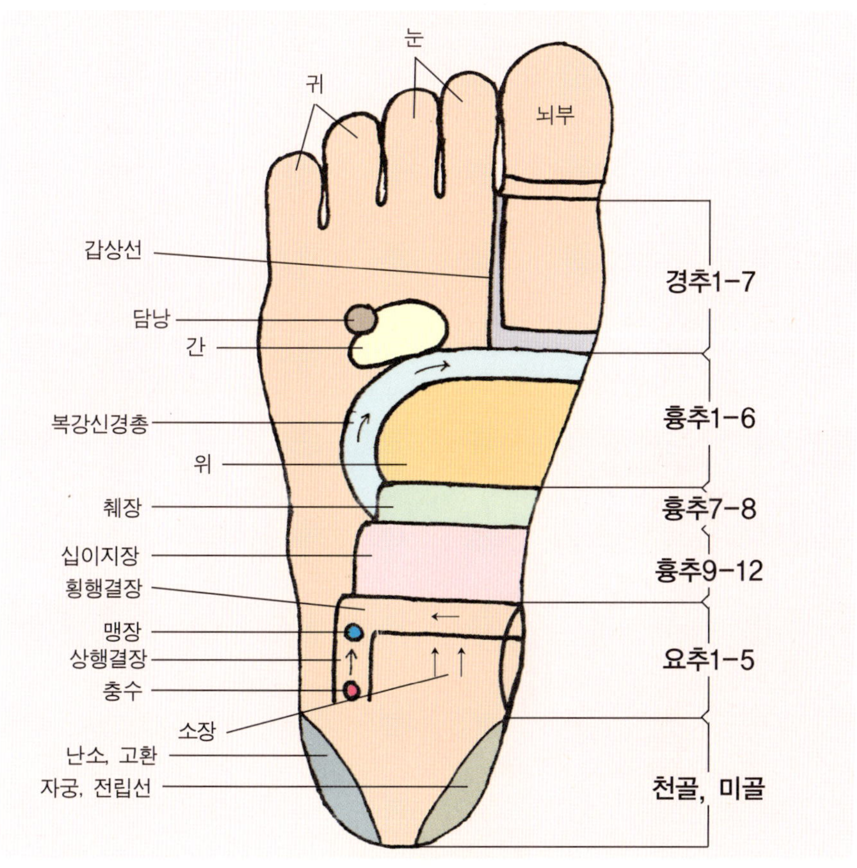

〈오른쪽 발바닥〉

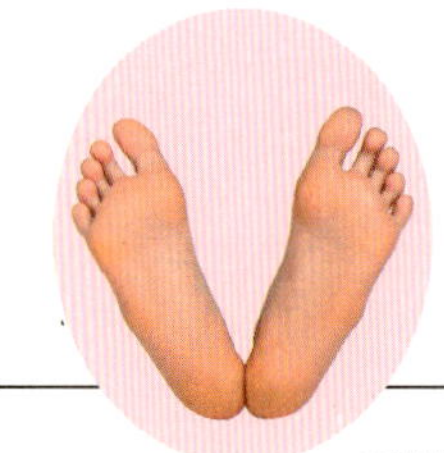

두통 다스리는 발 자극요법

가볍게 생각하기 쉽지만 결코 방치해서는 안되는 증상 중 하나가 바로 두통이다. 두통은 건강의 적신호이기 때문이다. 이러한 두통이 가볍게 시작될 때는 발 자극요법을 통해서도 개선되는 효과가 있다.

두통은 가볍게 생각하기 쉽지만 여러 가지 심각한 질병이 배후에 있을 수 있다. 잦은 두통은 건강의 적신호이다. 엄지발가락 바닥을 주무를 때

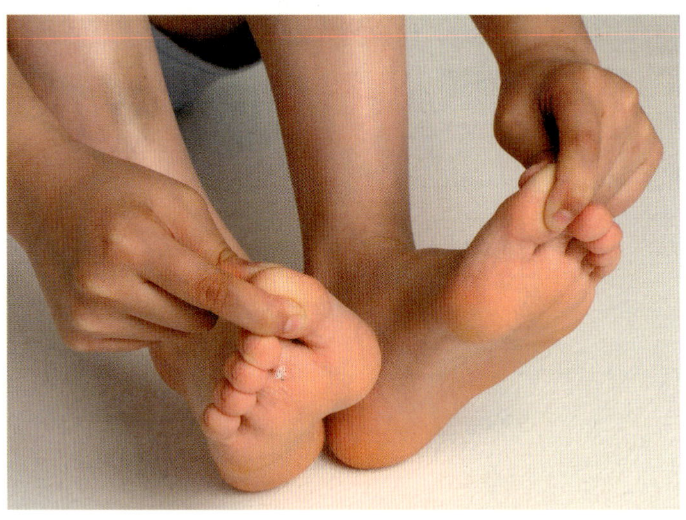

는 수건을 이용해서 손이 미끄러지는 것을 방지한다. 그리고 그 위에서 양 손의 손가락으로 세게 주물러 준다.

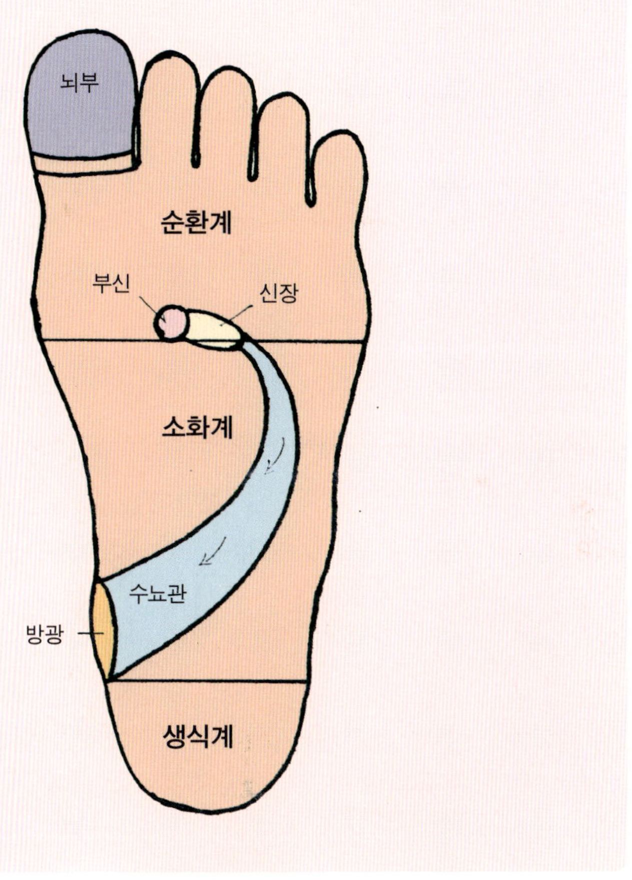

〈왼쪽 발바닥〉

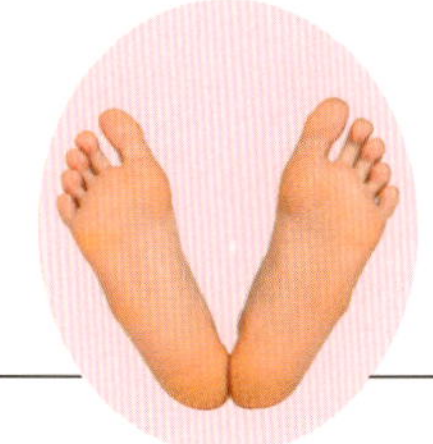

어깨결림 다스리는 발 자극요법

또 하나의 고질병 가운데 하나인 어깨결림을 개선하기 위해서는 적절한 운동을 하는 것이다. 특히 평소 발 자극요법을 실천해도 좋은 효과를 기대할 수 있다.

요통과 더불어 또 하나의 국민병이자, 고질병 중의 하나가 바로 어깨결림이다. 주요 원인은 대부분 자세 불량으로 인해 유발된다. 만일 장시간동안 지속적으로 같은 자세를 취한다면 어깨 통증은 쉽게 유발될 수 있다.

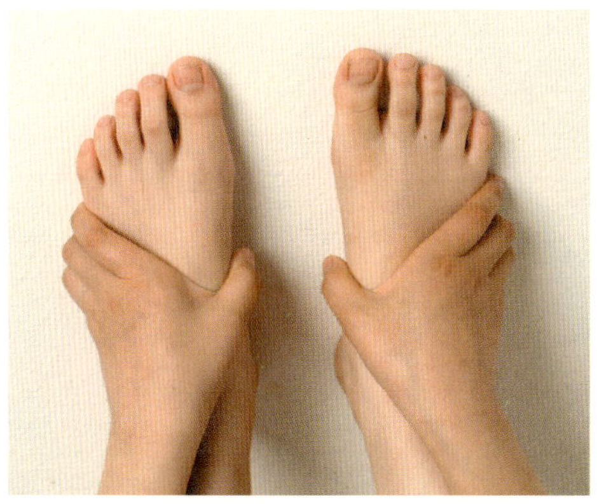

이 같은 어깨 결림을 해소하는 가장 좋은 치료법은 적절한 운동을 하는 것이다. 운동을 통해 어깨 관절 주위의 근육을 강화하고 혈액순환을 촉진시켜 주면 어깨 결림이 개선되는 효과

를 기대할 수 있다. 특히 발자극요법을 실천해도 효과적이다.

어깨결림을 해소하는 발 자극은 승모근과 위장의 자극점을 부드럽게 자극한다. 어깨의 자극점은 둘째나 셋째 손가락으로 주물러준다.

견갑골의 자극점은 발등 부분에 있기 때문에 상당히 강하게 자극해야 한다.

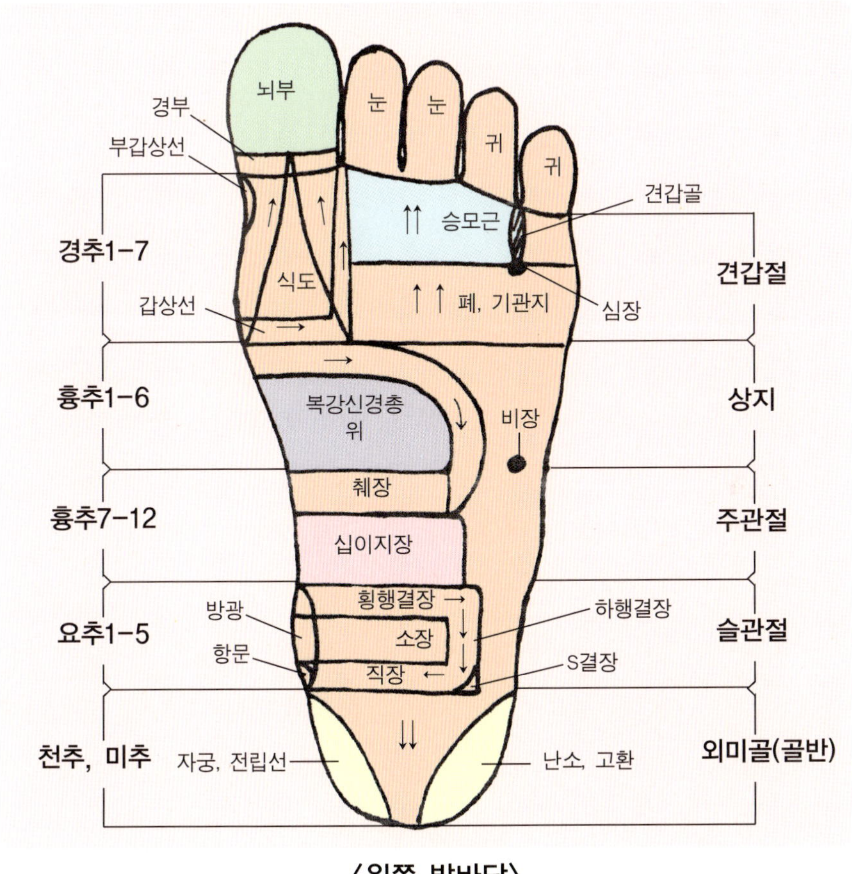

〈왼쪽 발바닥〉

거친 피부 개선하는 발 자극요법

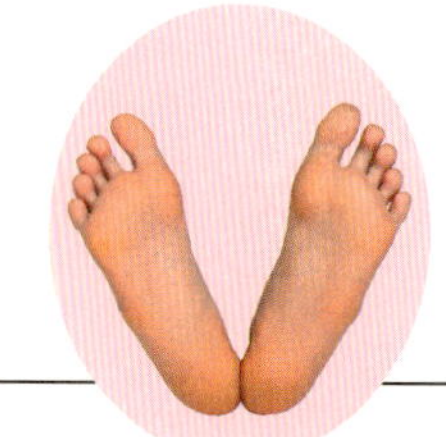

피부가 거칠거칠 윤기가 없을 때 발 자극요법은 간단하게 효과를 볼 수 있는 자연요법이다. 조금의 노력만으로도 좋은 효과가 있으므로 늘 실천하면 좋다.

아무리 이목구비가 뚜렷해도 피부가 거칠거칠, 윤기가 나지 않으면 그 아름다움은 반감되기 마련이다.

그래서 "아름다움의 시작과 끝은 모두 피부에 있다"는 말이 있을 정도다. 그런데 만약 평소 피부가 유난히 거칠고 탄력이 없다면 발 자극을 열심히 해보자. 상상 외의 효과를 얻을 수 있을 것이다. 하는 요령도 간단하다.

먼저 엄지손가락을 구부려 제 1관절을 이용해서 갑상선 자극점을 자극한다. 피부가 단단한 부분이므로 세게 주물러야 한다. 두통이 있을 때에는 엄지발가락을 잡고 좌우로 돌리면서 자극한다. 너무 힘을 주지 말고 가볍게 돌리면 기분이 좋아진다. 몸 전체의 대사가 원활해지려면 발 가운데의 아치 부분 언저리를 골고루 자극해 준다.

귀
눈
뇌부
갑상선
담낭
간
복강신경총
위
췌장
십이지장
횡행결장
맹장
상행결장
충수
소장
난소, 고환
자궁, 전립선
경추1-7
흉추1-6
흉추7-8
흉추9-12
요추1-5
천골, 미골

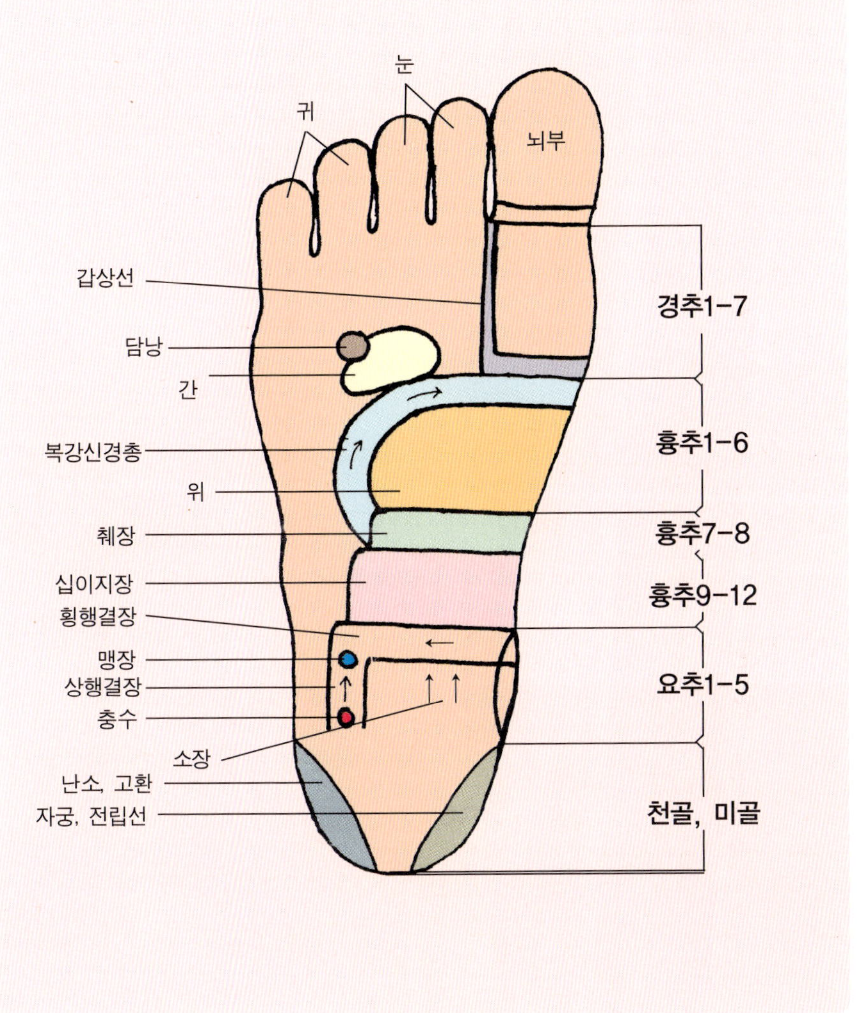

〈오른쪽 발바닥〉

피로한 눈 다스리는 발 자극요법

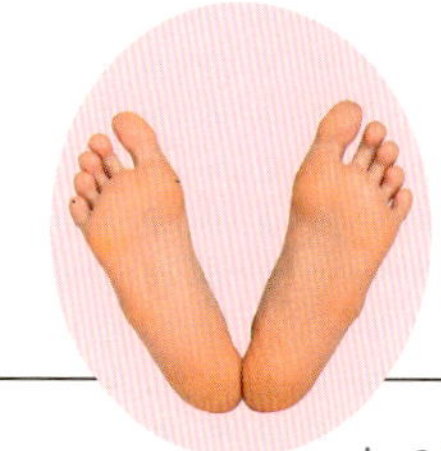

눈의 피로는 신경의 피로를 나타내는 것으로 방치하면 다양한 증상을 유발한다. 따라서 눈의 피로는 그때 그때 풀어주는 것이 좋다.

각종 미디어의 발달과 컴퓨터의 보급으로 현대인들의 눈이 심한 혹사를 당하고 있다. '눈의 피로쯤이야?' 하고 우습게 봤다가는 큰 코 다친다.

눈의 피로는 신경의 피로를 나타내는 것이고 이를 방치하면 치통, 코 막힘, 축농증 등 다양한 증상을 유발하기 때문이다. 따라서 눈의 피로는 그때 그때 풀어주는 것이 좋다. 이러한 눈의 피로에 발 자극요법은 좋은 효과가 있다. 하는 요령도 간단하다.

둘째 · 셋째 발가락 순서로 지압을 한다. 처음에는 천천히 하면서 힘을 주었다 뺐다 하면

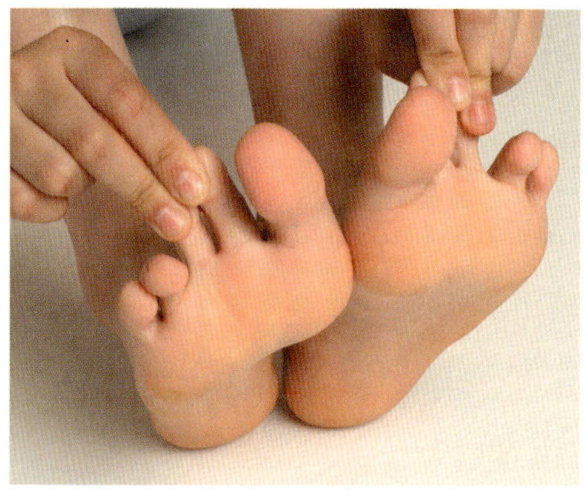

서 아픈 정도를 알아본 다음 적당한 압력으로 눌러준다. 양손을 깍지 끼고 눈 주위를 가만히 눌러주어도 기분이 좋아진다. 발의 자극점은 아니지만 눈의 피로에는 귓볼을 아래로 20번 정도 잡아 당겨도 효과가 있다.

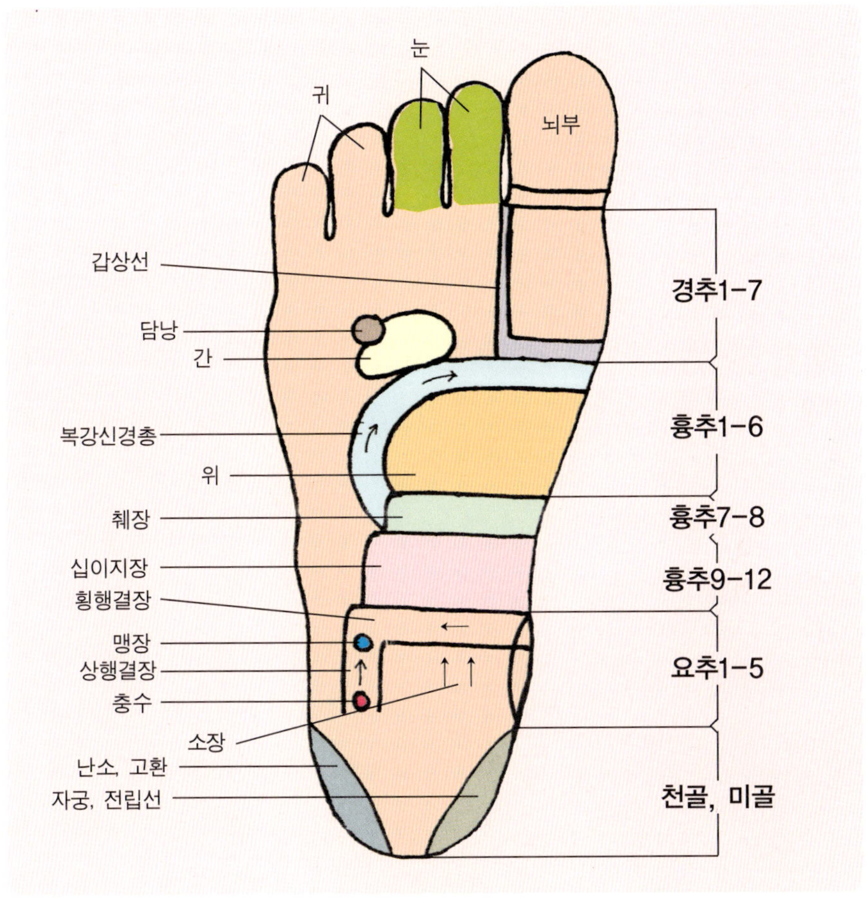

〈오른쪽 발바닥〉

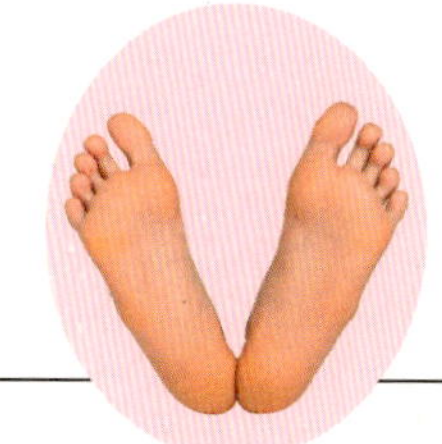

비만 다스리는 발 자극요법

오늘날 비만은 인류 공공의 적이다. 비만이 초래하는 크고 작은 폐해 때문이다. 실제로 비만은 고혈압이나 당뇨병 등 각종 성인병을 유발하는 주범으로 알려져 있어 경각심이 높다.

밥 한끼를 먹을 때도 가장 먼저 칼로리를 떠올리는 것이 현대인의 모습이다. 늘어난 뱃살을 쥐어잡고 절망하기도 한다. 이 모두는 현대인의 걱정거리 비만이 몰고온 이 시대 자화상이다. 성인 10명 중 3명이 소위 '뚱뚱해서' 고통을 받고 있다. 이것은 비단 우리나라에 국한된 문제가 아니

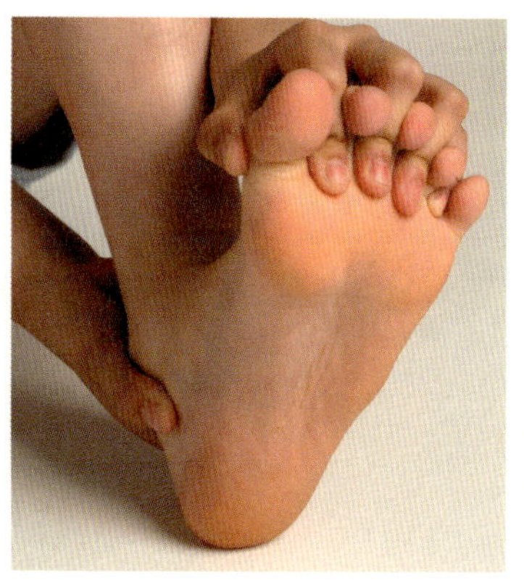

다. 전 세계적인 추세다. 그래서 비만은 오늘날 인류 공공의 적이 되고 있다.

비만이 초래하는 크고 작은 폐해 때문이다. 실제로 비만은 고혈압이나 당뇨병 등 각종 성인병을 유발하는 주범으로 알려져 있다. 따라서 비만은 반드시 해결해야 할 지상과제가 되고 있다. 이러한 비

만 체질일 때 발 자극요법을 실천하면 좋은 효과를 볼 수 있다.

비만 체질은 몸 전체의 신진대사가 나쁘기 때문에 자극점을 자극하면 신진대사가 잘 되어 살이 빠지기 쉬운 체질로 변하게 된다.

췌장과 갑상선의 자극점을 엄지손가락의 제 1관절을 살짝 구부린 부분으로 자극한다. 그런 다음 손가락을 발가락에 끼고 한 쪽 손으로 발목을 잡고 빙글빙글 50번 정도 돌려준다.

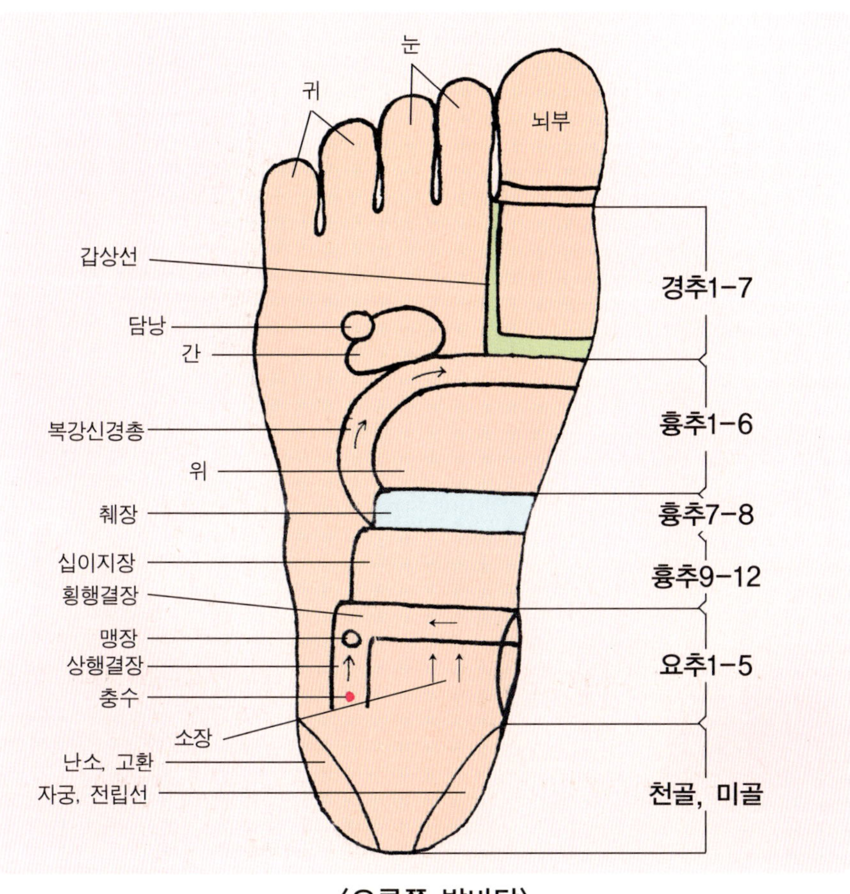

〈오른쪽 발바닥〉

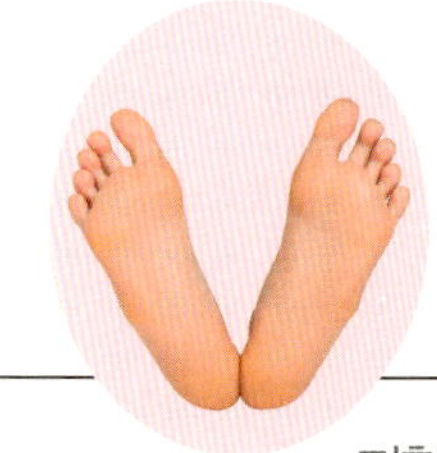

저혈압 다스리는
발 자극요법

저혈압은 최대 혈압이 90~100이하, 최소 혈압이 50~60 이하를 말한다. 일반적으로 남성보다 여성에게 더 많이 발생한다.

아침이 되어 눈이 잘 떠지지 않거나 눈을 떠도 멍할 경우 저혈압일 가능성이 높다. 의학적으로 말하는 저혈압은 최대 혈압이 90~100 이하, 최소 혈압이 50~60 이하를 말한다.

저혈압의 특징은 두통, 현기증, 숨쉬기가 힘들다. 또 다리나 허리가 차갑고 심한 피로감을 느낀다. 일반적으로 남성보다 여성에게 많으며 체질적으로 허약한 사람, 위장의 기능이 약한 사람에게 많이 나타난다.

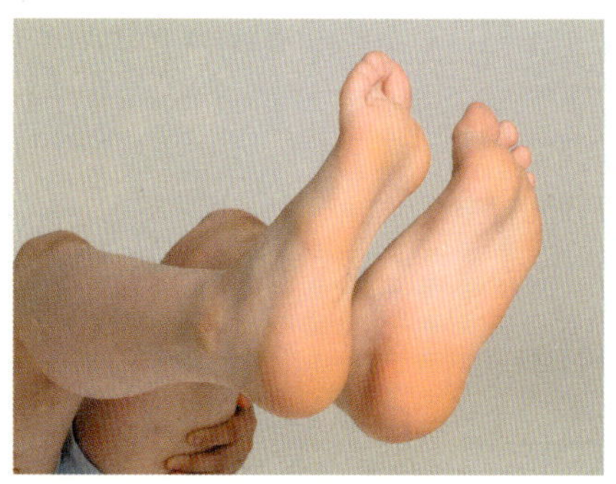

이러한 저혈압을 개선하려면 가장 먼저 편식을 없애는 것이 중요하다. 양질의 단백질 섭취에 유의하고 소화가 잘 되는 음식을 먹어

야 한다. 특히 평소 발 자극요법을 꾸준히 실천하면 좋은 효과를 볼 수 있다. 하는 요령도 간단하다.

발목은 안쪽으로 돌리고 다시 바깥쪽으로 돌리는 것을 50~100번 정도 매일 실시하면 매우 효과적이다. 생식기 자극점을 봉으로 약간 세게 자극해 주어도 좋다.

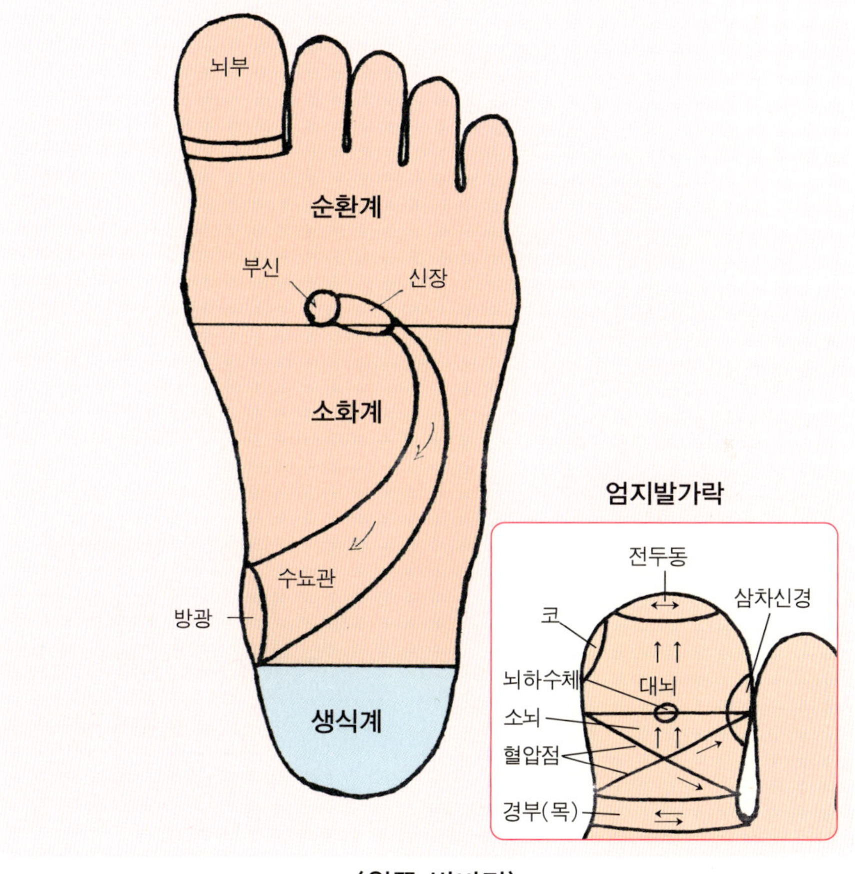

〈왼쪽 발바닥〉

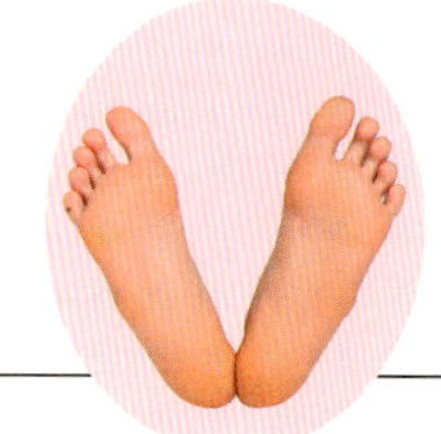

관절염 다스리는
발 자극요법

관절염은 주로 무리하게 관절을 많이 쓰는 부위에서 잘 일어난다. 이를 예방하려면 쪼그려 앉거나 무거운 것을 많이 드는 것을 피해야 한다.

간혹 우리 주변에서 손가락이나 발가락, 혹은 무릎관절 등이 불거져 나온 경우를 본 적이 있을 것이다. 이는 여러 가지 원인에 의해 관절의 변형이 일어난 경우로 일반적으로 관절염이라고 한다.

주로 무리하게 관절을 많이 쓰는 부위에서 잘 일어나는데 평소 이를 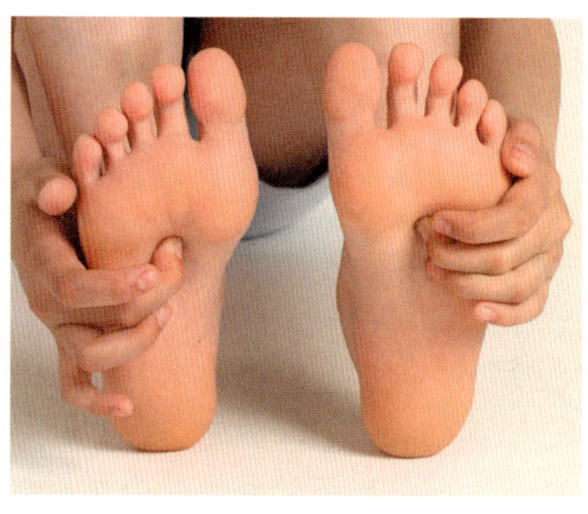 예방하기 위해서는 쪼그리고 앉아서 일을 하거나 무거운 것을 많이 드는 것을 피해야 한다. 비만한 경우는 반드시 살을 빼야 한다. 특히 평소 발 자극 요법을 꾸준히 실천하는 것도 관절염 증상 개선에 도움이 된다. 하는 요령은 우선 발 전체를 부드럽게 풀어준 다음 용천혈을 눌러준다. 횡격막 선, 팔, 어깨, 엉덩이, 무릎, 다리, 척추, 부갑상선, 간, 신장, 부신, 등에 해당하는 자극점을 차례로 자극한다. 다시 발 전체를 풀어주고 용천혈을 누르면서 마무리한다.

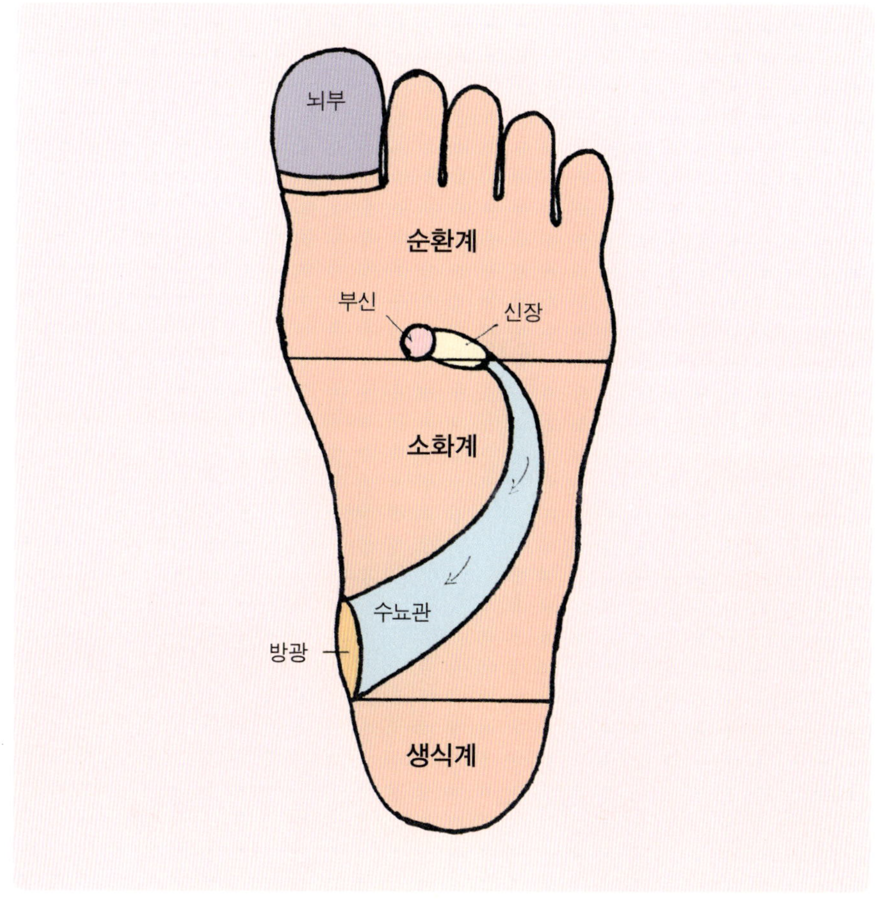

〈왼쪽 발바닥〉

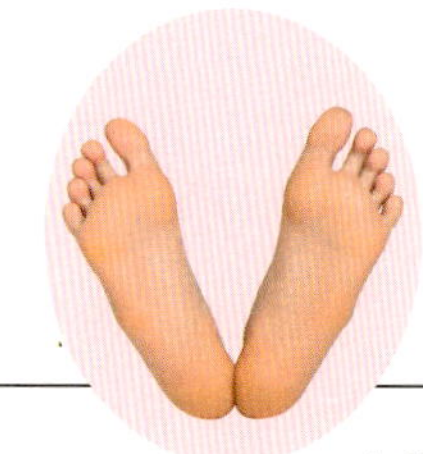

소화가 안될 때
발 자극요법

소화불량이나 급체는 대부분 과식과 과음, 폭식 등 불규칙적이
고 무절제한 식사습관이 주요 원인이다.

조금만 먹어도 소화가 잘 되지 않으면서 속이 거북한 증상은 일상생활
에서 자주 나타나는 아주 흔한 증상이다. 대부분 과식과 과음, 폭식 등

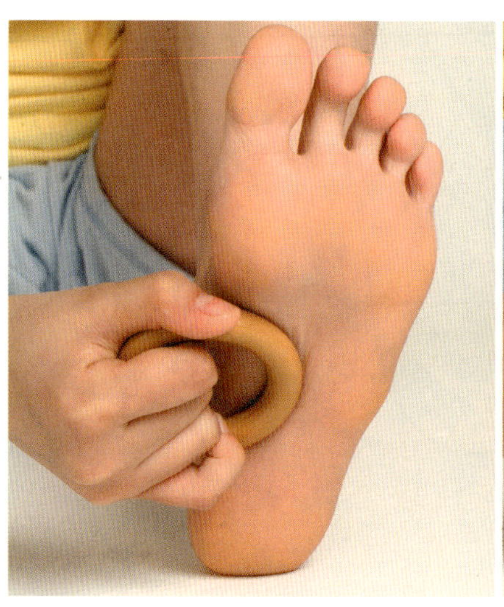

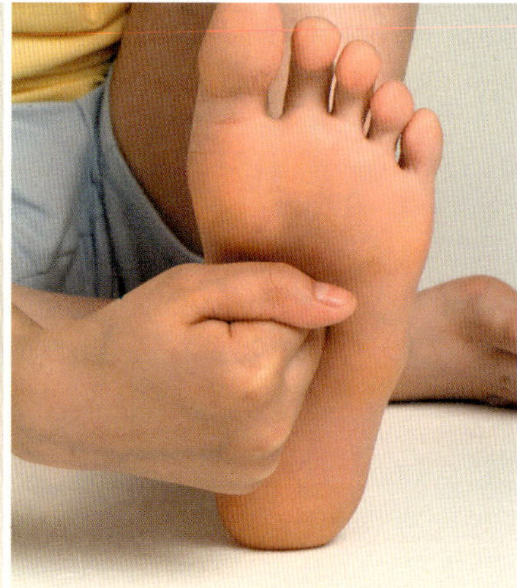

불규칙적이고 무절제한 식사습관이 원인이 된다.

이러한 소화불량을 예방하기 위해서는 무엇보다 올바른 식습관, 편식하지 않는 식습관을 기르는 것이 중요하다. 특히 소화가 잘 안 되거나 급체가 나타났을 때 발 자극요법을 실천하면 빠른 효과를 볼 수 있다.

하는 요령은 손가락을 구부려 손마디로 발의 안쪽을 10~20회 정도 강하게 긁어준다. 같은 부위를 두 손의 엄지손가락을 이용해 10~20초 정도 꾹꾹 눌러준다. 병 뚜껑이나 모서리가 있는 물건으로 발가락 쪽에서 발 뒤꿈치 쪽으로 마사지해 나간다. 볼펜같이 뽀족한 물건을 이용해서 발 안쪽에서 앞뒤로 밀어주어도 효과적이다.

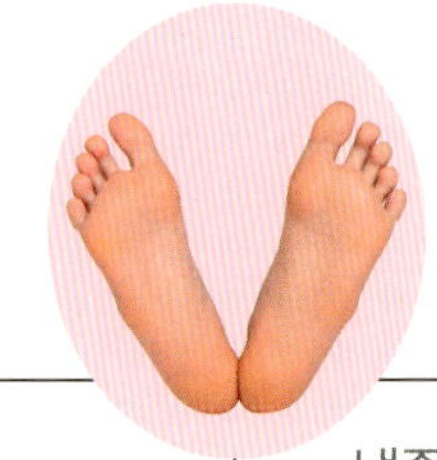

냉증 다스리는
발 자극요법

냉증은 혈액순환과 관계되기 때문에 발바닥 전체를 잘 주물러 주어야 한다. 발목을 돌려주어도 증상 개선에 도움이 된다.

유난히 손발이 찬 사람이 있다. 이런 사람은 십중팔구 자궁에 이상이 있으며 임신도 잘 되지 않는다. 이러한 냉증은 전신적인 순환장애의 일종이라고 할 수 있다. 따라서 냉증을 개선하려면 평소 복식호흡을 철저히 하고 몸의 체온을 상승시켜 주어야 한다.

이때 발 자극요법을 꾸준히 실천하는 것은 아무런 부작용 없이 좋은 효과를 볼 수 있는 방법이다.

냉증은 혈액순환과 관계되기 때문에 발바닥 전체를 잘 주물러 주어야 한다. 발목을 잘 돌

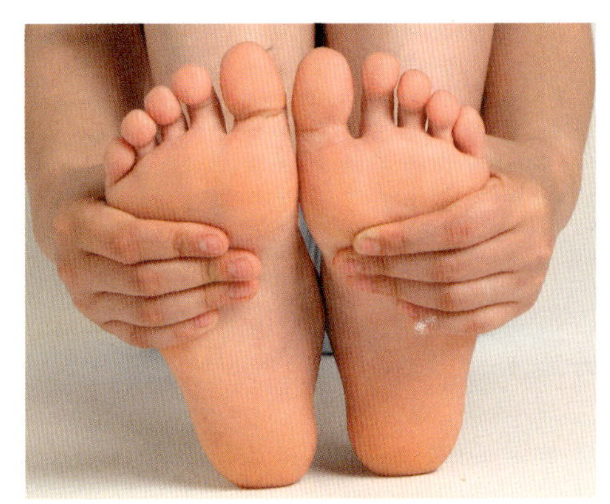

려주는 것도 효과가 있다. 신장, 간장, 목의 자극점을 자극해 주고 기본 부분인 부신, 신장, 방광, 수뇨관의 자극점도 함께 자극해 준다.

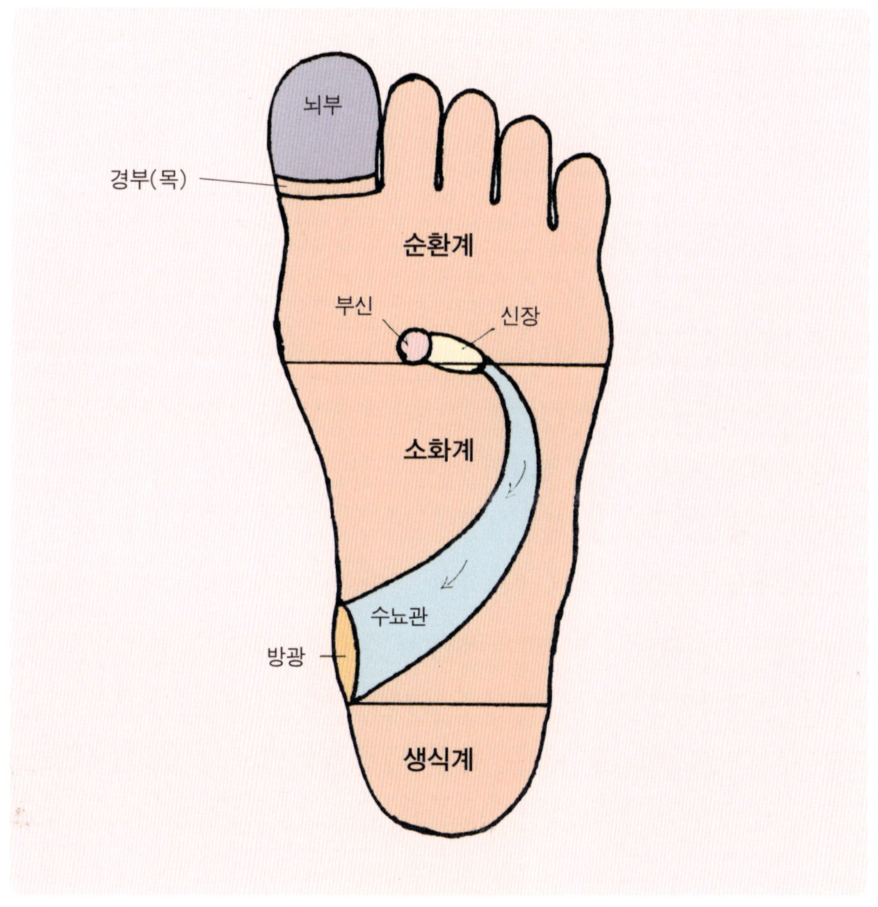

〈왼쪽 발바닥〉

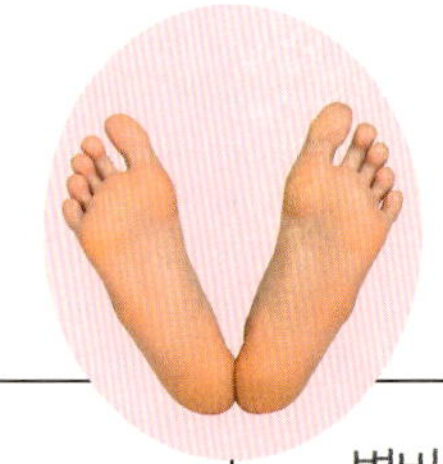

변비 다스리는
발 자극요법

변비는 대부분 대장의 기능에 이상이 생겨 발생한다. 이러한 변비에 발 자극요법은 좋은 효과가 있다. 특히 엄지발가락의 바닥을 강하게 자극해주면 좋다.

현대인들의 건강을 위협하는 요소는 참으로 많다. 변비도 그 중의 하나다. 대변이 막히고 배설이 잘 안 되는 불통상태로 배변시간이 길어지거나 대변을 보고 싶어도 배설이 안 되는 병증을 말한다.

이러한 변비는 대부분 대장의 기능에 이상이 생겨서 변이 장 속에 너무 오랫동안 정체됨으로써 발생하게 된다. 그 결과 변의 수분이 재흡수되어 변이 건조해지고 딱딱하게 되어 대변 배설이 안 되는 것이다.

이를 예방하기 위해서는 음식물 섭취가 가장 중요하다. 기름진 음식, 튀긴 음식, 매운 음식을 피하고 잡곡이나 채소를 많이 먹어야 한다.

특히 평소 발 자극요법을 꾸준히 실천하는 것도 변비 증상 개선에 도움이 된다. 하는 요령은 엄지발가락의 바닥을 이용해서 위로 주물러 주거나 눌러준다. 이 부분은 효과가 높은 자극점이므로 약간 세게 눌러준

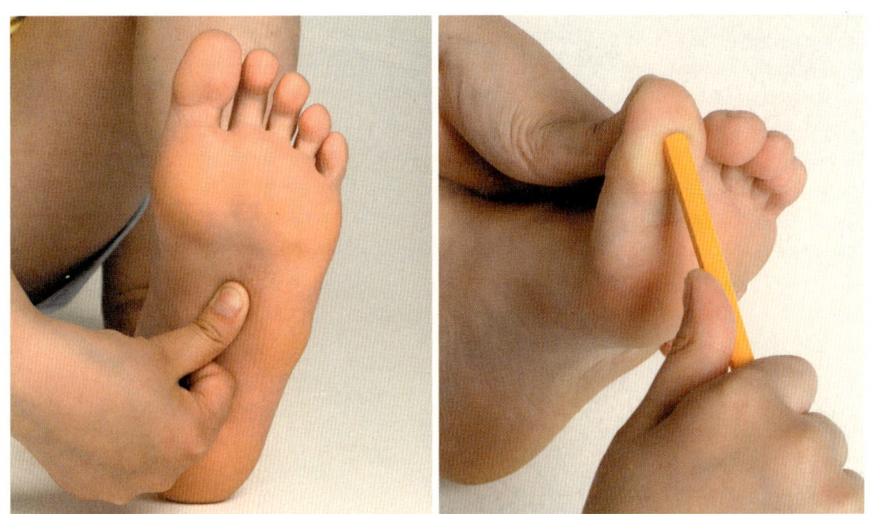

다. 엄지손가락으로 발 가운데에서부터 아래를 향해 잘 눌러주어도 좋은

효과가 있다.

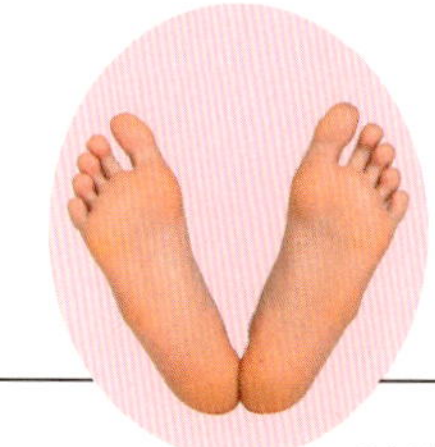

생리통 다스리는 발 자극요법

여성의 절반 이상이 고통받고 있는 생리통은 몸의 순환 불량이 주요 원인이다. 따라서 발 자극요법은 생리통 개선에 특히 효과적이다.

여성이라면 누구나 한 번쯤 생리 전후 불쾌한 통증으로 괴로웠던 적이 있을 것이다. 한 통계 자료에 의하면 여성의 절반 이상이 생리 전후 크고 작은 생리통 증상을 경험하는 것으로 알려져 있다.

이러한 생리통을 예방하려면 몸의 순환 불량을 개선하고 긴장을 풀어 주며 정서적 안정을 취하여 호르몬 분비를 정상으로 돌려놓는 것이 중요하다. 그 방법의 하나로 발 자극요법은 아주 좋은 효과가 있는 자연요법이라 할 수 있다.

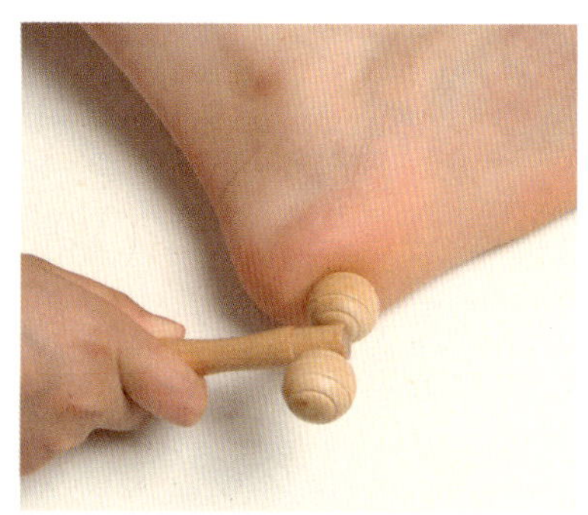

생식기 자극점은 발 뒤꿈치 부분인데, 피부가 두껍기 때문에 손 대신 봉으로 가볍게 두드려준다. 발 안쪽의 복

숭아뼈, 바깥쪽의 복숭아뼈 아래에 있는 자궁과 난소의 자극점을 손가락으로 주물러 주어도 좋다.

주의할 점은 자궁의 자극점을 자극할 때에는 한 번에 2분 정도 그대로 눌러주고 누르기가 끝나면 잠깐 쉬었다가 다시 그 부분을 눌러준다. 발목 자극점도 이와 같은 방법으로 2~3분 정도 자극한다.

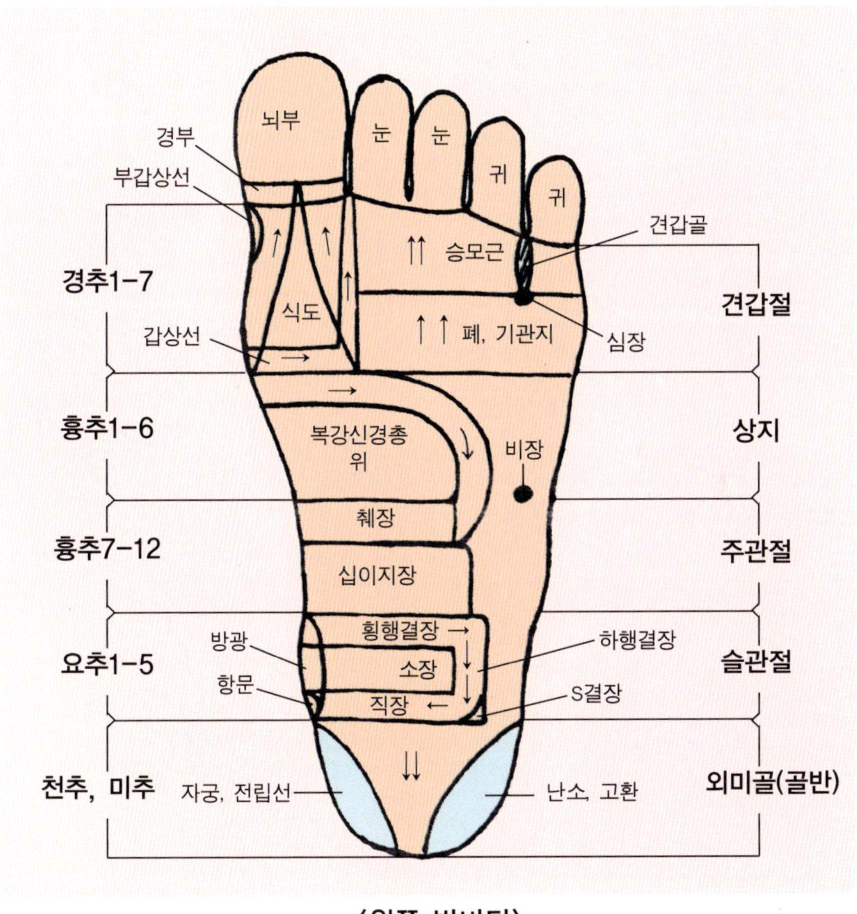

〈왼쪽 발바닥〉

제 8 장

각종 질병에 도움이 되는 발 자극법

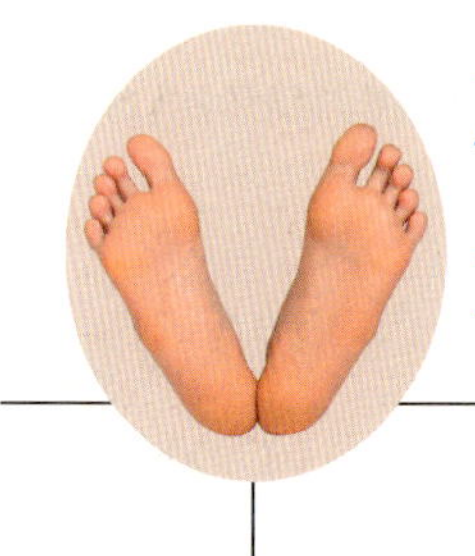

지긋지긋
편두통일 때

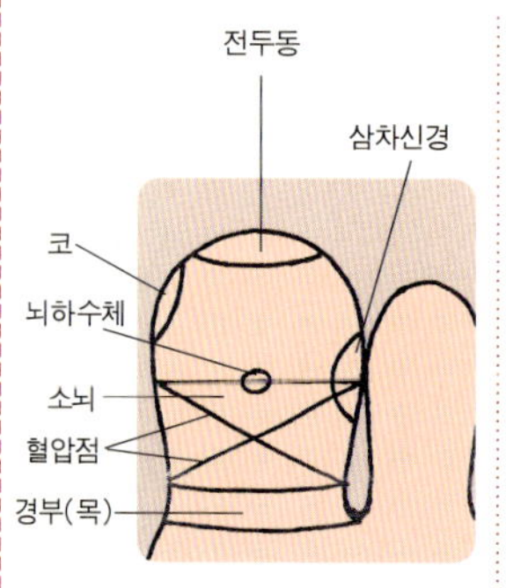

엄지발가락의 안쪽에 있는 측두부 삼차신경의 자극점을 주무른다. 이것은 삼차신경의 통증, 말하자면 안면신경통에 효과가 있는 곳이기 때문에 편두통 외에 눈이나 귀가 아픈 경우, 불면증에도 효과가 있다. 얼굴의 오른쪽 반이 아프면 왼발을, 왼쪽 반이 아프면 오른발을 주무른다.

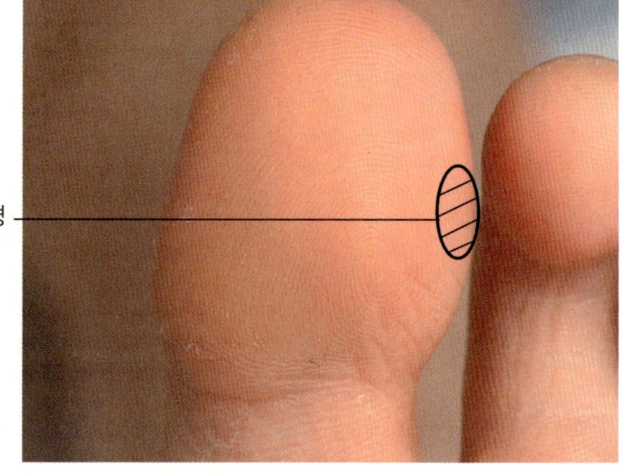

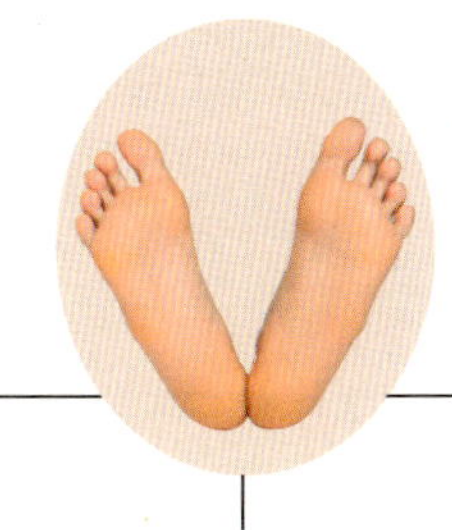

피부에 윤기가 없을 때

뇌하수체는 내분비를 활발하게 한다. 호르몬 분비를 총괄하고 있으며 기능을 회복시켜 호르몬 분비를 촉진시킨다. 발육부진, 지나치게 마르는 증세, 불감증과도 관계가 있다.

특히 피부에 윤기가 없을 때 뇌하수체를 자극하면 좋은 효과가 있다.

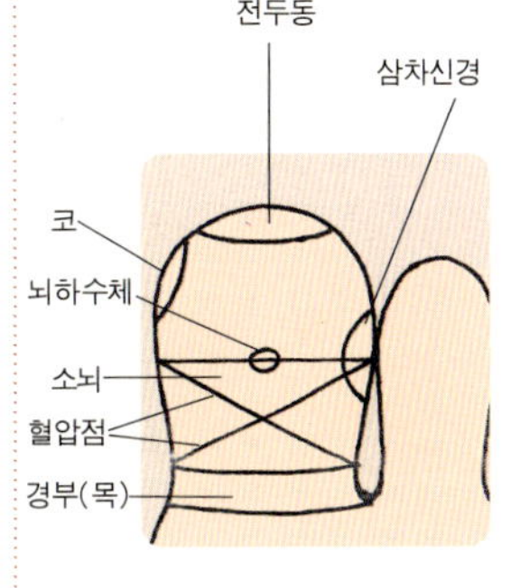

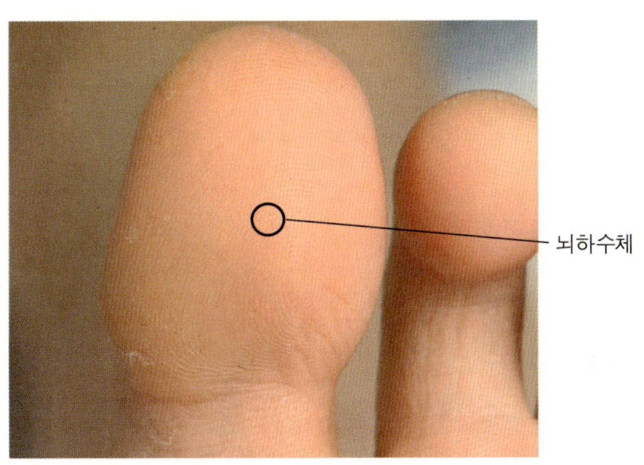

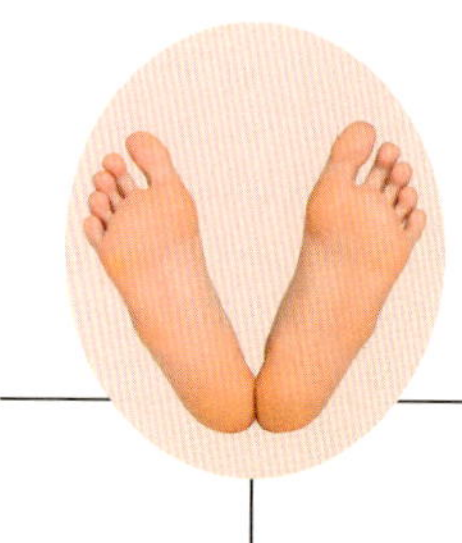

고질병
요통일 때

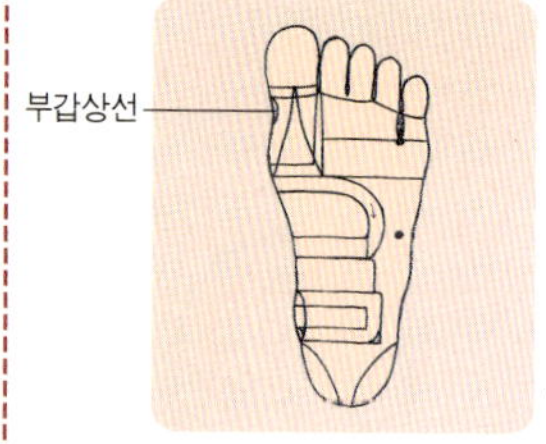

　칼슘이 정상적으로 흡수되도록 칼슘의 신진대사를 컨트롤하고 있는 부갑상선이 약해졌기 때문에 요통이 생긴다. 칼슘이 정상적으로 흡수될 수 있도록 부갑상선의 자극점을 자극하면 요통 증상을 완화시킬 수 있다.

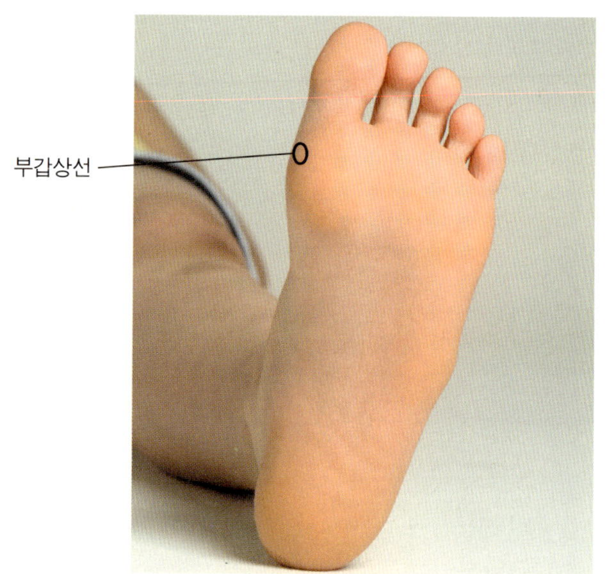

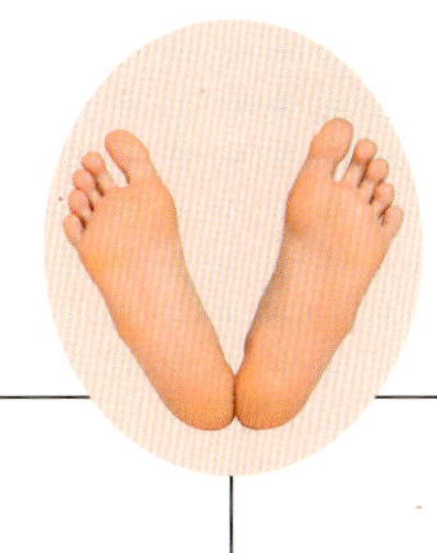

편도선염으로
아플 때

엄지발가락의 등쪽에서 보아 뼈의 양 옆에 있는 것
이 편도선의 자극점이다. 양손의 엄지손가락을 이용
해 이곳을 주무르면 편도선의 염증을 억제시키는 효
과가 있다.

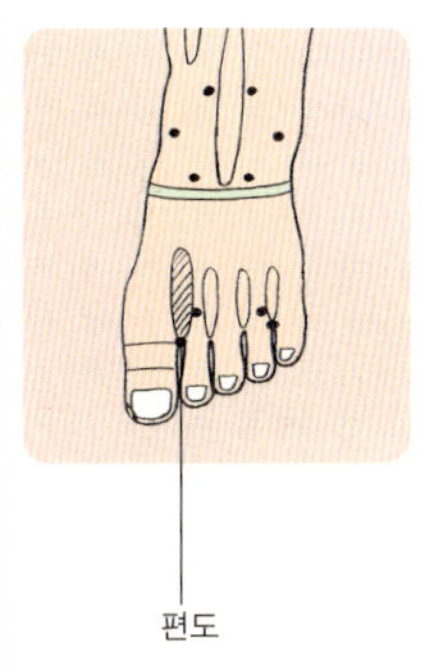

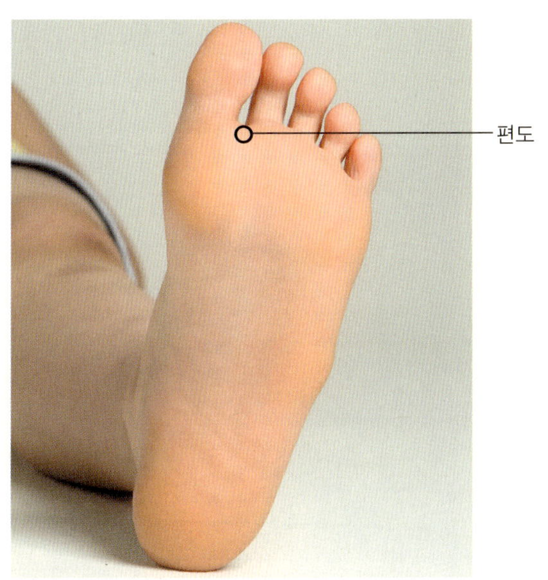

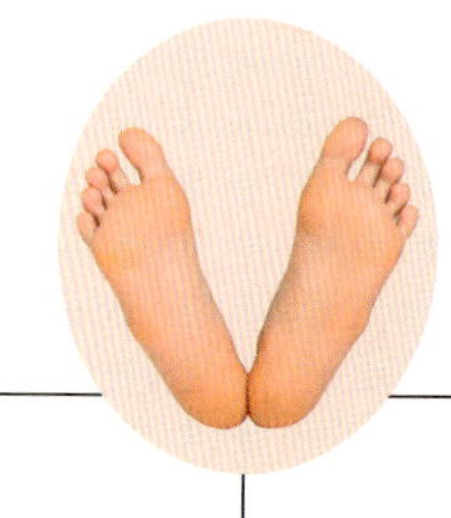

어깨 · 목의 통증이 심할 때

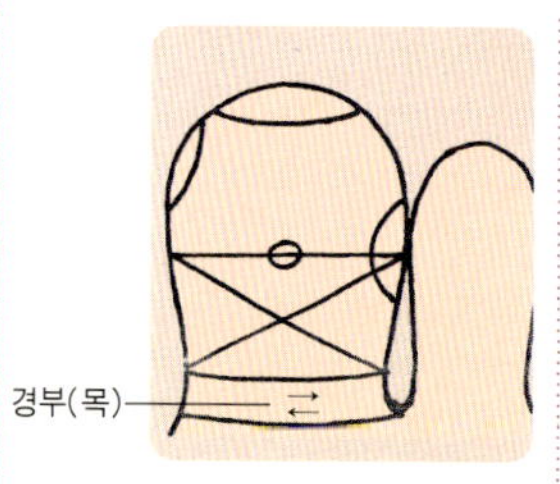

　어깨와 목의 통증이 심할 때는 경부의 혈액순환을 좋게 하면 효과를 볼 수 있다.

　경부는 구두에 의해 꼭 조여지기 쉬운 곳이므로 어깨와 목이 심하게 아프면 이곳에 틀림없이 응어리가 있을 것이다. 주물러서 혈액순환을 좋게 해주도록 한다. 구두가 너무 꼭 조여지지 않도록 체크한다.

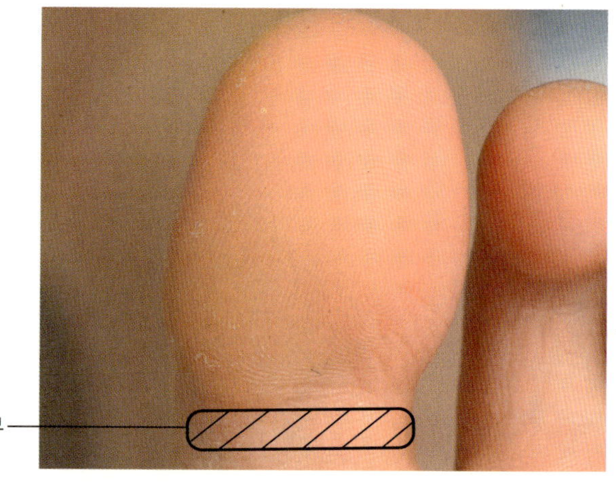

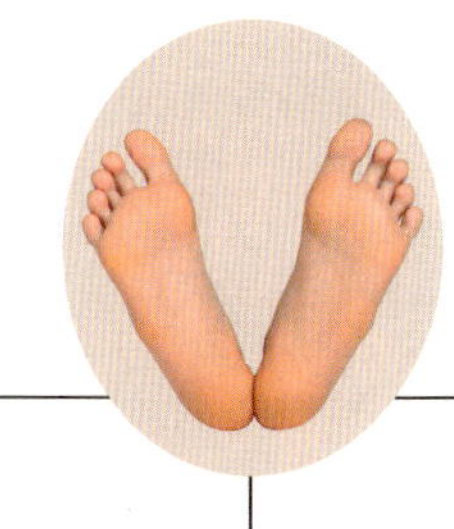

감기에
잘 걸릴 때

코의 점막을 강하게 해야 하는데 그러려면 비골의 위, 비강의 바로 뒤에 있는 좌우 한 쌍의 전두동의 자극점을 주무른다. 이곳에 더러움이 괴면 감기에 잘 걸릴 뿐 아니라, 눈이나 귀가 약해지고 기억력이 감퇴하는 증상도 나타난다.

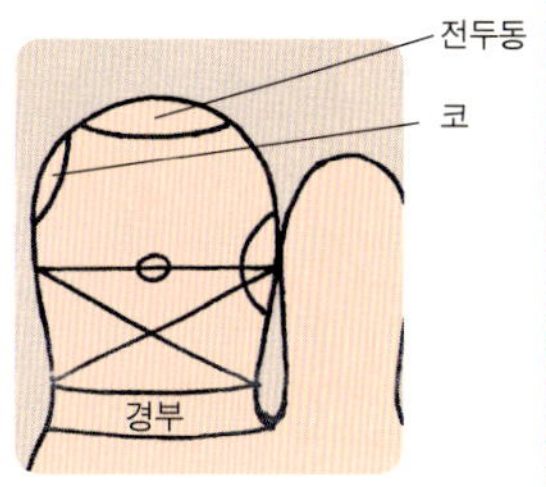

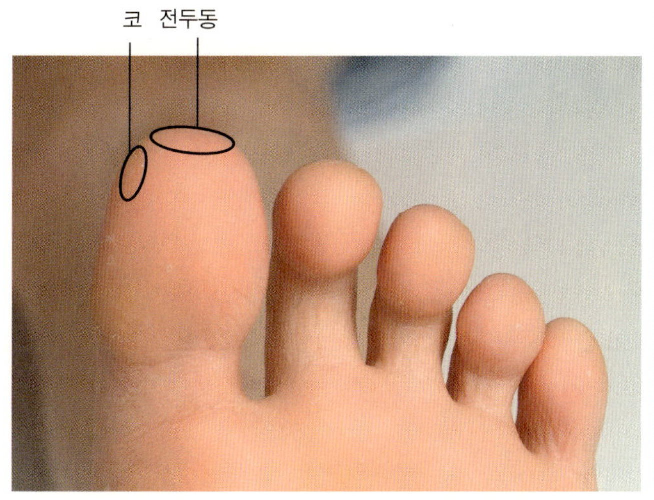

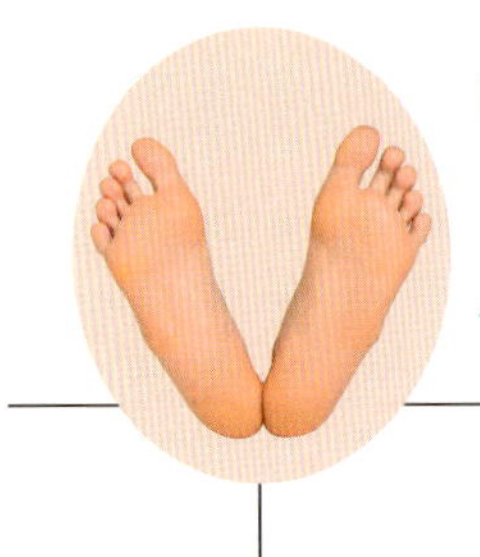

만성피로가
심할 때

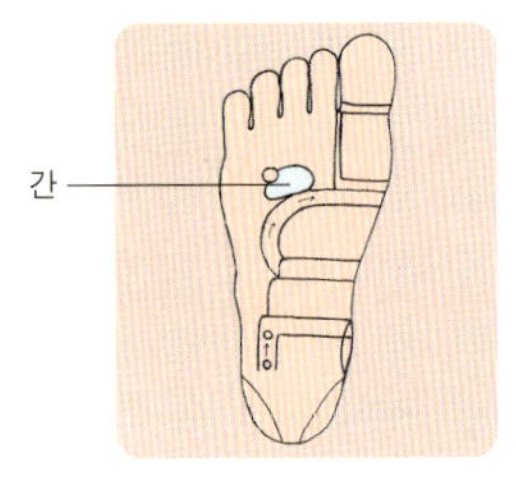

간장의 해독작용을 촉진시켜야 한다. 그러려면 오른쪽 깊은 곳에 있는 간장의 자극점을 주무르면 된다. 발가락을 향하여 세게 밀어 올리듯이 힘을 준다. 통증이 느껴지는 것은 간장이 약해졌을 때이다. 이픔이 사라지면 기능이 회복되었다는 증거이다.

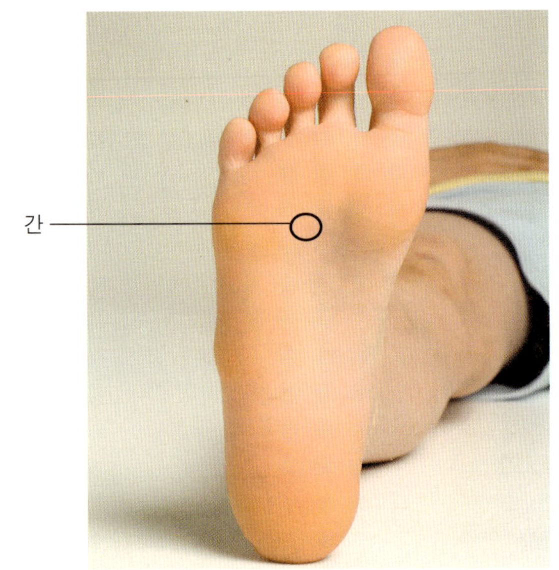

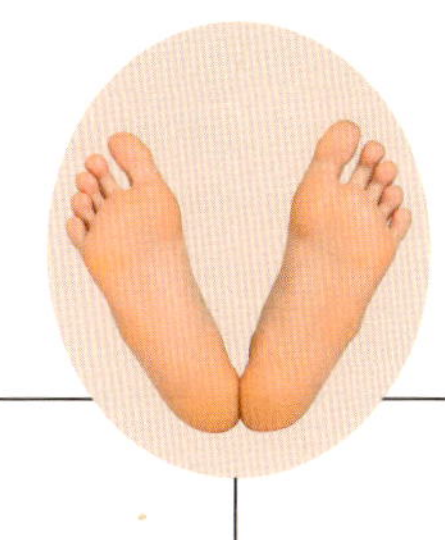

하복부 팽만으로 고생할 때

회맹판의 염증이 주요 원인이다.

충수가 약해지면 회맹판에 염증이 생기므로, 대장의 내용물이 역류하여 가스가 차고 하복부가 부풀어 복통이 일어난다. 따라서 하복부가 팽만하면 충수를 주물러 주면 좋다. 그 기능이 회복되면 통증도 가라앉고 가스도 발생하지 않는다.

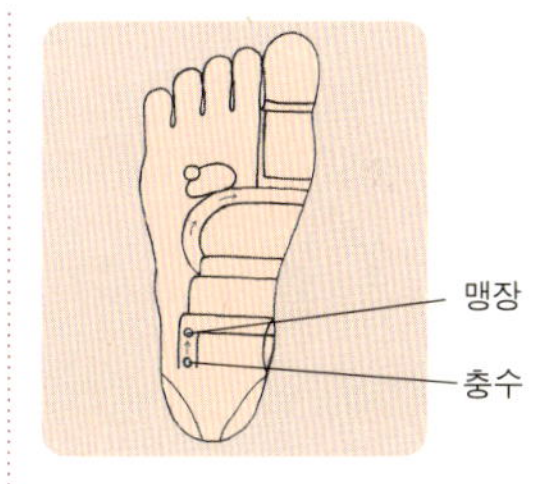

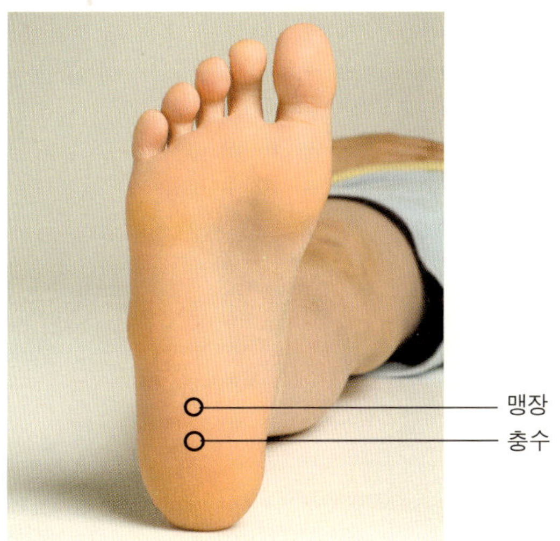

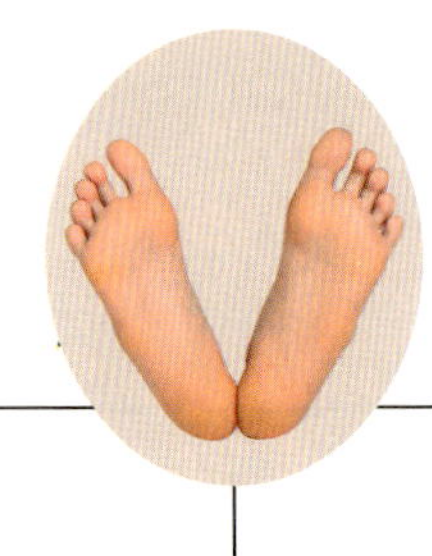

눈이 침침하고 피로할 때

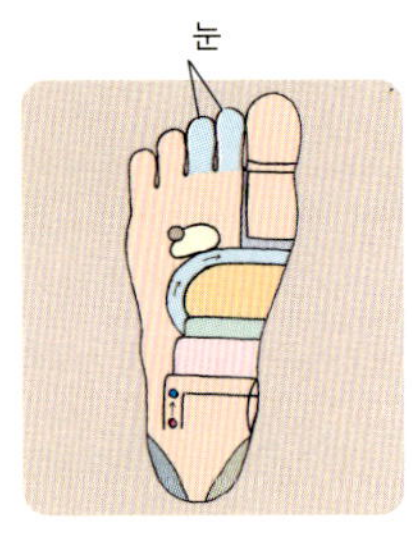

늘 눈이 침침하고 피로할 때는 눈 근육의 피로를 풀어주어야 한다.

일반적으로 둘째발가락과 셋째발가락이 시작되는 부분에 자극점이 있다. 전후 좌우 모두를 골고루 주무른다. 오른쪽 눈은 왼발의 자극점을, 왼쪽 눈은 오른쪽 자극점을 주물러 주면 눈의 피로를 말끔히 해소할 수 있다.

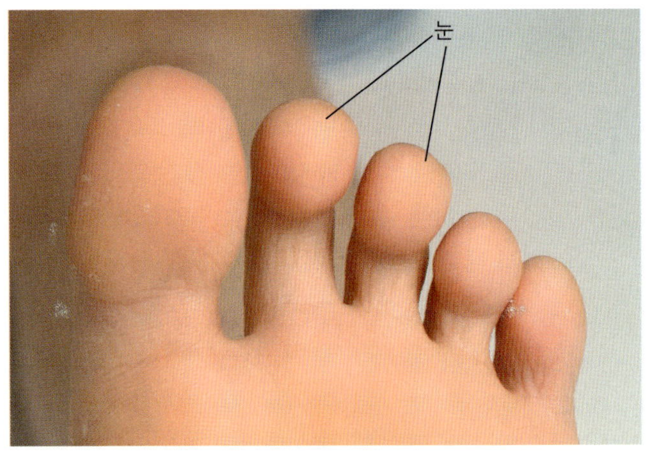

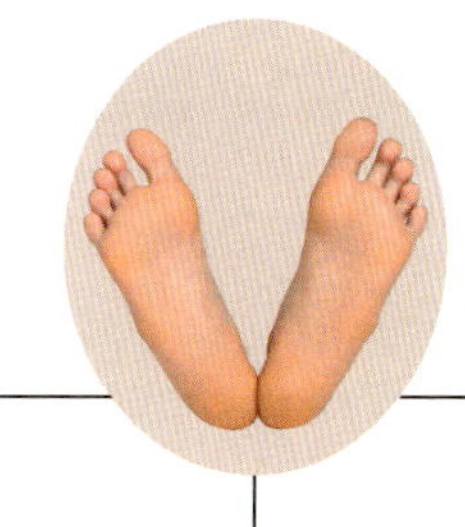

더부룩 답답~
위통이 심할 때

위 점막의 통증이 주요 원인으로 위가 나쁘면 위의 자극점에 응어리나 통증이 있다. 따라서 그 증상을 개선하려면 위 자극점을 주물러 주면 된다. 이렇게 하면 위염이나 명치가 아픈 증세, 복부 팽만감, 구토 등의 증상에도 좋은 효과가 있다.

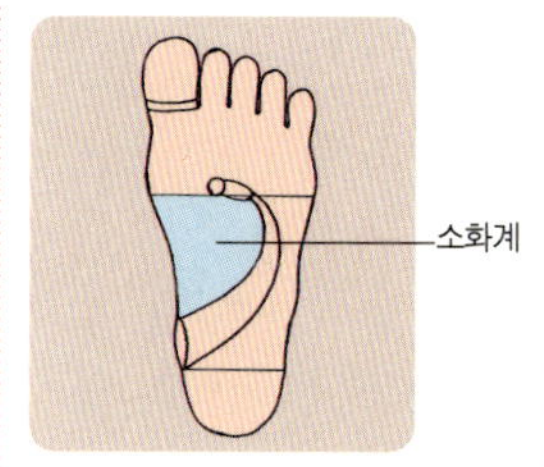

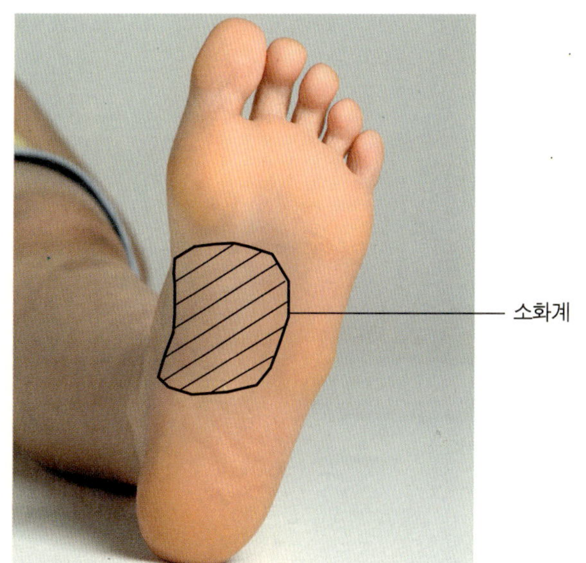

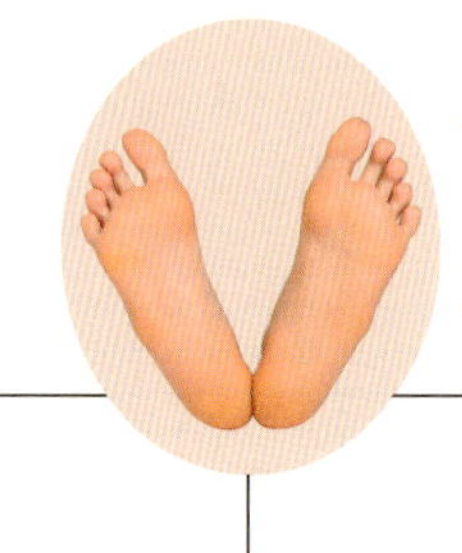

생리통이
심할 때

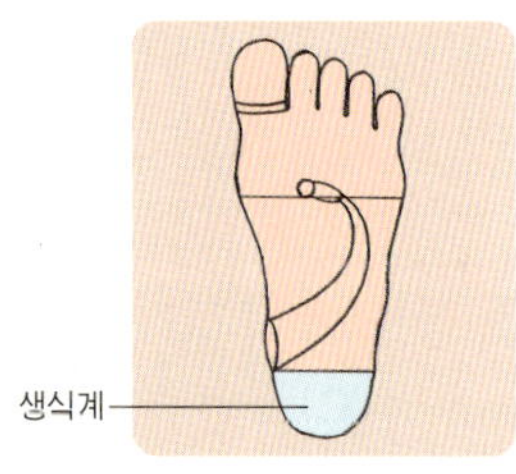

　내측 복사뼈에서 비스듬히 아래에 있는 것이 자궁의 자극점이므로 생리통이 있을 때나 질 분비물에 이상이 있을 때는 그곳을 주물러 주면 좋은 효과가 있다. 이때 발 뒤꿈치의 중앙도 함께 주무르면 효과가 더욱 좋다.

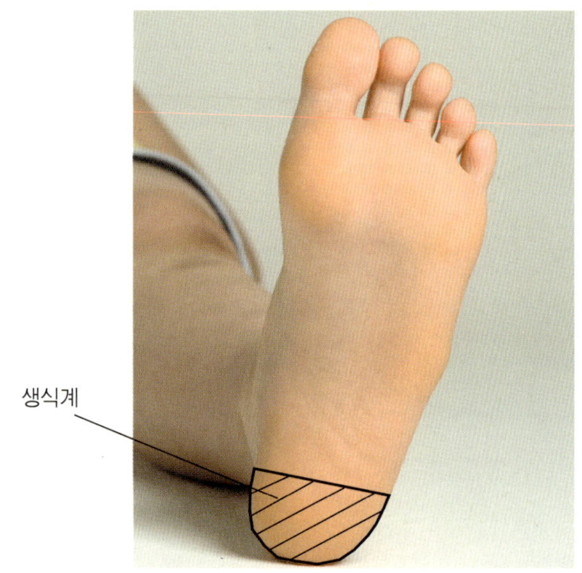

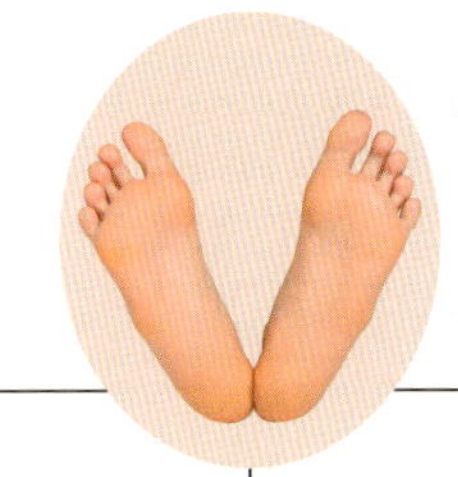

등의 통증으로
고통스러울 때

등의 통증이 나타날 때는 척추의 부담을 가볍게 해 주어야 한다. 몸을 지탱하고 있는 척추 중 머리를 받치고 있는 경추, 늑골을 받치고 있는 척추부분의 자극점을 주무르면 등의 통증에 효과가 있다. 손으로 싸듯이 하여 손가락 끝으로 힘있게 주무른다.

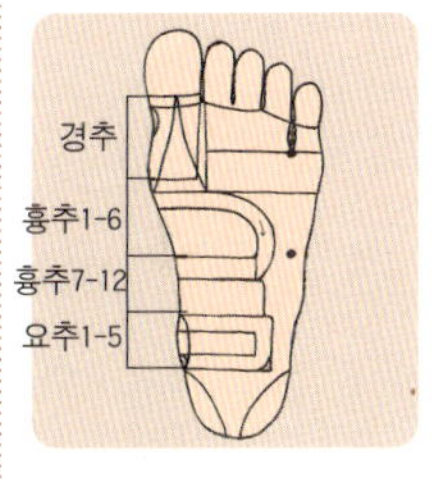

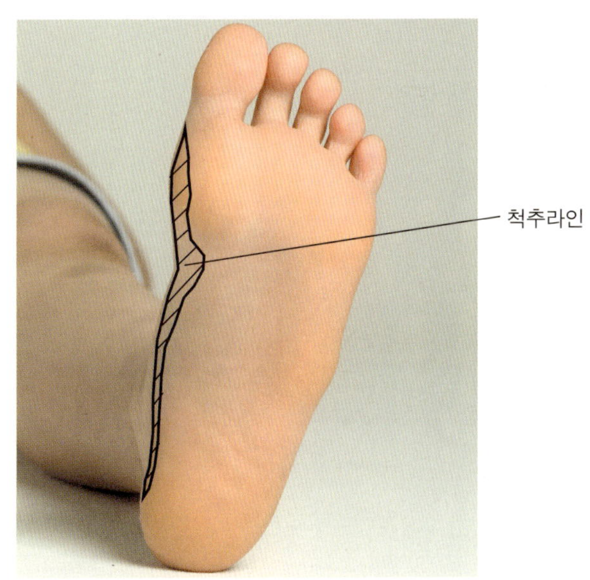

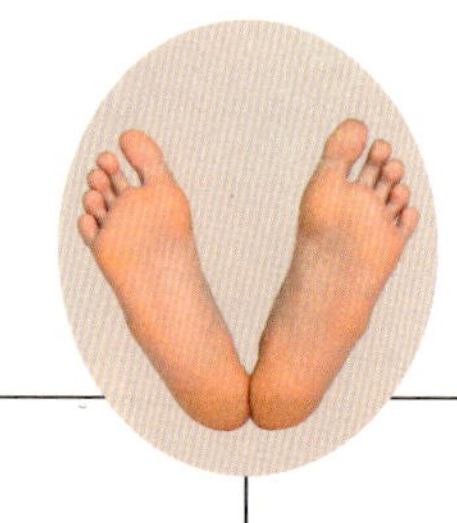

좌골신경통이 심할 때

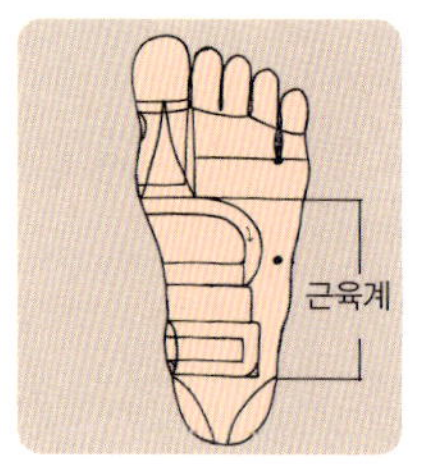

    척추의 이상이 통증을 유발하는 주요 원인이다. 따라서 좌골신경통이 나타났을 때는 발의 바깥쪽과 안쪽에 있는 고관절의 자극점을 주물러준다.

    이와 더불어 슬관절의 자극점, 척추의 자극점, 팔의 대응부분 등을 주물러도 효과적이다.

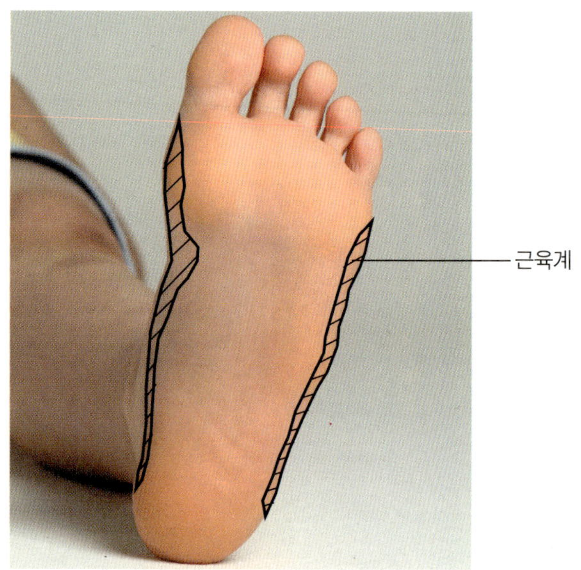

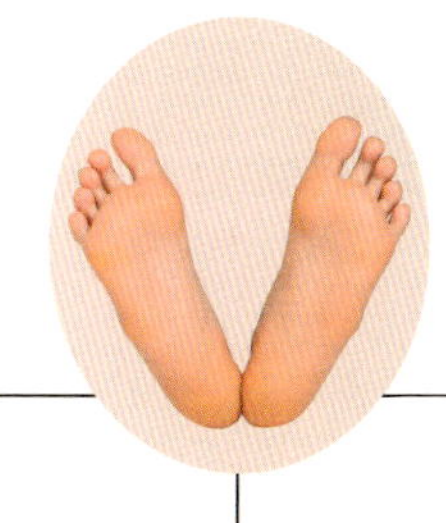

냉증이 심할 때

좌골신경을 따라 주무르면 효과적이다. 여성 특유의 냉증에는 좌골신경증에 의한 것이 있으므로 복사뼈 아래부터 장딴지, 무릎 안쪽, 무릎 바깥쪽까지 주물러 간다.

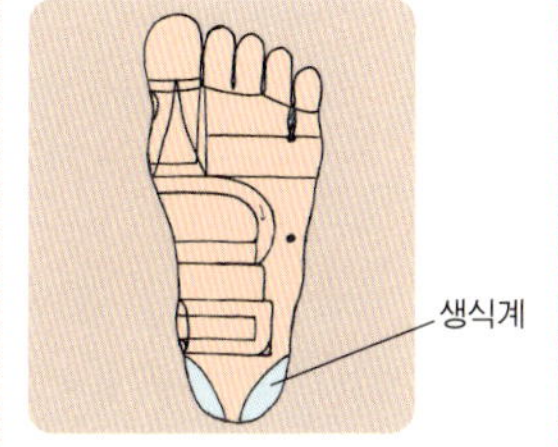

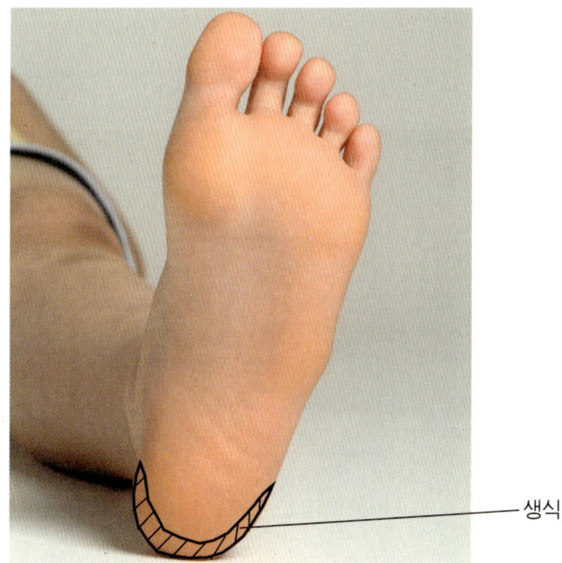

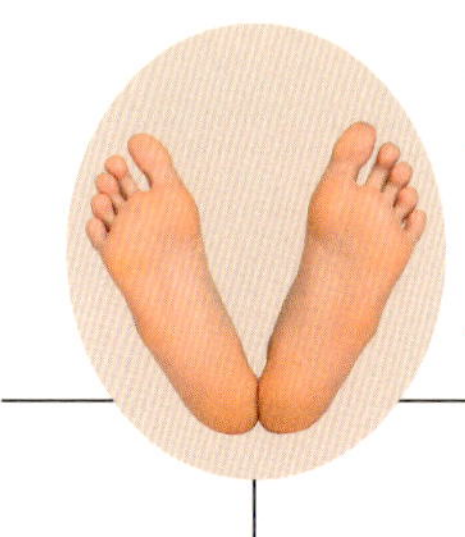

기미·주근깨로 고민일 때

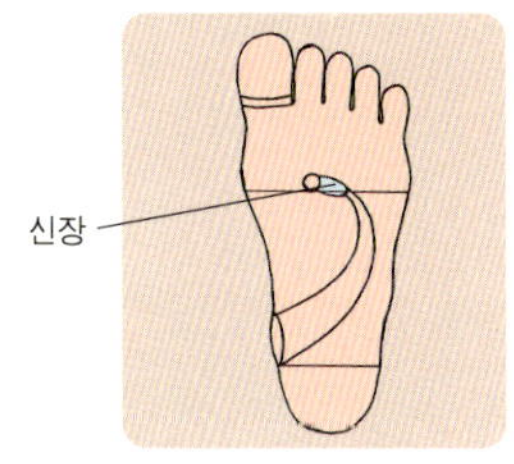

　신장의 작용이 나빠진 게 주요 원인이다. 따라서 기미, 주근깨 때문에 고민스럽다면 가장 먼저 혈액을 깨끗이 하여 신장 기능을 회복시켜야 한다.

　따라서 기미, 주근깨가 많이 있거나 안색이 좋지 않을 때, 부종이 심하고 여드름이 많이 날 때는 신상의 자극점을 자극하여 그 기능이 좋아지도록 해야 한다.

　그밖에 신부전, 요독증, 결석, 관절염, 류마티즘 등의 증상과 관계가 있을 수도 있으므로 세심한 관찰이 필요하다.

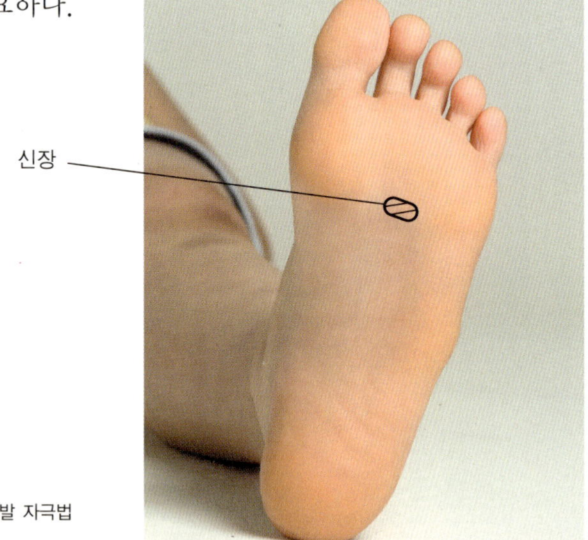

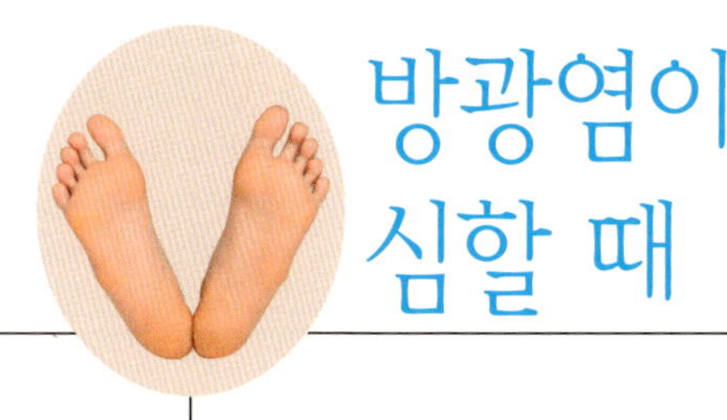

방광염이 심할 때

소변을 원활하게 배출할 수 있도록 해주는 것이 중요하다.

질뇨감이 있는 경우에는 엄지손가락을 자극점에 대고 계속해서 자극한다. 자극해도 통증이 느껴지지 않을 때까지 계속하면 자연히 증상이 사라지기 시작한다. 그밖에 방광, 요도염, 빈뇨증, 고혈압, 동맥경화 등의 증상과 관계가 있을 수도 있으므로 자세히 점검한다.

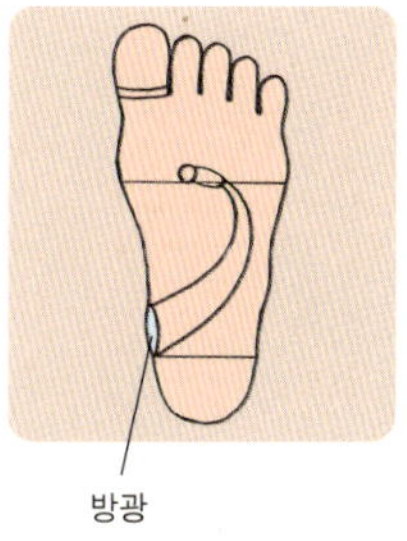

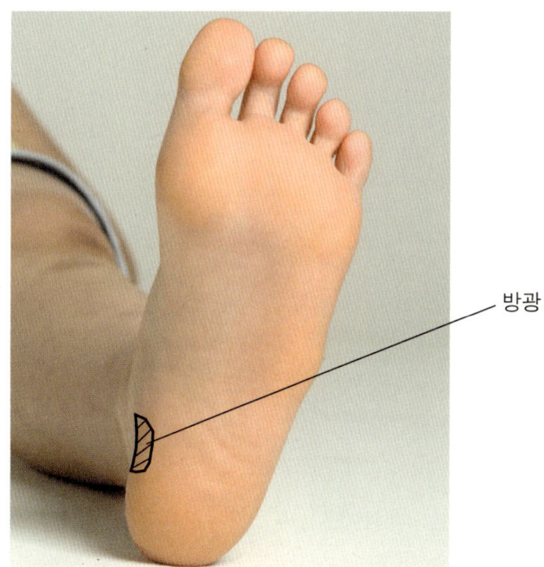

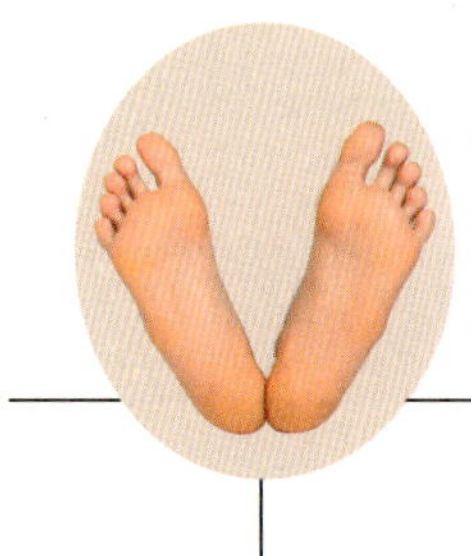

요도염으로
고통스러울 때

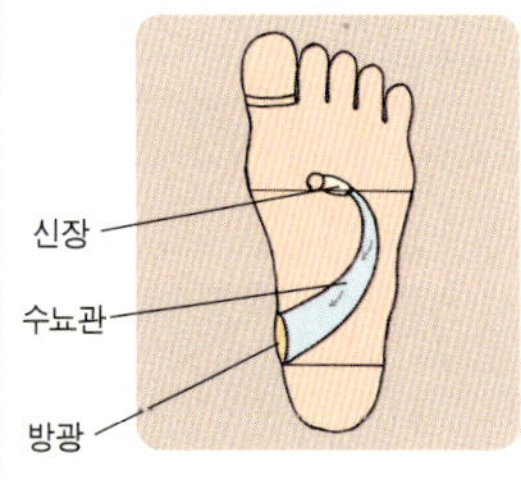

　요도는 감염되기 쉬우므로, 소변의 흐름을 좋게 해야 한다. 여성의 요도는 약 4cm로 짧아 감염증을 일으키기 쉽다. 배뇨 시에 심하게 아프고 배뇨감을 동반할 때는 요도염 자극점을 자극하면 좋아진다. 신장, 수뇨관, 방광, 요도의 순으로 노폐물이 밖으로 나오는 경로를 차례로 자극하여 노폐물을 배출시킨다.

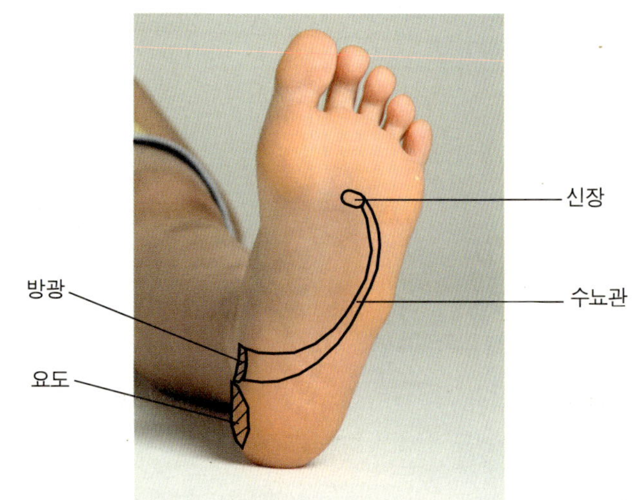

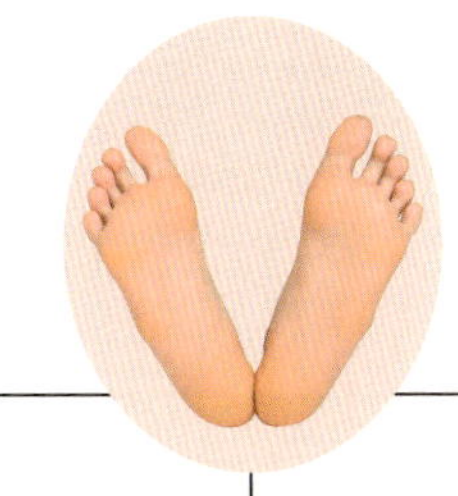

비만하거나
지나치게 마를 때

갑상선의 자극점을 주물러준다. 갑상선 호르몬의 분비기능이 약해지면 비만해지게 된다. 반대로 기능이 지나치게 활발하면 잘 먹는 데도 체중이 감소하기도 하고, 탈모, 정서불안, 무기력 등의 증상이 나타나기도 한다.

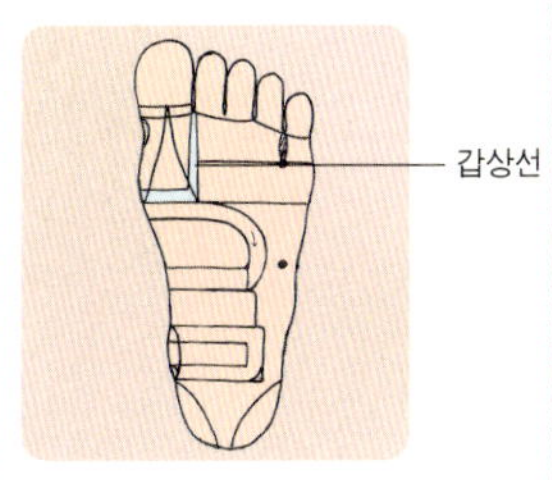

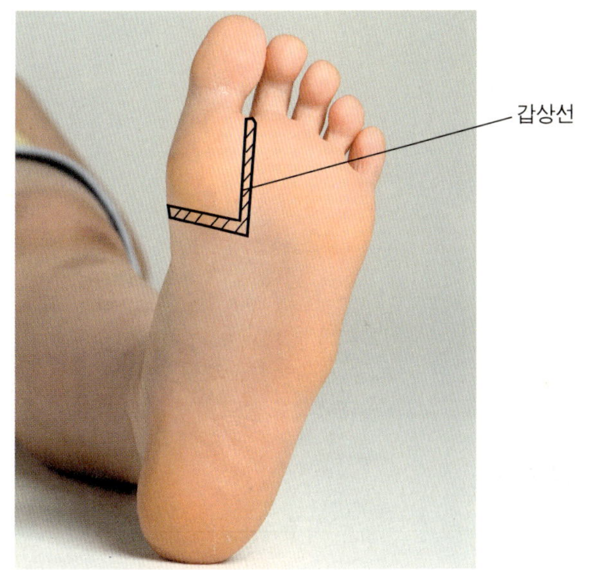

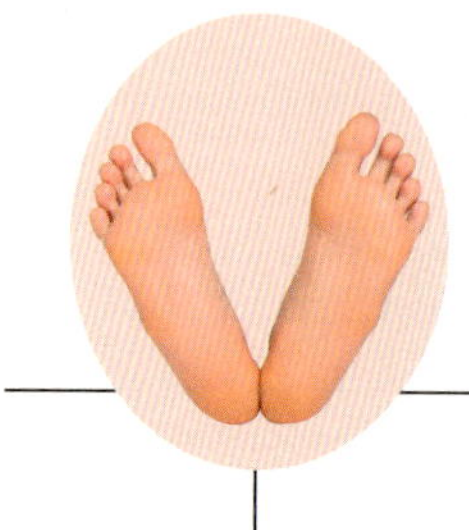

두근 두근~
심장병일 때

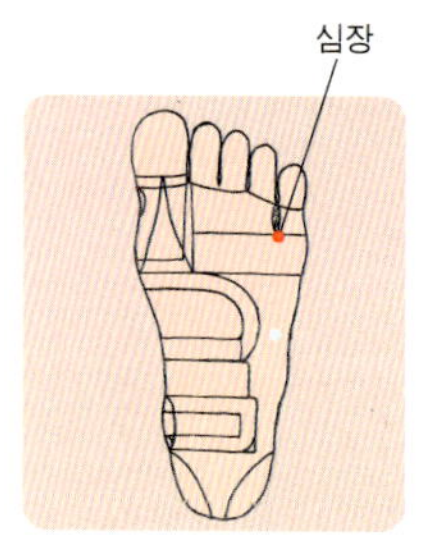

심장의 작용을 강화시켜야 한다. 왼발에 심장의 자극점이 있으므로 이 곳을 주물러 주면 좋은 효과를 볼 수 있다.

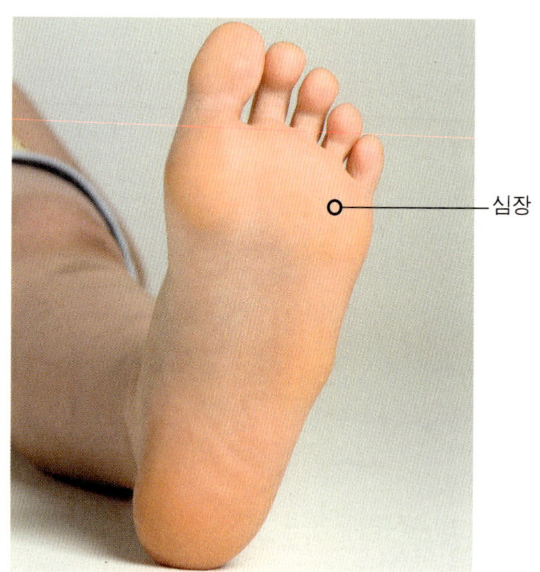

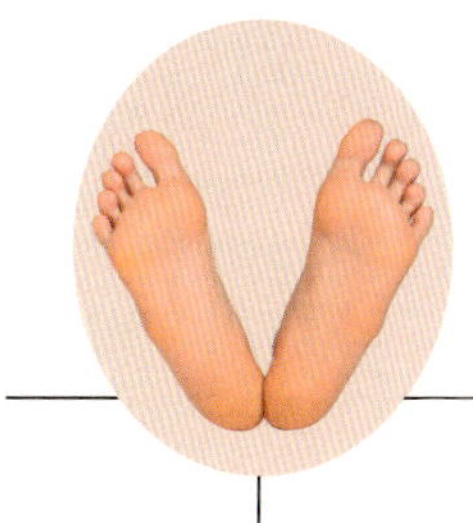

어질어질~
빈혈일 때

비장의 작용을 회복시켜 주어야 한다. 적혈구를 새롭게 하고 순환계를 컨트롤하는 비장의 자극점은 왼발에 있다. 이 곳을 주물러 주면 빈혈뿐만 아니라 고혈압, 저혈압에도 좋은 효과가 있다.

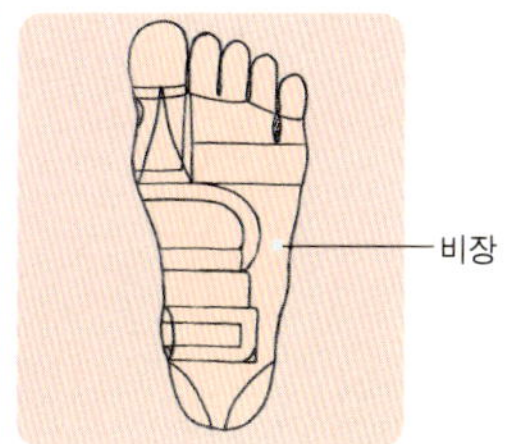

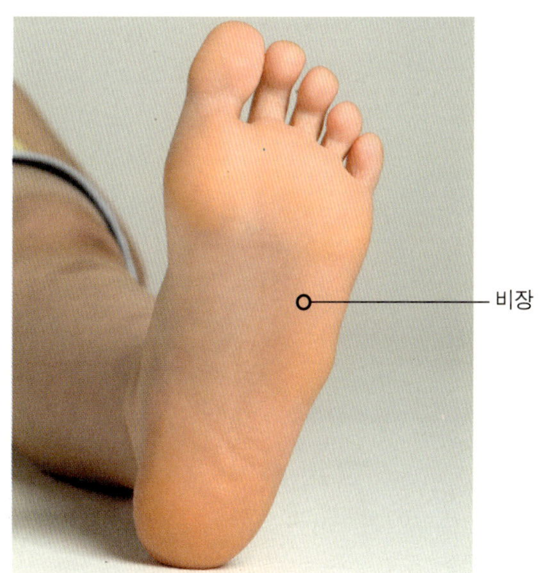

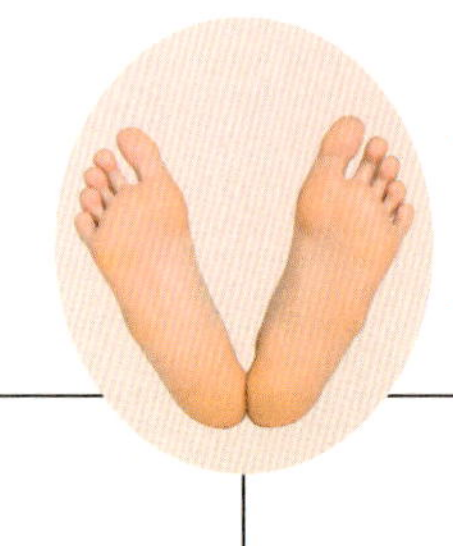

치질의 통증
심할 때

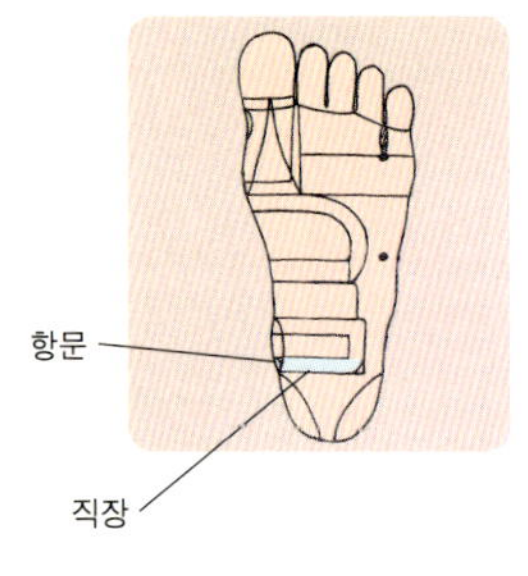

혈액순환을 좋게 해야 한다. 왼발에 있는 항문과 직장의 자극점을 주무르면 통증이 가라앉는다. 완치 되기까지는 시간이 걸리므로 끈기 있게 주물러 주어 야 한다.

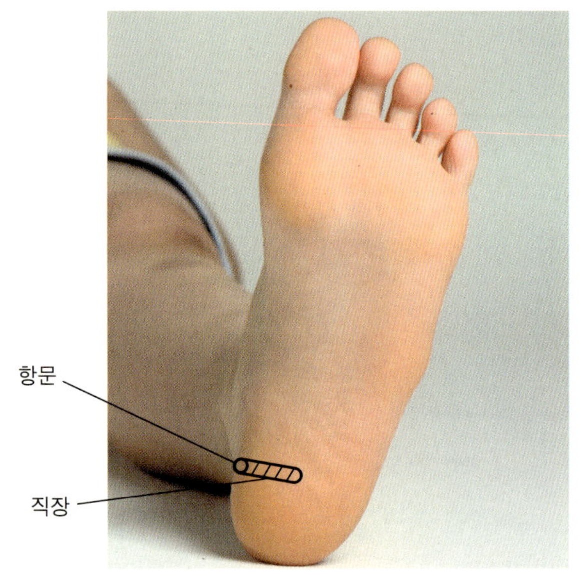

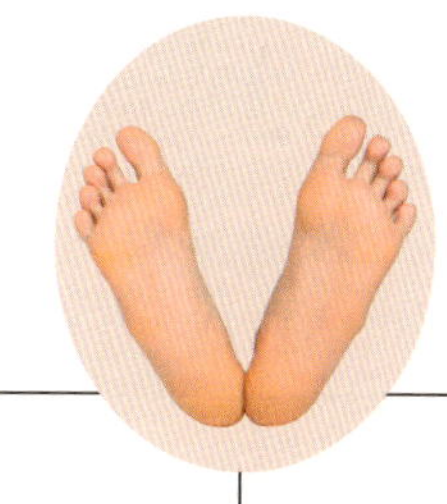

고질적인 만성병
좌골염일 때

미골이 상하면 좌골염이나 좌골신경통이 생기는 수가 있다. 특히 여성은 넘어질 때 엉덩이를 부딪쳐 미골을 다치기 쉽다.

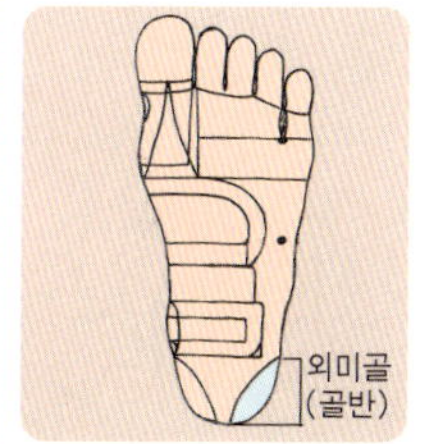

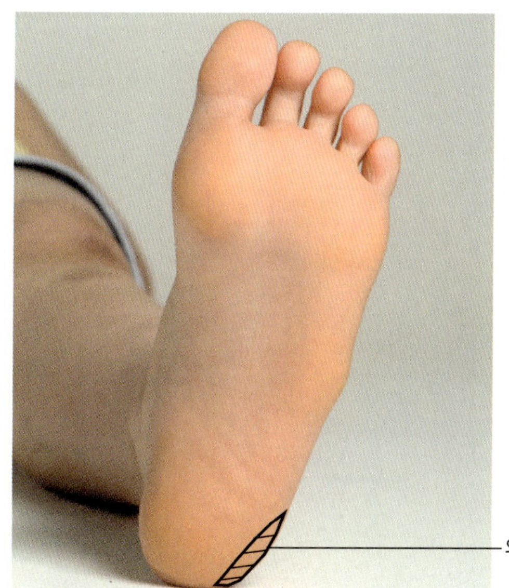

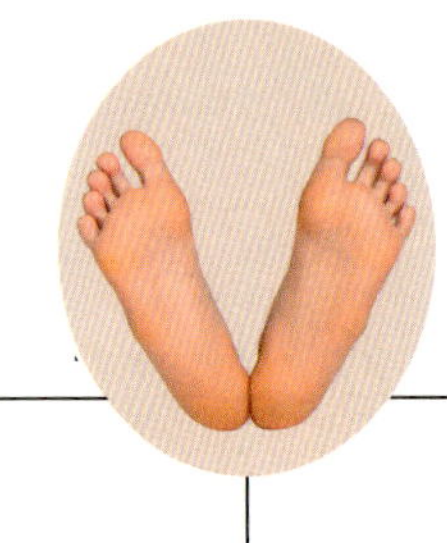

핑~ 도는
현기증일 때

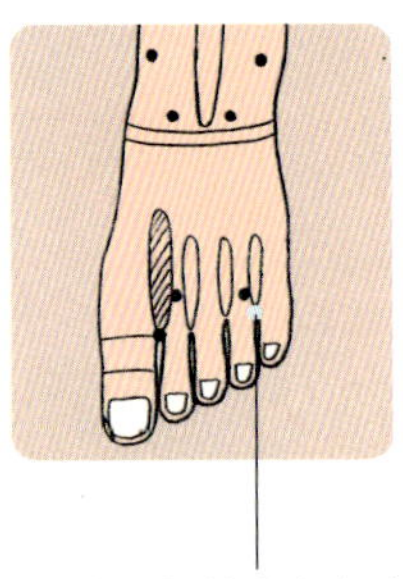

평형기관(내이미로)

내이의 자극점을 구두로 꼭 조이고 있는 게 원인이다. 따라서 현기증에 효과가 있는 자극점은 내이에 있으며 이곳을 자극하면 효과를 볼 수 있다. 이곳은 특히 멀미에도 효과가 있다.

내이미로(평형기관)

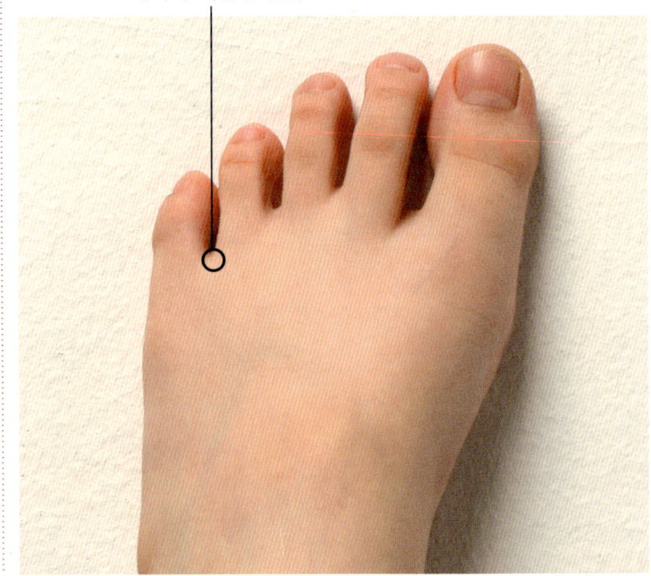

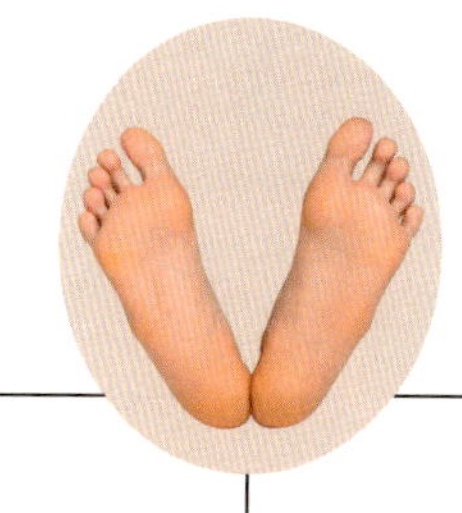

저릿저릿~
견비통이 심할 때

견갑골의 이상이 저린 원인이다.

흉강을 등쪽에서 보호하고 있는 견갑골에 이상이 생기면 어깨나 팔꿈치가 저리거나 아프고 팔이 올라가지 않게 된다.

이럴 경우 발등의 새끼발가락 쪽에 있는 견갑골의 자극점을 잘 주물러 주면 어깨가 뻐근한 증세나 통증을 빨리 없애는 데 도움이 된다.

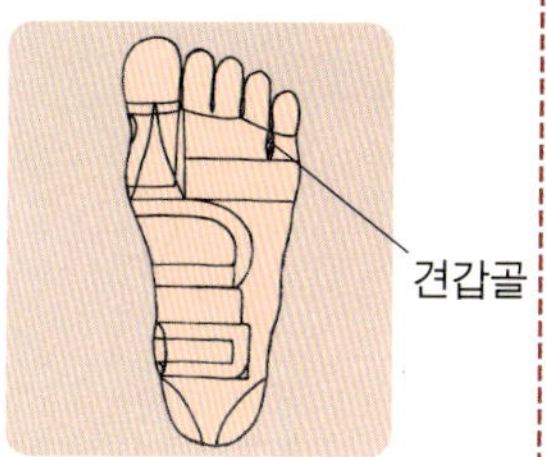

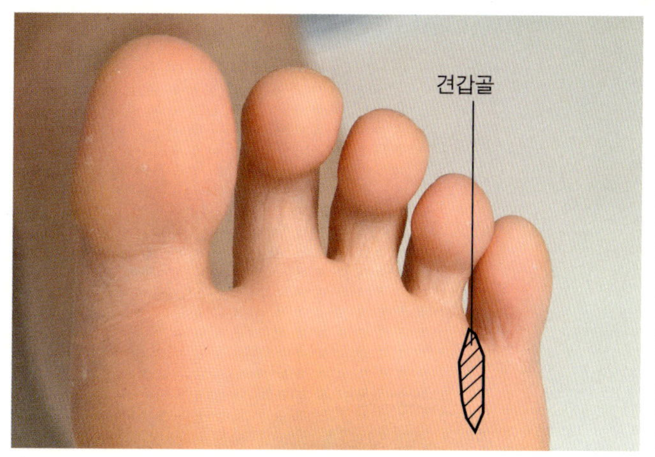

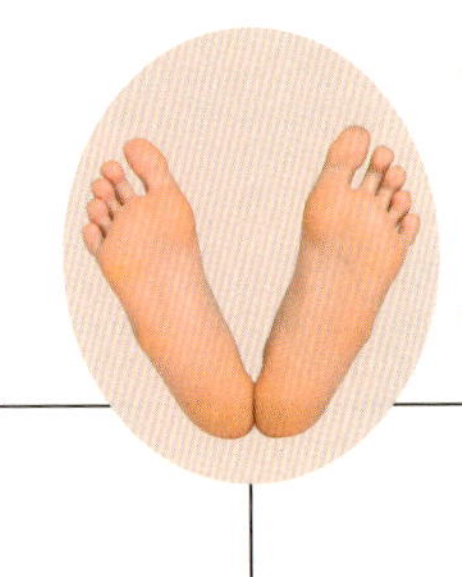

딸꾹질이
심할 때

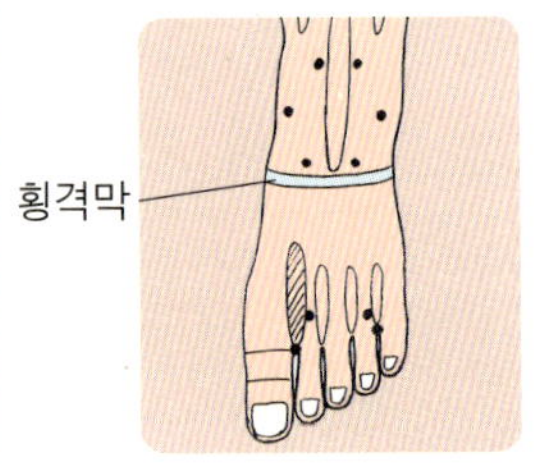

횡격막의 운동을 바로 잡는다. 흉강을 넓혀 폐에 공기가 들어가게 하는 것이 횡격막이다. 딸꾹질이 멈추지 않을 때는 발등에 띠 모양으로 있는 횡격막의 자극점을 주물러 주면 좋은 효과가 있다.

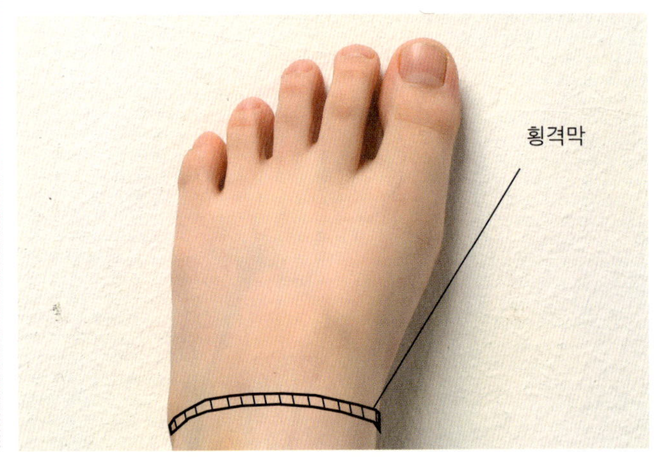

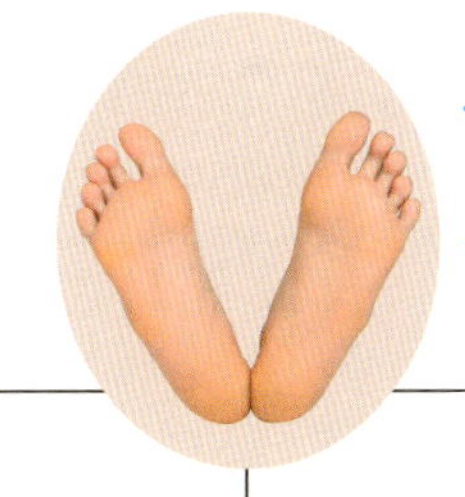

숨막히는 고통
담석증일 때

담석은 담낭에서 생기는 물질의 작은 알갱이 덩어리이며 치료하지 않은 채 남겨 두면 결국 담관을 막을 수 있다. 담즙은 지방소화를 돕기 위해 소화계로 분비되며, 또 장으로부터 찌꺼기 배설을 돕는 윤활유로서의 역할을 한다. 담낭을 제거한 많은 사람들은 그 결과 변비로 고생한다. 발 자극요법은 담석을 제거하는 데 도움을 줄 수 있다.

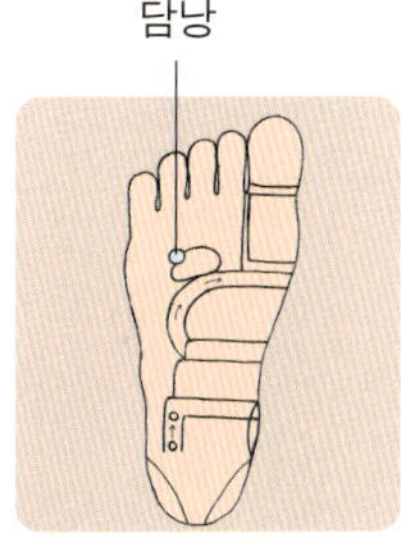

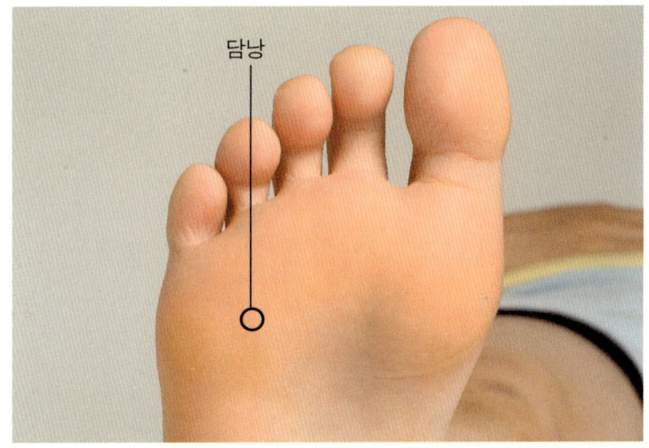

제 9 장

꼭 실천하세요! 양쪽 발 관리법

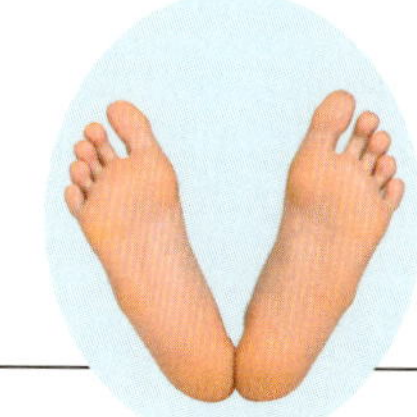

발 관리 하기 전 이것만은 알아두세요!

인체의 축소판과도 같은 발. 그래서 발을 관리하는 것은 전신의 건강을 관리하는 것과 같다. 그러나 발 관리를 할 때는 반드시 알고 있어야 할 몇 가지 주의가 필요하다.

▶발을 자극하기 전에 먼저 족탕을 한다

· 족탕기에 따뜻한 물을 붓고 아로마 각탕제를 넣는다.

  (발의 피로나 증상에 따른 아로마 제품들이 많이 나와 있다.)

· 따뜻한 차를 마시며 10분~15분 정도 족탕을 한다.

▶ 발 관리를 할 때 주의할 점

· 왼쪽 발을 먼저 하는 것이 좀더 도움이 된다.

  심장이 왼쪽 발에 있기 때문이다.

· 처음엔 부드럽게 시작해 약하게 →강하게 →약하게 압을 조절한다.

· 손을 따뜻하게 유지한다.

· 모든 액세서리는 뺀다.

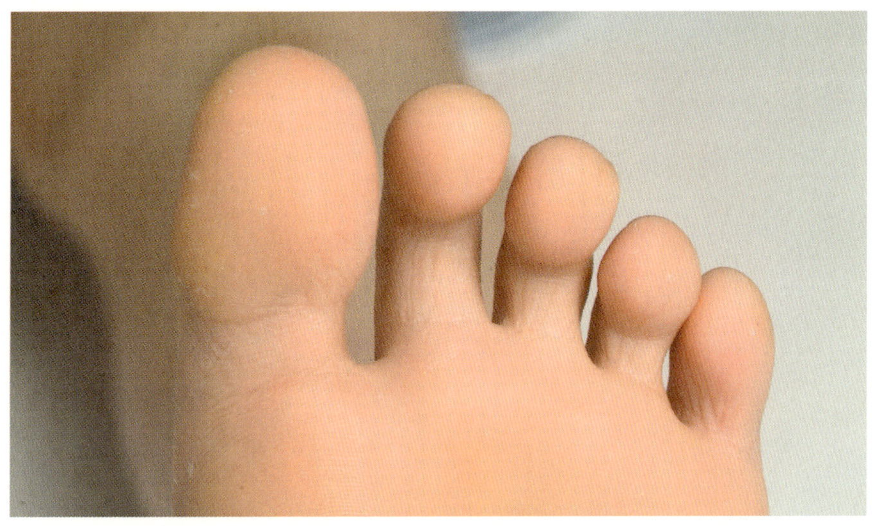

· 손톱을 짧게 자르고 매니큐어는 하지 않는다.

　물론 발에도 패티큐어를 하지 말아야 한다.

· room의 온도는 약간 따뜻한 것이 좋다.

· 발을 자극한 후 곧바로 양말을 신거나 타월을 감아서 열을 유지한다.

· 양발이 모두 끝난 후에는 조금 안정을 취하는 것이 좋다. (편한 자세)

· 곧바로 차가운 온도에 노출되지 않도록 한다.

· 발 관리 전후에는 반드시 따뜻한 차를 마신다. (500cc)

· 나무봉은 발바닥에만 사용한다. (뼈는 건드리지 않는다.)

· 양발을 만지는 시간은 40분~50분 정도가 이상적이다.

· 무릎 위 10cm까지 해야 노폐물 제거에 도움이 된다.

· 발건강법, 다리마사지, 발체조 등은 족탕 후에 하는 것이 훨씬 효과
　적이다.

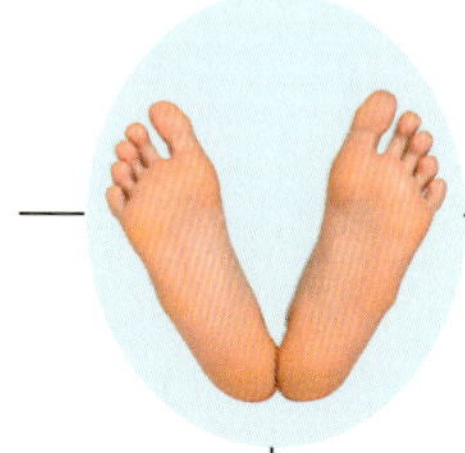

발바닥 자극법 40분

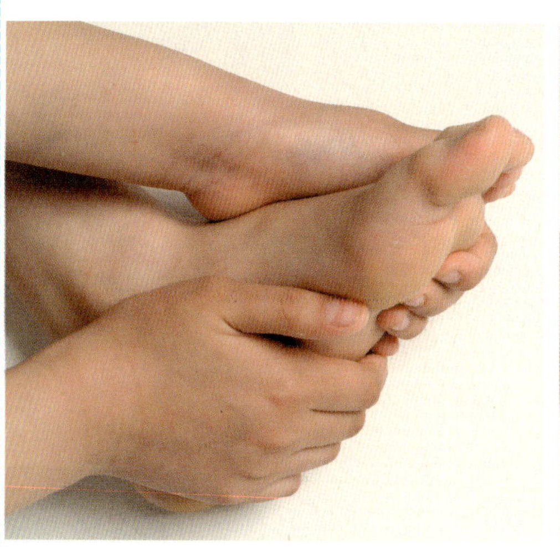

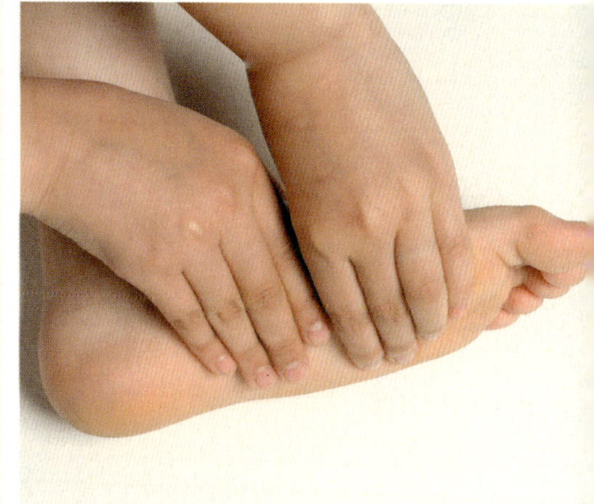

1. 두 손으로 발을 잡는다.

· 두 손으로 발뒤꿈치까지 쓸어내리고 올려준다.

· 여러 번 반복한다.

· 부드럽게 한다.

2. 발을 바깥쪽으로 누이고 두 손으로 잡는다.

· 두 손으로 엄지발가락에서 뒤꿈치까지 비벼준다. 3번 정도가 좋다.

· 발 안쪽 라인을 한다.(척추라인)

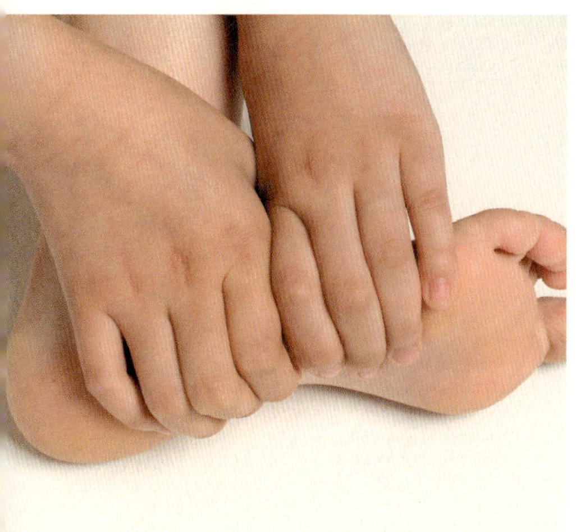 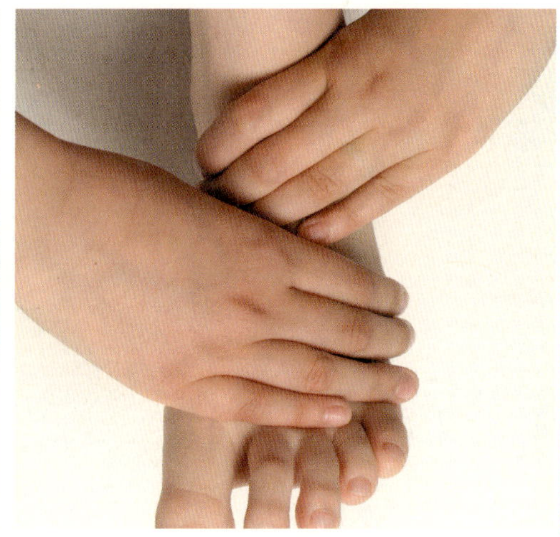

3. 발을 안쪽으로 누이고 두 손으로
   잡는다.
 · 발 바깥쪽 라인을 새끼발가락에
   서 뒤꿈치까지 비벼준다.
   (3번 정도) : (근육계이다)

4. 두 손으로 엇갈리게 발등을 잡는다.
 · 발가락 끝에서 발목까지 비벼주
   면서 오르내린다.
 · 여러 번 반복한다.

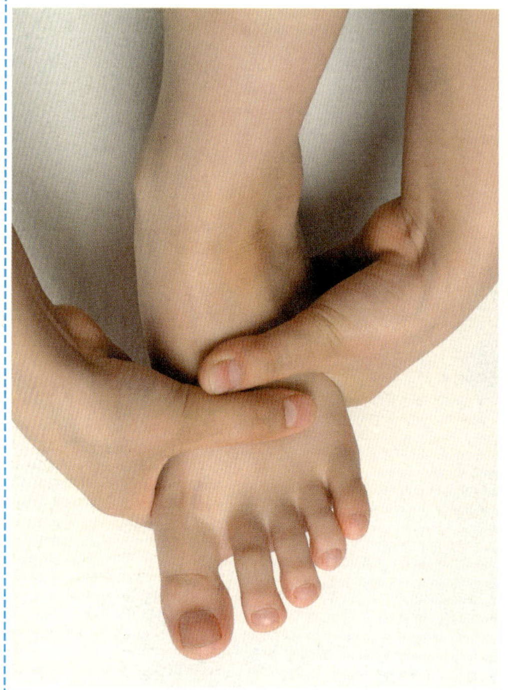 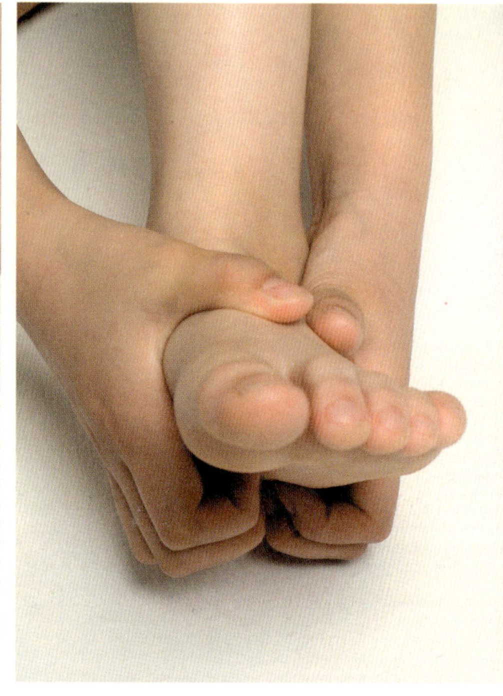

5. 엄지손가락으로 발등을 조이고
   풀고를 반복한다.

· 여러 번을 한다.

6. 네 손가락들은 발 뒤꿈치를 잡고
   엄지손가락은 발등에 둔다.

· 발가락 쪽으로 밀면서 손을 이동
  한다. (그 자세로)

· 밀고 당기고를 여러 번 반복한다.

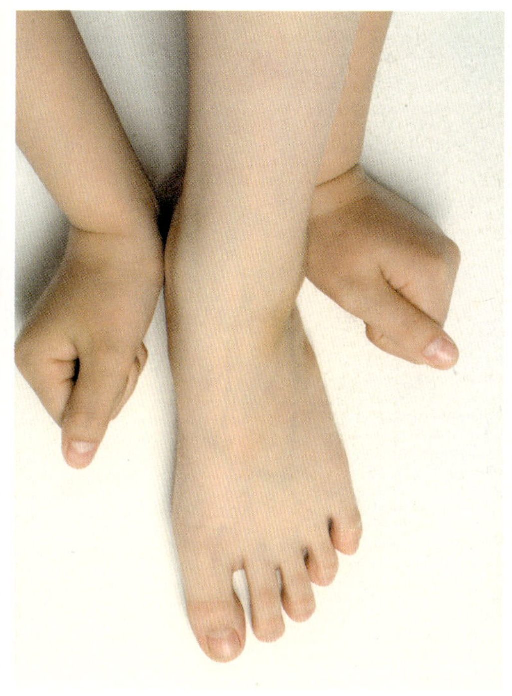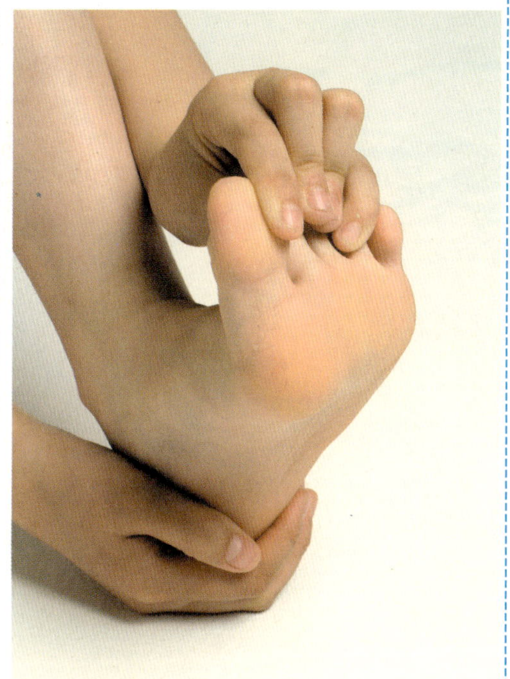

7. 손의 힘을 빼고 양손으로 발 바
깥쪽과 발 안쪽 라인을 오르내리
며 가볍게 털어준다.

·여러 번 반복한다.

·약간 강하게 한다.

8. 한 손은 뒤꿈치를, 다른 한 손은
발가락을 잡는다.

·발가락을 잡은 손은 발가락을 뒤
로 젖힌다.

·그 상태로 발목을 돌려준다.
(6~7회 정도)

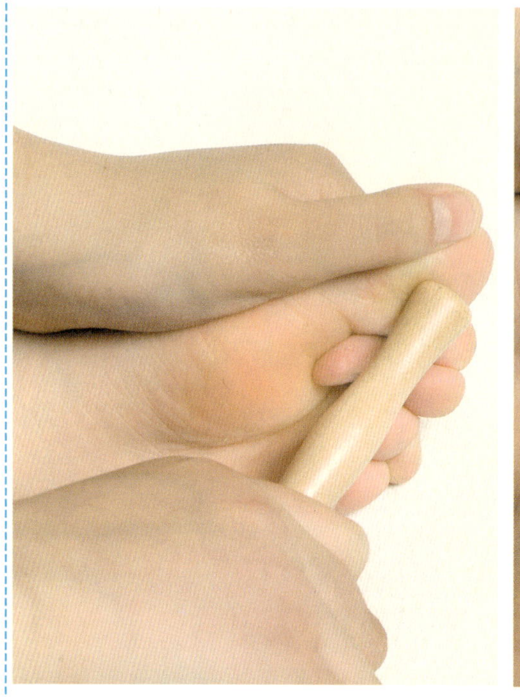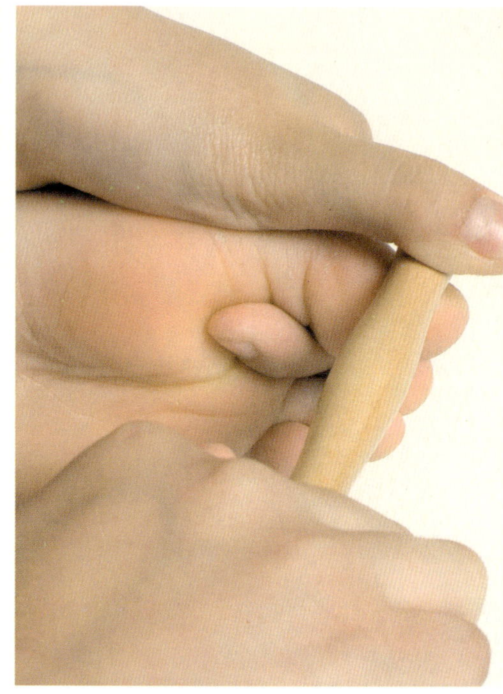

9. 뇌하수체 자극법

- 나무봉이나 볼펜 등을 잡고 엄지 발가락 가운데를 눌러준다.
- 압을 조금 강하게 준다.
- 5초간 머문다.

10. 전두동 자극법

- 봉을 엄지 발톱 밑에서 굴리면서 옆으로 왔다 갔다 한다.
- 여러 번 반복한다.

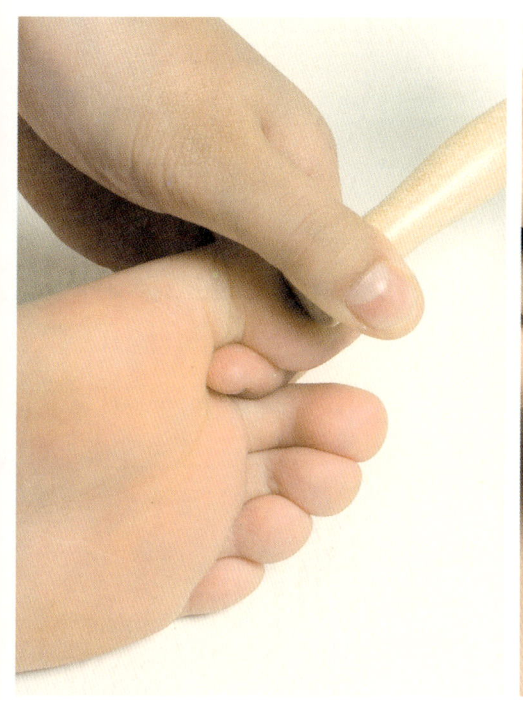 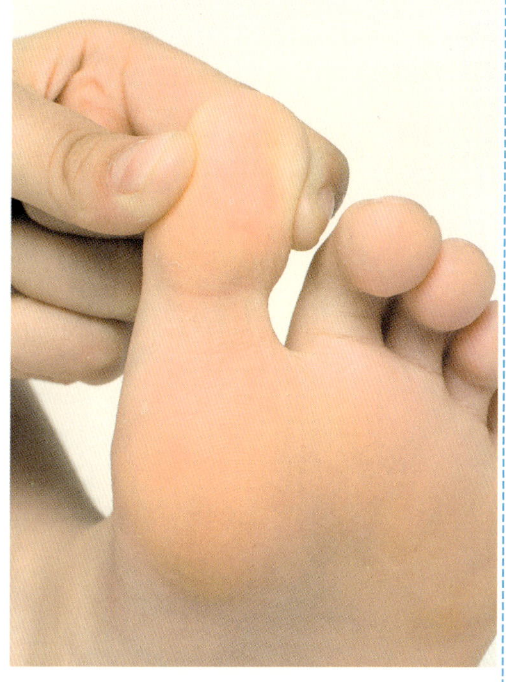

11. 대뇌·소뇌 자극법

· 봉을 위로 올려만 준다.

· 엄지발가락 전체를 해준다.

　(발가락 쪽)

12. 3차 신경 자극법

· 엄지손가락과 둘째손가락으로

　힘있게 누른다.

· 5초간 머문다.

· 천천히 압을 뺀다.

· 3~4회 정도 반복한다.

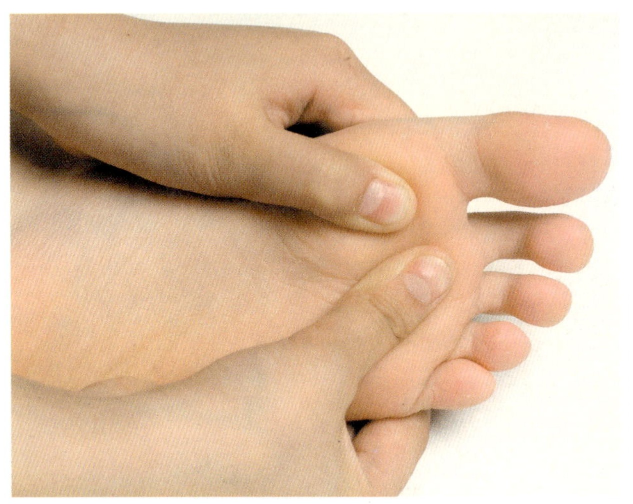

13. 어깨 자극법

· 양쪽 엄지손가락으로 누르면서 위로 올려준다.

· 옆으로도 해준다.

· 엄지발가락에서 새끼발가락까지 간다.

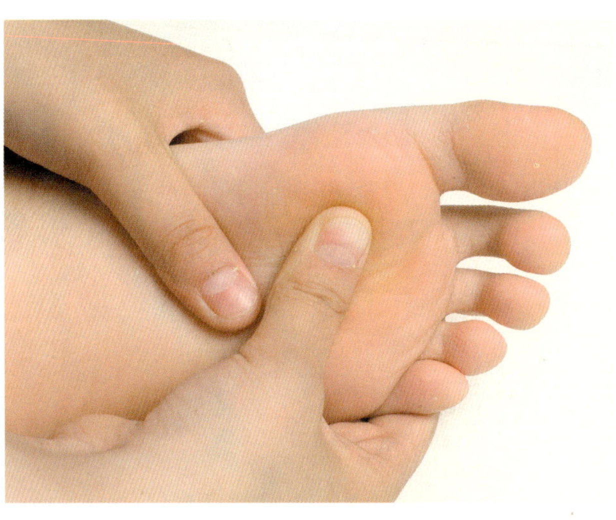

14. 순환계 자극법

· 발바닥에서 1/3 부분을 전부 만져준다. (3등분해서)

· 압을 주면서 강하게 한다.

15. 눈 · 귀 자극법

· 발가락 네 개를
전부 뽑듯이 밀
어 올린다.

· 여러 번 반복
한다.

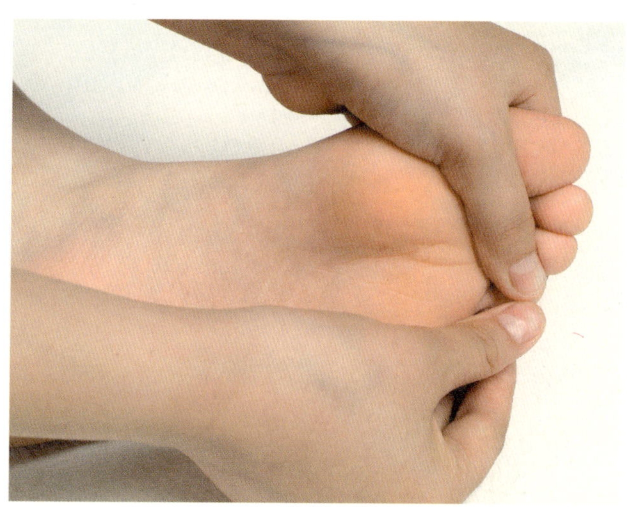

16. 갑상선
6~7번 자극법

· 봉을 일자로 발
에 1/3부분에 대
고 옆으로 민다.

· 누르면서 여러
번 반복한다.

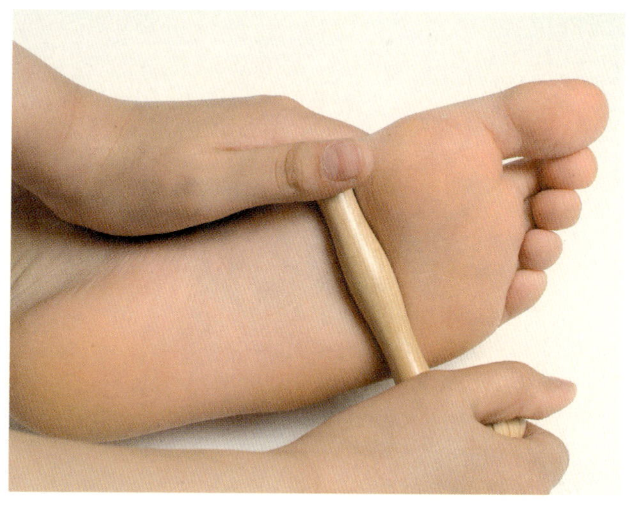

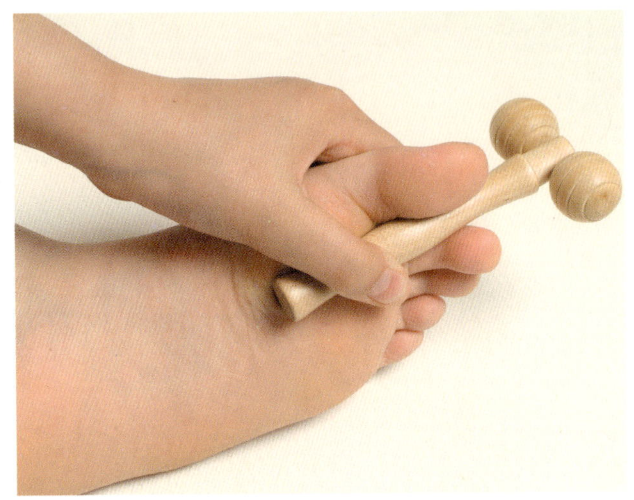

17. 봉을 위로 잡고 엄지발가락 사이로 끝까지 밀어 올린다.

· 약간의 압을 주면서 반복한다.

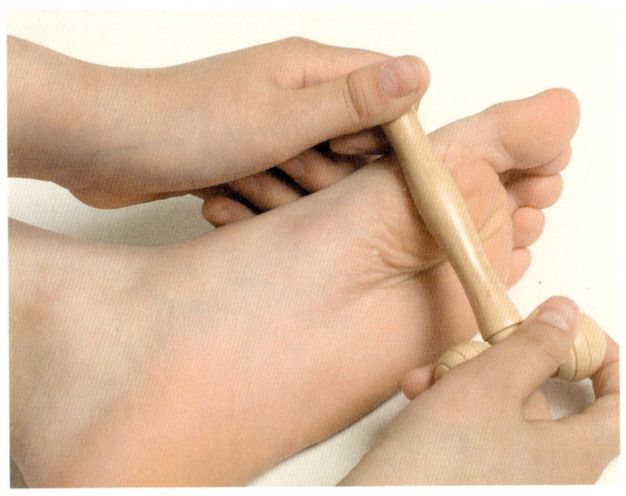

18. 부갑상선 자극법

· 부드럽게 왔다 갔다를 반복한다.
· 여러 번 한다.

19. 식도 자극법

· 人자를 그리면서
  올려준다.
· 약간의 압이 필요
  하다.
· 7~8회 정도 반복
  한다.

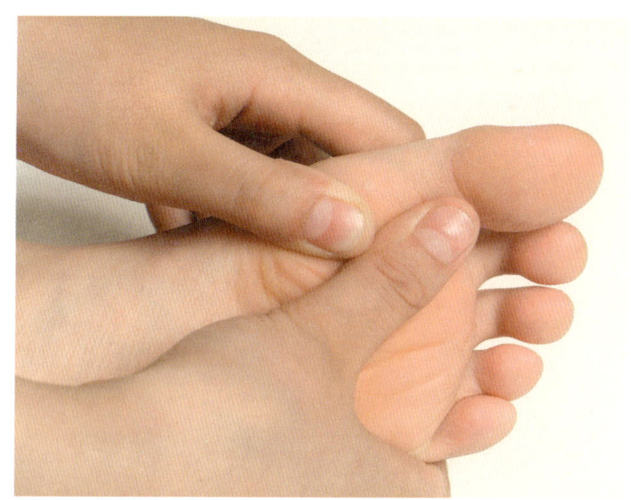

20. 폐 · 기관지
자극법

· 누르면서 위로
  올린다.
· 옆으로도 그어
  준다.
· 둘째발가락에서
  새끼발가락까지
  간다.
· 3~4회 반복한다.

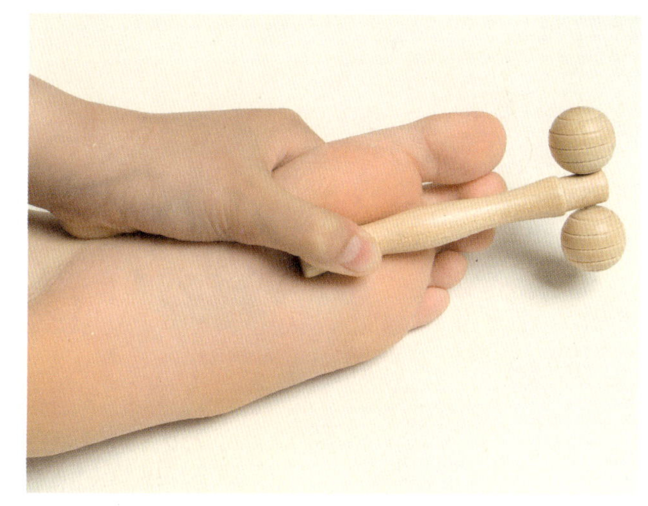

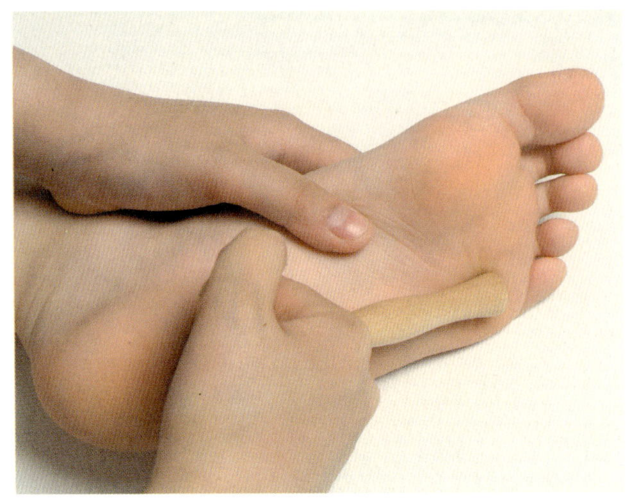

21. 심장 자극법

· 압을 주면서 눌
렀다 압을 뺀다.
(5초간)
· 3회 정도를 한다.

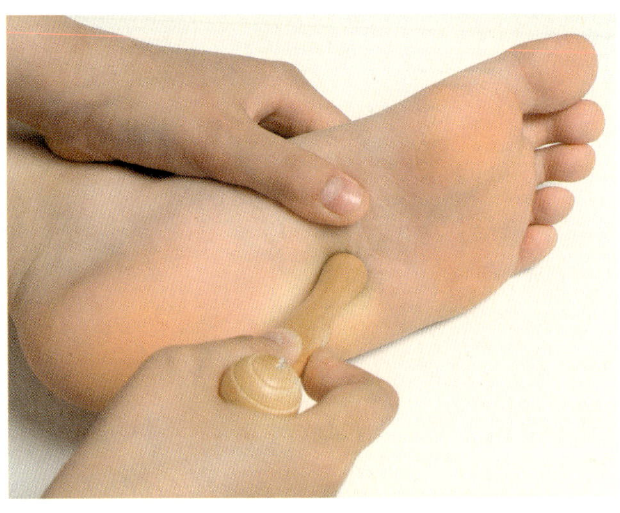

22. 비장 자극법

· 압을 주면서 새
끼발가락 쪽으로
밀어낸다.
· 조금 강하게 한다.
· 3회 정도 반복한
다.

23. 견갑골 자극법

· 넷째 · 다섯째
발가락 사이를
파준다.

· 여러 번 반복한
다.

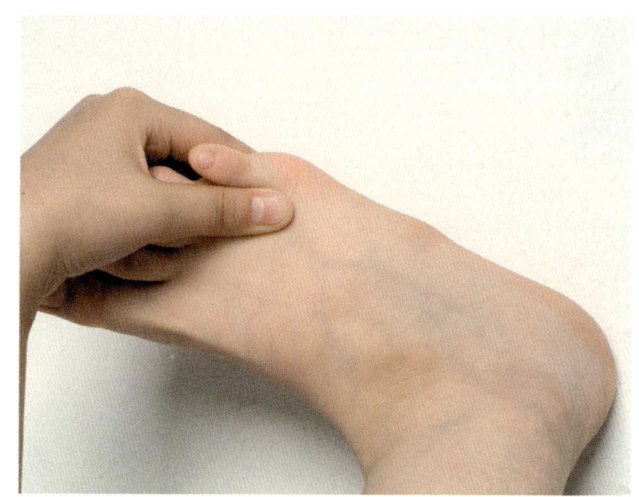

24. 견갑절 자극법

· 봉으로 튀어나
온 부분을 오르
내리면서 밀어준
다.

· 여러 번 반복한다.

· 부드럽게 한다.

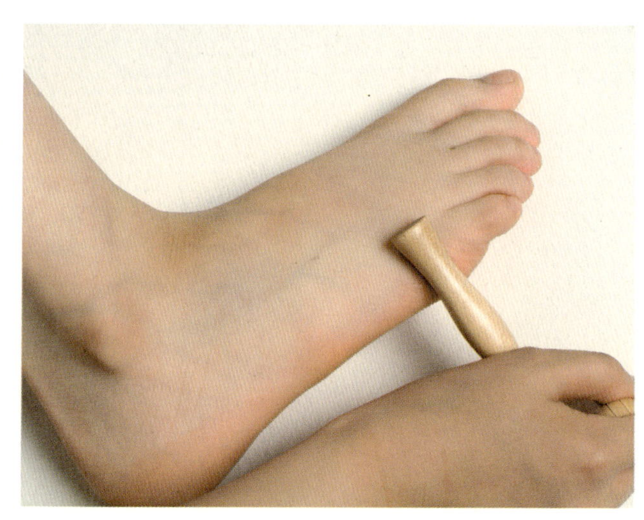

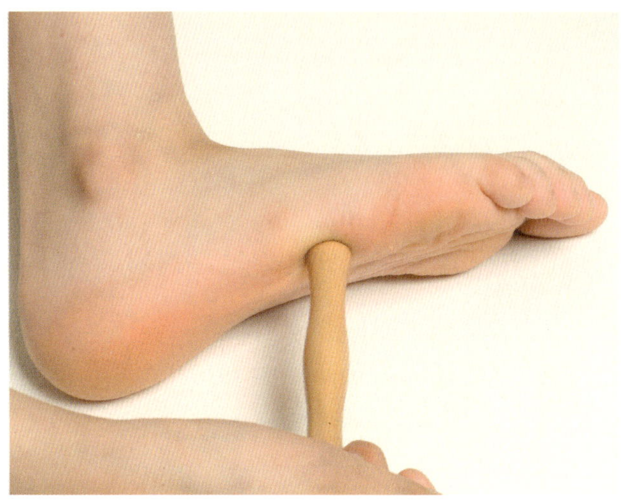

25. 팔(상지) 자극법

· 봉 끝으로 발바
  닥 쪽 모서리 라
  인을 파준다.
· 이때 뼈는 절대
  건드리지 않는다.
· 밀고 당기며 여
  러 번 반복한다.

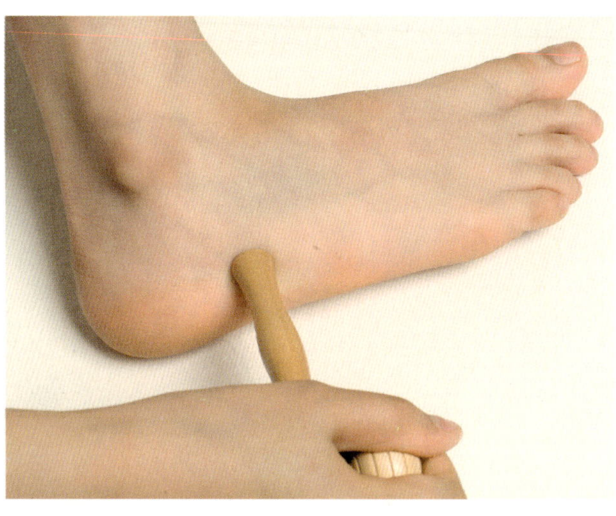

26. 팔꿈치(주관절)

· 튀어나온 뼈 밑
  을 반원을 그려
  준다.
· 돌리면서 왔다
  갔다를 반복한다.
· 손으로 뼈를 확인
  한다.

27. 무릎(슬관절)
자극법

· 위에 있는 뼈를
  확인하고 봉으로
  닿지 않게 한다.
· 파여져 있는 부
  분을 눌러준다.
  (5초간)
· 약간 강한 압이다.
· 3~4회 정도 한
  다.

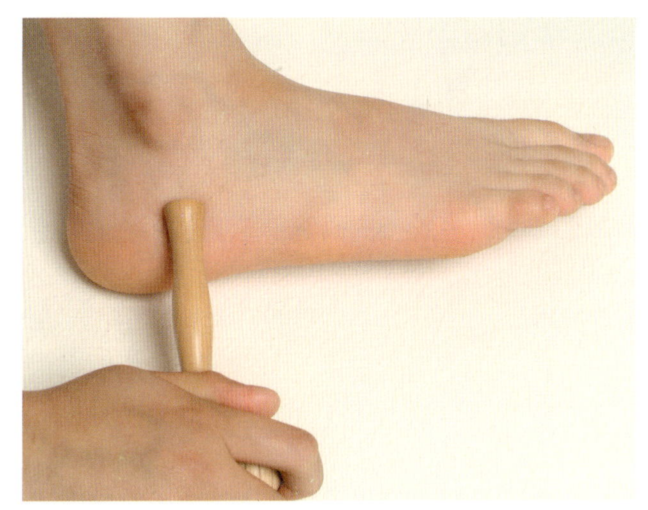

28. 골반(외미골)
자극법

· 뒤꿈치 쪽으로
  길게 밀어내린
  다.
· 여러 번 반복한
  다.

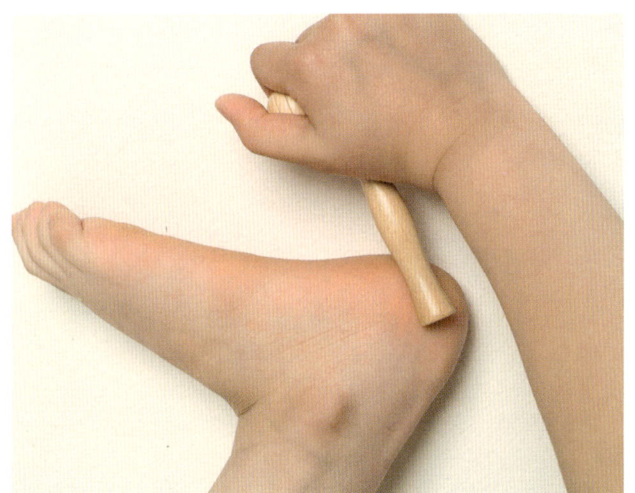

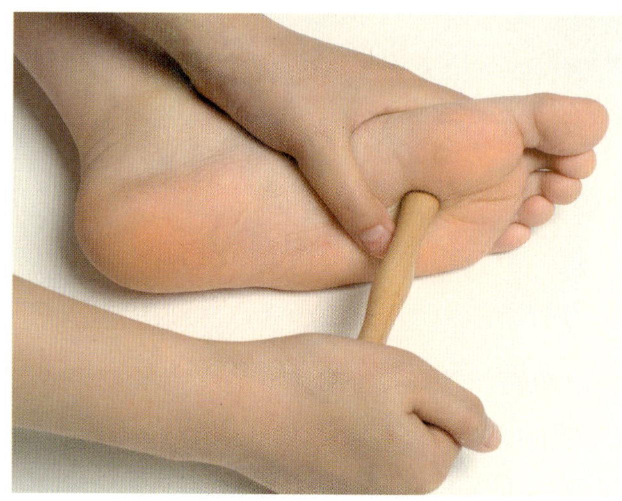

29. 용천혈(부신)
자극법
·5초간 천천히 강
하게 눌러준다.
·3회 정도를 한
다.

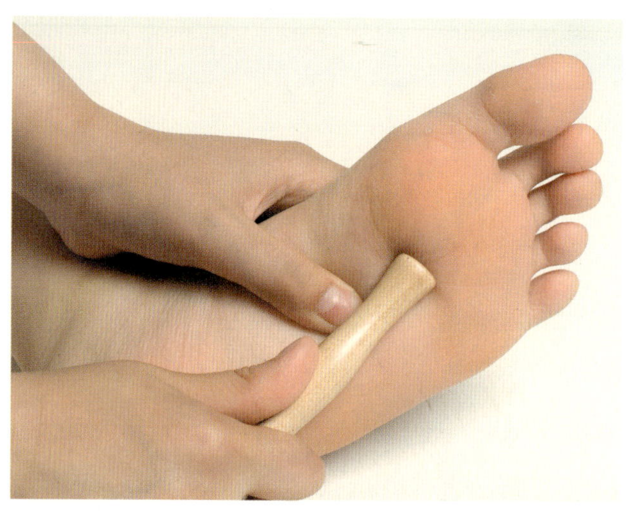

30. 신장 자극법
·봉을 비스듬히
옆으로 짧게 밀
어준다.
·여러 번 반복한
다.

31. 수뇨관 자극법

· 신장에서 연결
  해서 내려온다.
  (방광까지)
· 4회 정도 그어준
  다.
· 봉을 약간 기울
  이면서 한다.

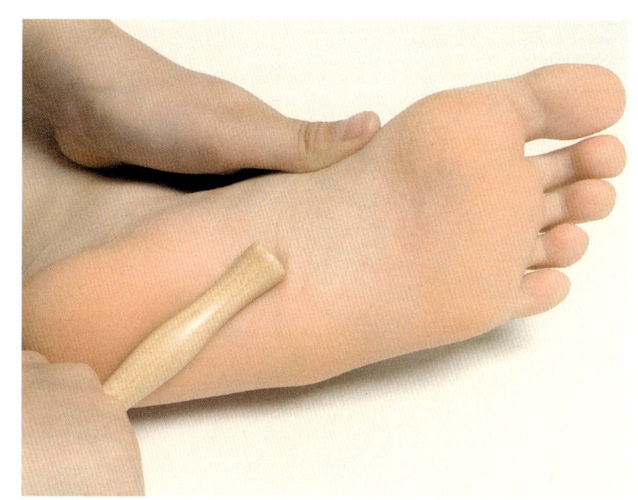

32. 방광 자극법

· 눌렀다 뗐다를
  반복한다.
· 4회 정도 한다.

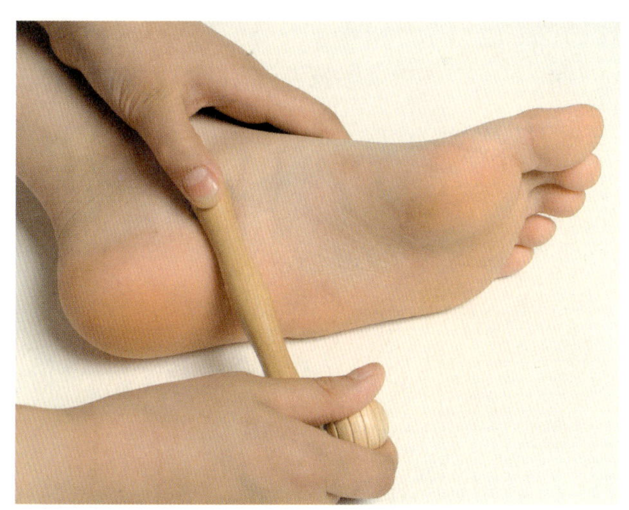

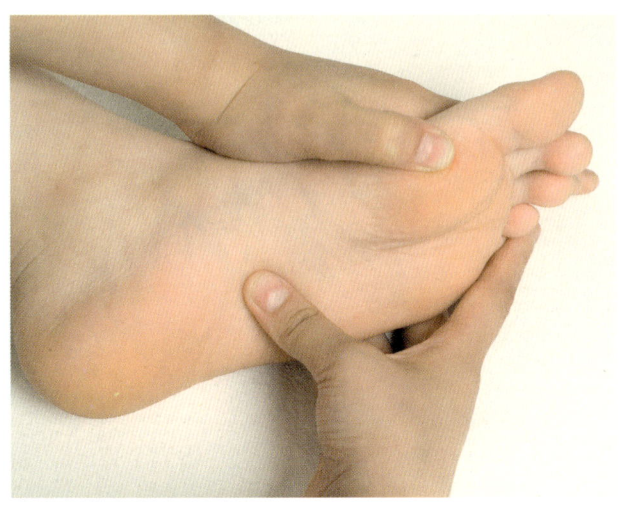

33. 순환계 (경추 1~7번) 자극법

· 엄지손가락으로 발에서 1/3 부분을 문질러 준다.

· 여러 번 반복한다.

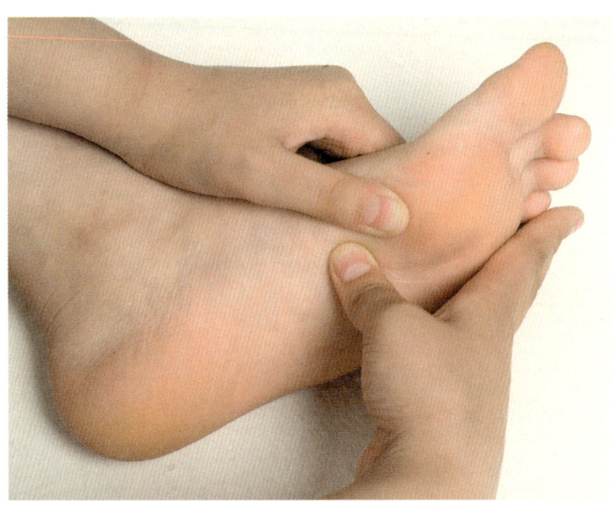

34. 소화계 (흉추 1~12번)

· 엄지손가락으로 발에서 2/3 부분을 문질러 준다.

· 여러 번 반복한다.

35. 허리(요추 1~5번) 자극법

- 방광 윗부분을 문질러준다.
- 여러 번 반복한다.

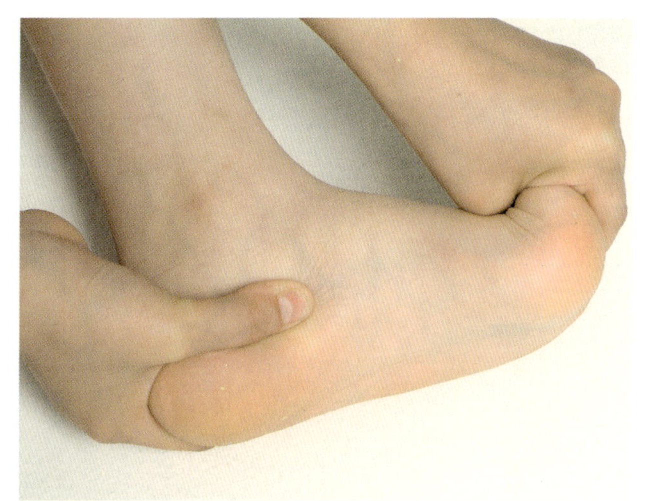

36. 생식계(천추 · 미추) 자극법

- 발 3/3부분을 뒤꿈치 끝까지 밀어내린다.
- 여러 번 반복한다.

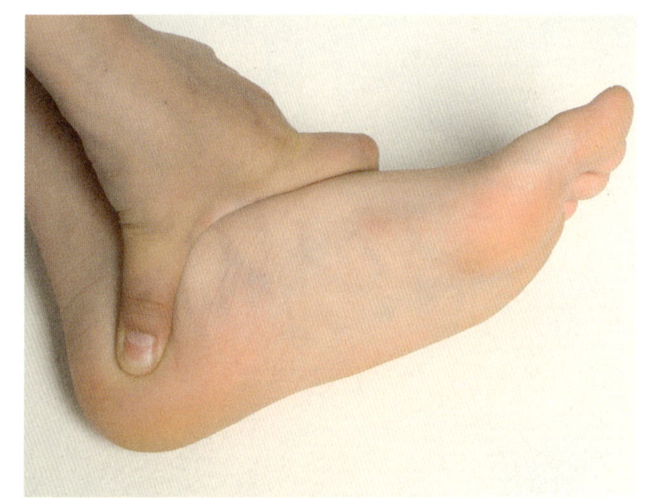

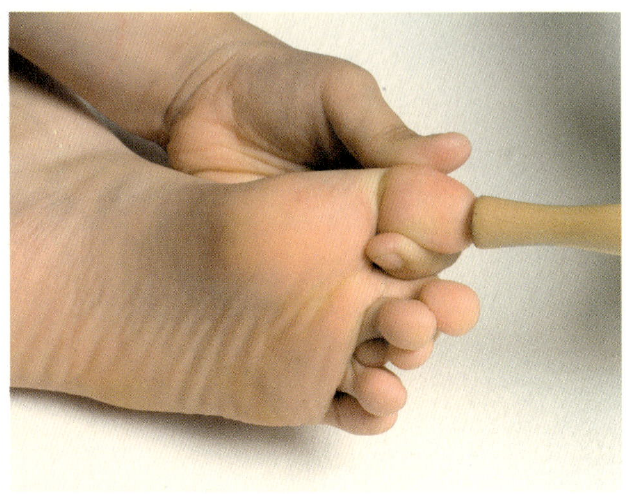

37. 코 자극법

· 엄지 발톱의 1/2
부분을 발가락
끝쪽으로 밀어준
다.

· 누르면서 강하
게 여러 번 반복
한다.

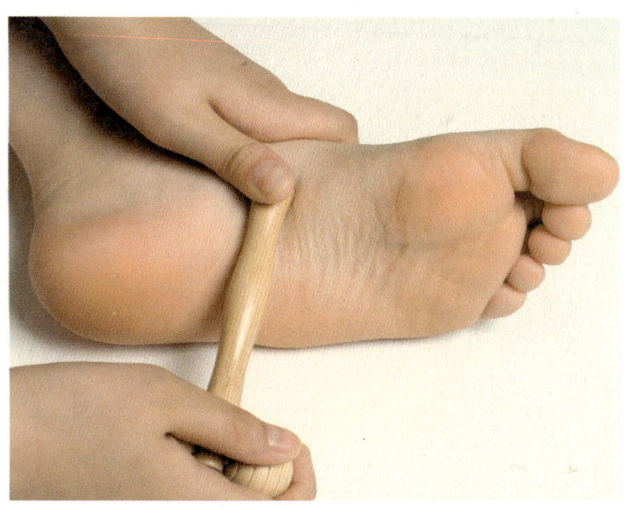

38. 십이지장·췌
장·위(소화계)
자극법

· 방광 입구에서
강하게 위로 밀
어올린다.(발바
닥 중앙부분)

· 여러 차례 반복
한다.

**39. 방광 입구에
서 엄지손가락
으로 오른쪽으
로 돌면서 원을
그린다.**

· 7~8회를 돌려준
다.

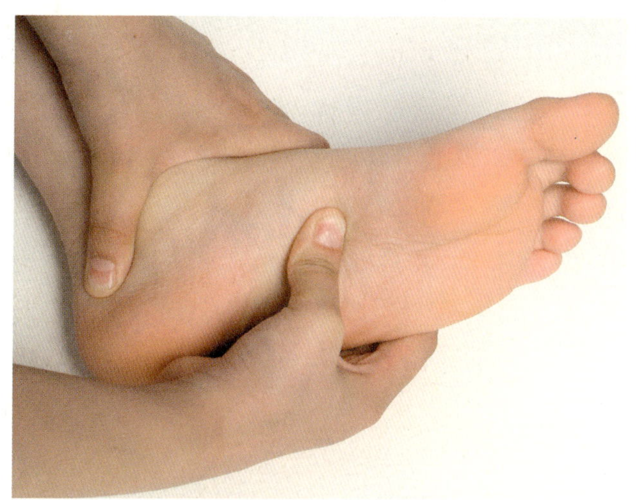

**40. 복강신경총
자극법**

· 오른쪽으로 원
을 그리면서 돌
린다.

· 압을 준다.

· 5~6회 정도 반
복한다.

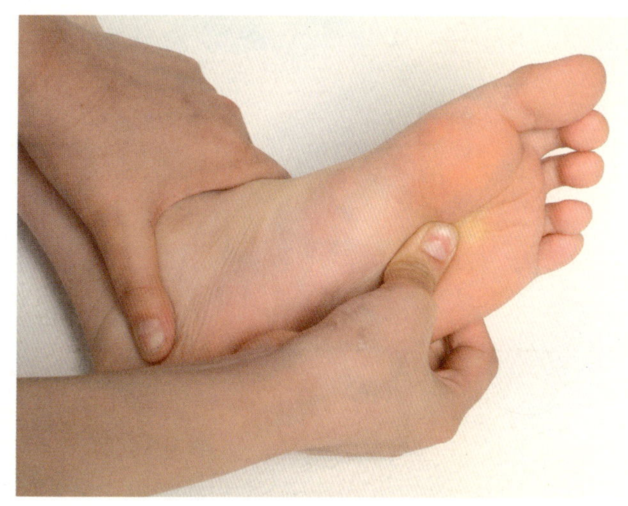

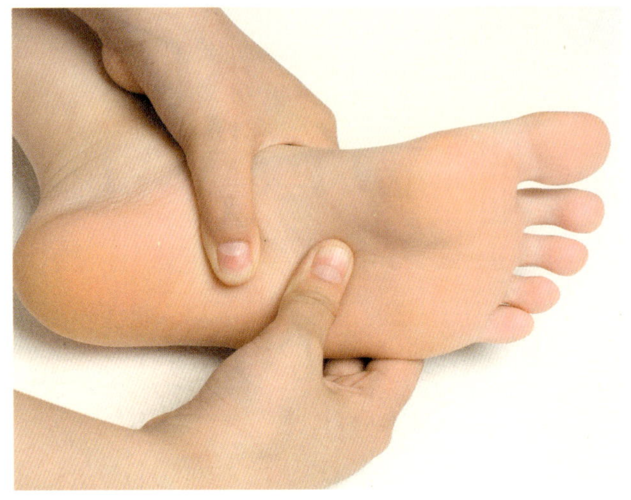

41. 대장 자극법

· 양옆으로 문질
  러 준다.
· 압을 주면서 여
  러 번 반복한다.

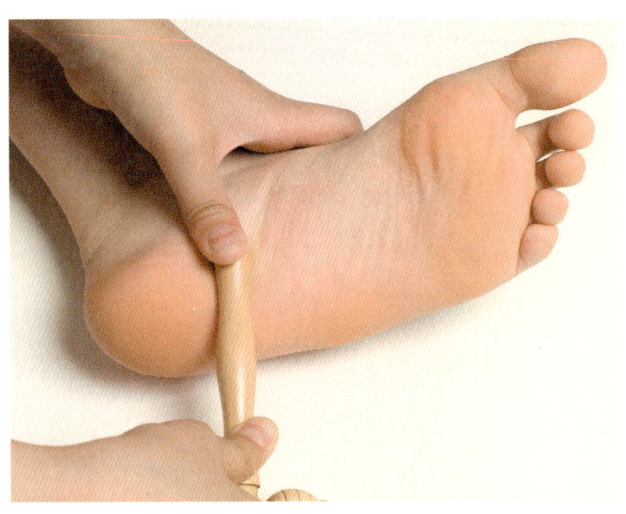

42. 횡행결장(장)
   자극법

· 방광 입구에서
  옆으로 민다.
· 5~6회 정도 한
  다.

43. 하행결장
자극법

- 아래로 그어준다.
- 5~6회 정도 한
  다.

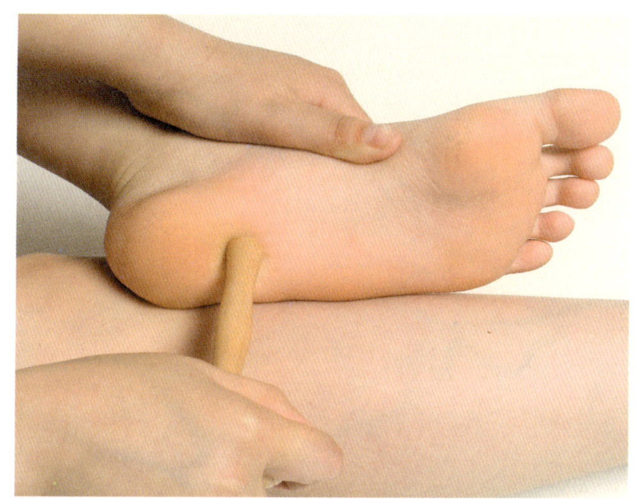

44. 직장·항문
자극법

- 하행결장에서
  방광쪽으로 밀어
  준다.
- 방광 끝부분을
  눌러준다.
- 5~6회 정도 한
  다.

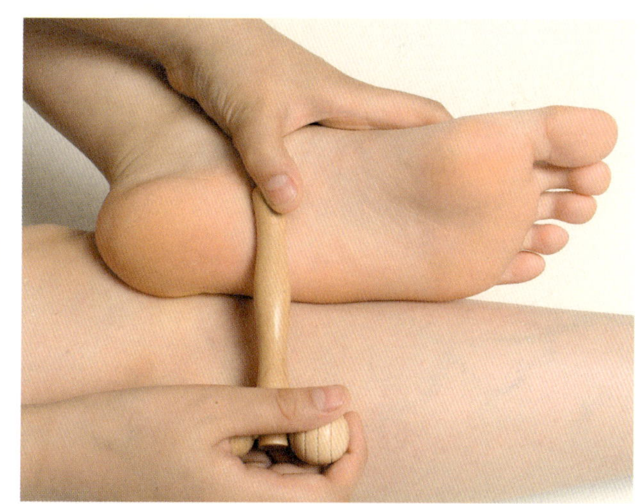

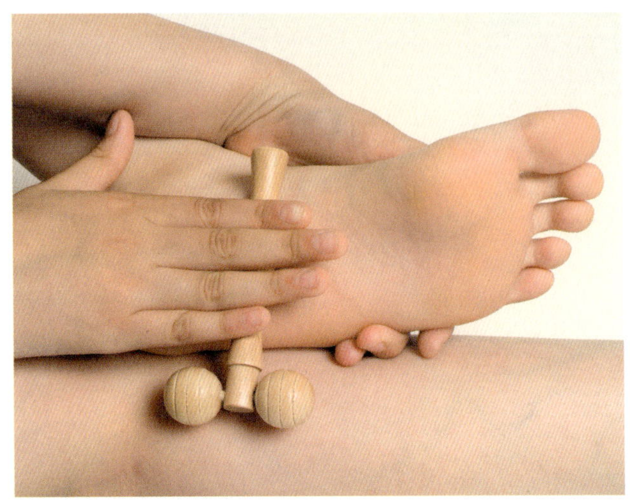

45. 소화계 자극법

- 발바닥 가운데 부분 전체를 아래 위로 밀어준다.
- 압을 강하게 여러 번 반복한다.

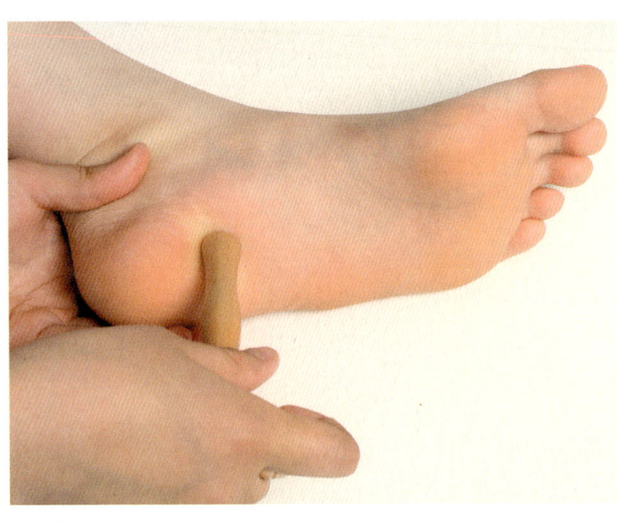

46. 생식계 자극법(1)

- 방광 아래 라인을 잡는다. (상, 하)
- 누르면서 흔들어 준다.
- 압을 강하게 한다.

47. 생식계
자극법(2)

- 방광 아래 라인
  을 잡는다.
  (좌,우)
- 누르면서 흔들어
  준다.
- 압을 강하게 한
  다.

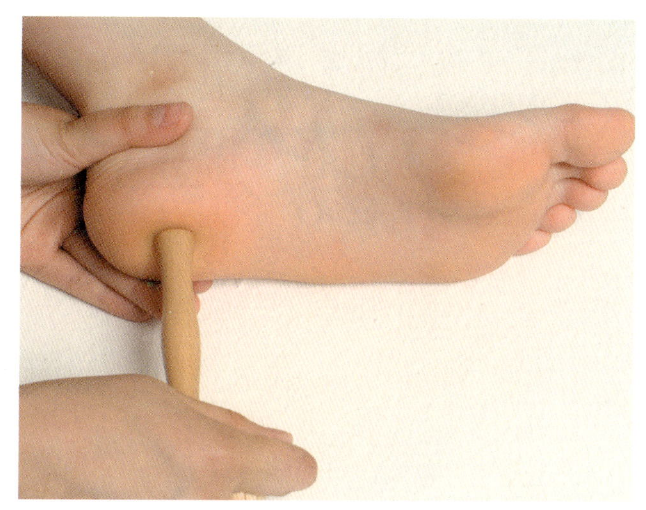

48. 생식계
자극법(3)

- 누르면서 긁어
  내려준다.
- 뒤꿈치 전체를
  다한다.

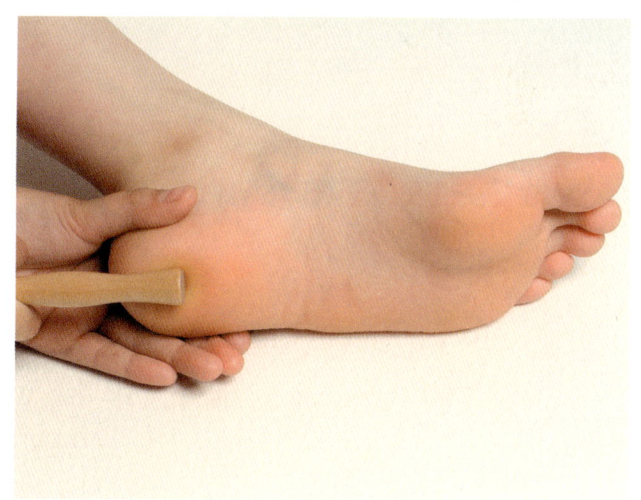

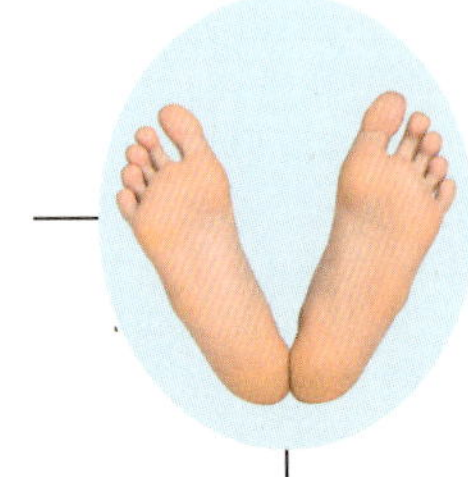

발등 자극법 40분

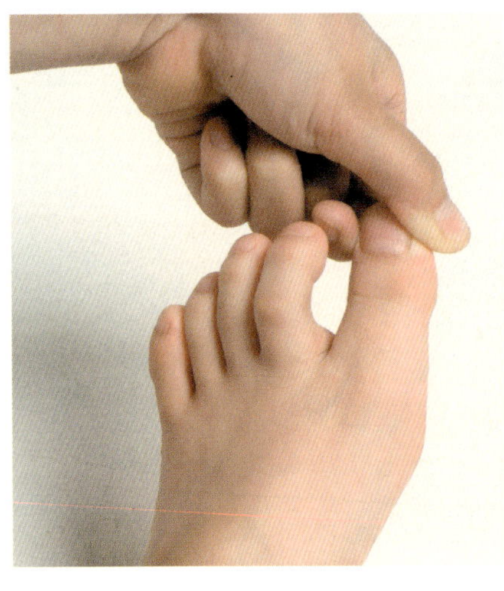

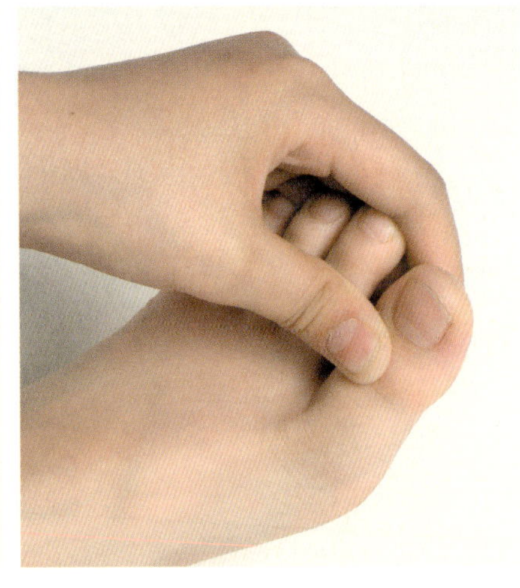

49. 코 튼튼법

· 엄지발가락 발톱 옆을 잡고 밀면
서 당긴다.
· 여러 번 반복한다.

50. 잇몸(상악) 튼튼법

· 엄지발가락 발톱 밑 윗면을 문질
러준다.
· 여러 번 반복한다.

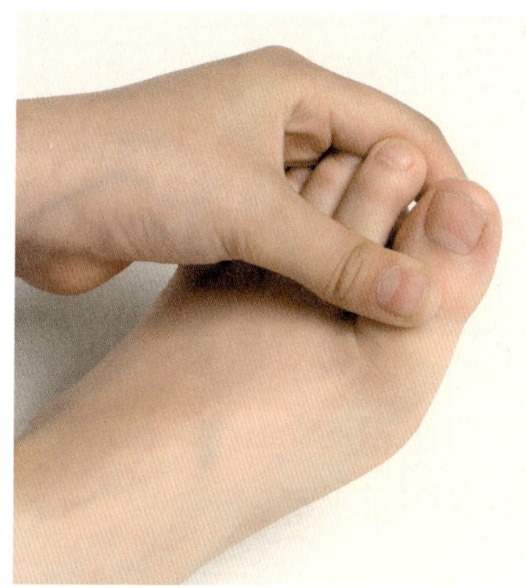

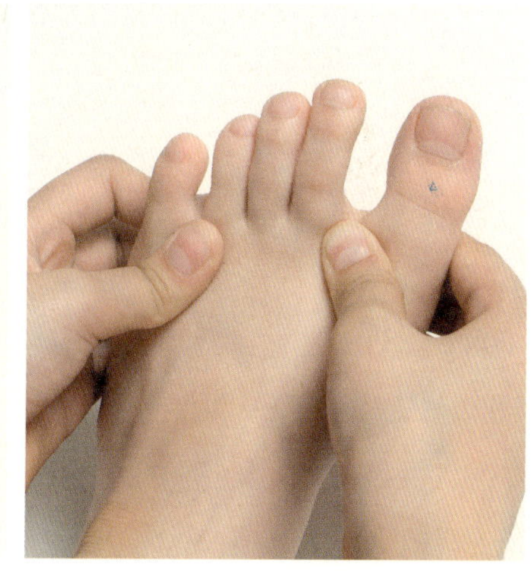

51. 잇몸(하악) 튼튼법

· 엄지발가락 발톱 밑 아랫면을 문
  질러 준다.

· 왔다 갔다 반복한다.

52. 편도 · 귀(평형기관) 튼튼법

· 양 엄지손가락으로 엄지발가락과
  새끼발가락 사이를 누른다.

· 원을 그리면서 돌려준다.

· 여러 번 반복한다.

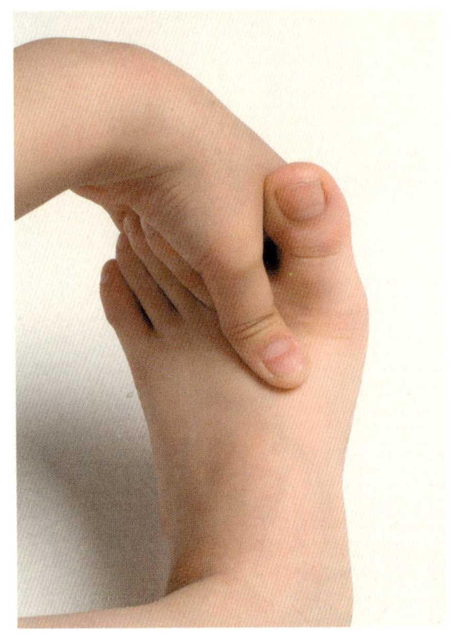 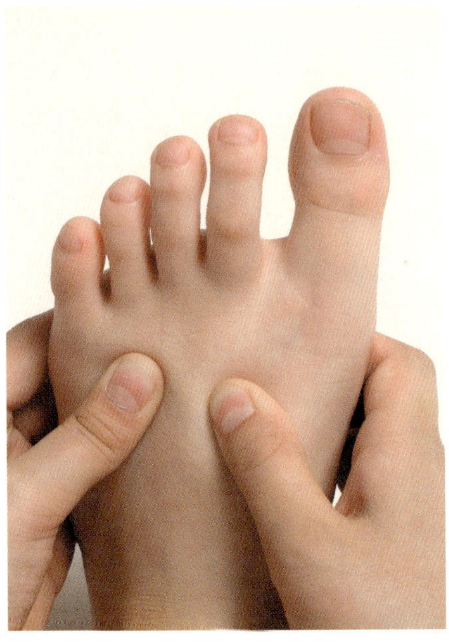

53. 식도 · 기관지 · 후두 튼튼법

· 엄지와 둘째손가락을 엄지발가락
  사이의 아래 위로 넣는다.

· 앞쪽으로 잡아당긴다.

· 5~6회 정도 한다.

54. 가슴(유방) 건강법

· 쏙 들어간 부분을 찾아서 원을
  그리며 돌려준다.

· 5~6회 정도 한다.
  (약간 압을 준다.)

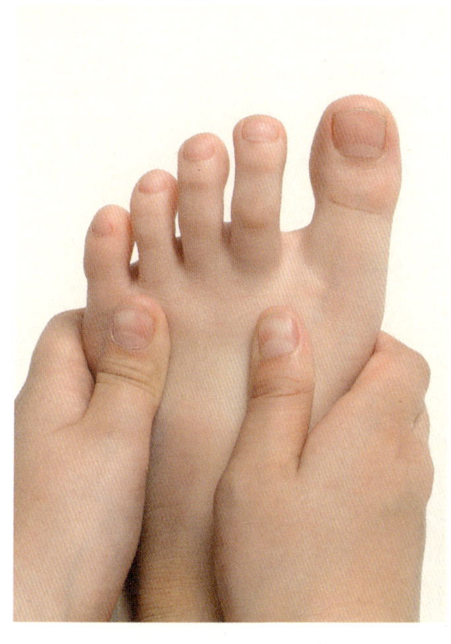 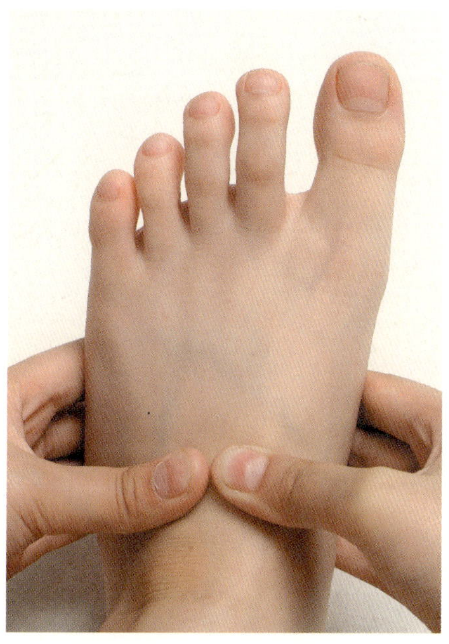

55. 흉부임파 자극법

· 양손을 바깥쪽으로 펴면서 밀어
  낸다.
· 7~8회 정도 한다.

56. 횡격막 자극법

· 엄지손가락끼리 붙인 채 한 줄로
  띠를 두르고 발등 제일 높은 뼈
  를 발 안쪽에서 발 바깥쪽으로
  그어준다.
· 5~6회 정도 한다.

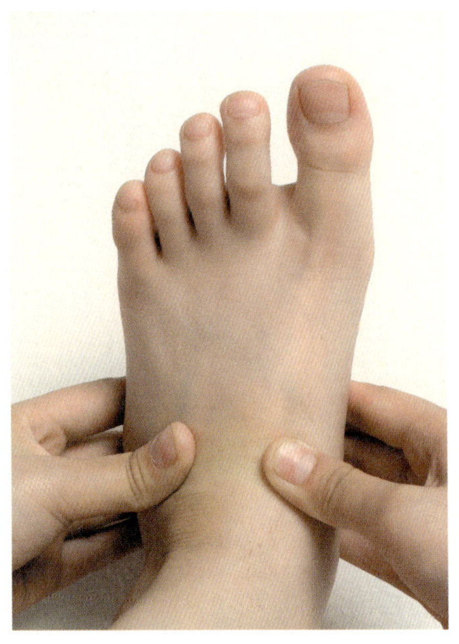 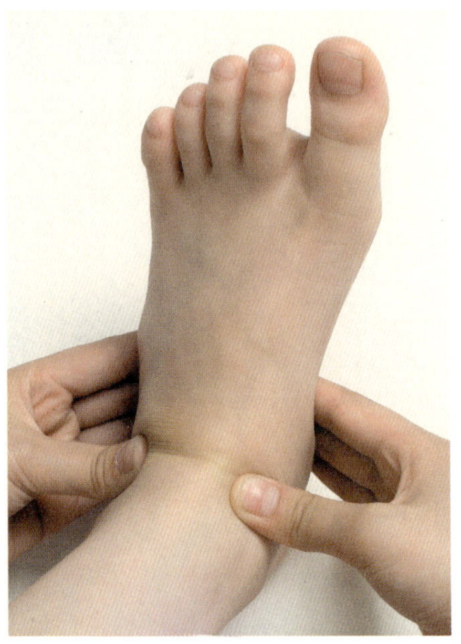

57. 늑골 자극법

- 발등에서 제일 높은 뼈 바로 아래를 잡는다.
- 양손으로 압을 주면서 돌려준다.
- 8~9회 정도 한다.

58. 요통점 자극법

- 발목에서 깊이 들어가는 부분을 양 엄지로 잡는다.
- 양손으로 압을 주면서 돌려준다.
- 8~9회 정도 한다.

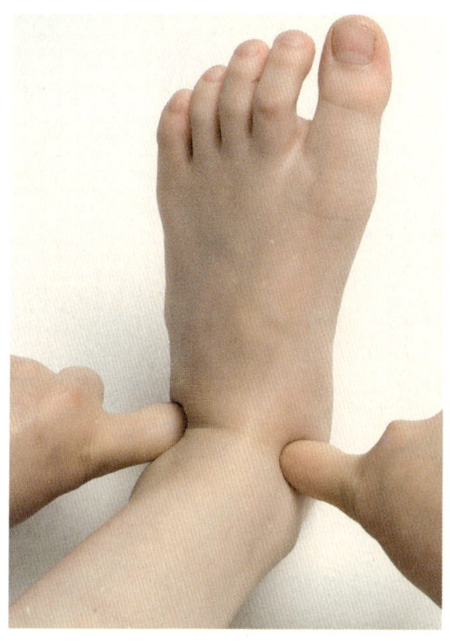 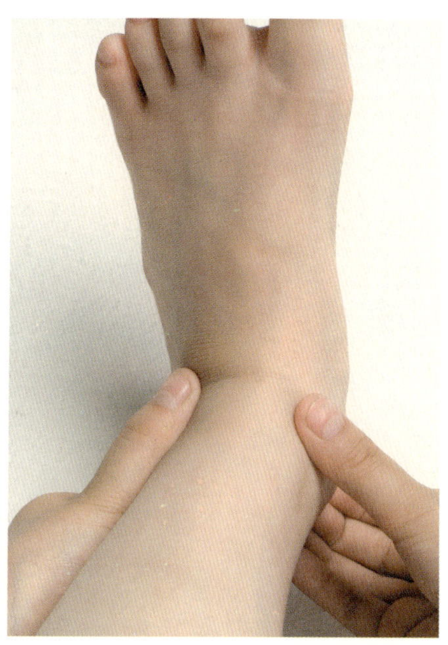

59. 상 · 하반신 임파 자극법

· 둘째손가락으로 발목 옆 깊이 들
  어가는 부분을 잡는다.
· 주먹을 쥐고 바깥쪽으로 돌린다.

60. 전립선 · 고환 · 난소 · 자궁
   자극법

· 양쪽으로 복숭아뼈 밑을 깊이 파
  준다.
· 원을 그리듯 7~8회 정도 한다.

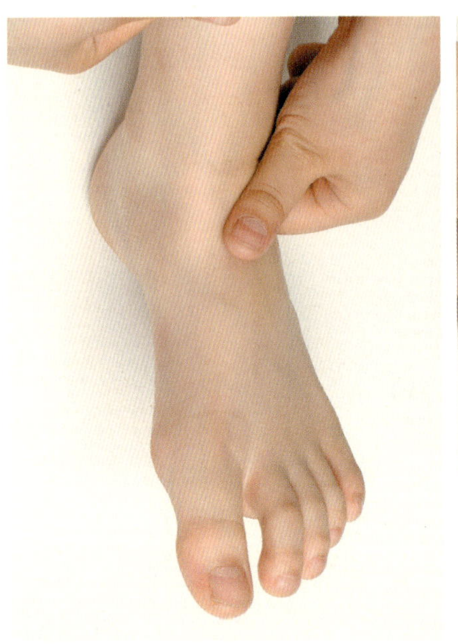

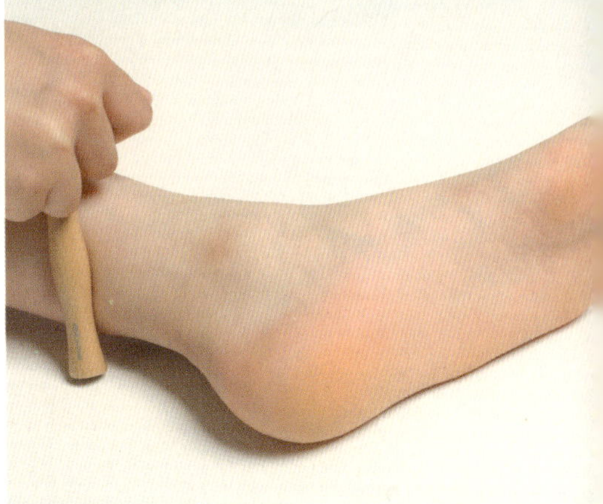

62. 생식선 자극법

· 발을 바깥쪽으로 누인다.

· 봉을 잡고 발목에서 다리쪽으로

  누르면서 밀어올린다.

· 5회 정도 반복한다.

61. 서혜부 자극법

· 주먹을 쥐고 엄지손가락으로 발

  등에서 다리쪽으로 밀어 올린다.

· 10회 정도를 한다.

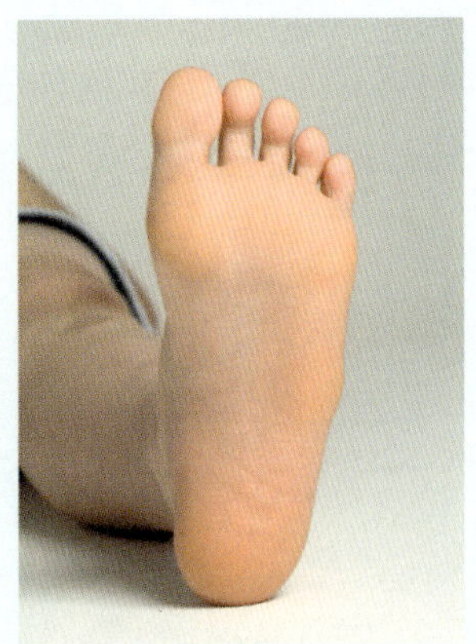

우리의 발은
말을 합니다!

큰 돈 들이지 않고 가정이나 직장에서 얼마든지 웰빙문화를 즐길 수 있습니다.

발 건강법을 실천하면 됩니다.

피로회복과 기분전환에 큰 도움을 주는 발 건강법은 가장 손쉽게 접근할 수 있는 웰빙 생활법입니다. 비록 힘들고 번거롭더라도 꾸준히 실천하십시오.

분명 당신의 건강에 유익한 효과가 있을 것입니다.

포기하고 싶을 때 발을 보십시오.

발이 말을 할 것입니다.

우리의 몸과 마음이 힘들면 발은 반드시 아프다고 말을 합니다.

그 말에 귀를 기울일 때 당신의 삶은 건강해집니다.

그리고 행복해집니다.

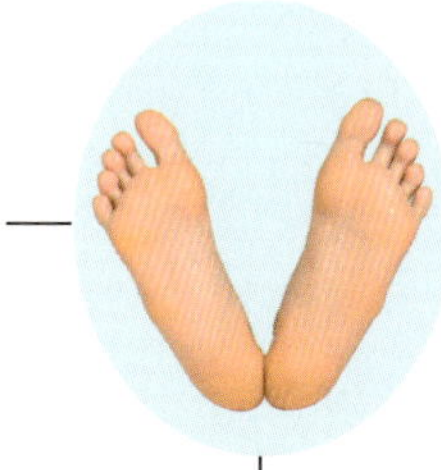

실전 발관리③

다리 · 임파 마사지 15분

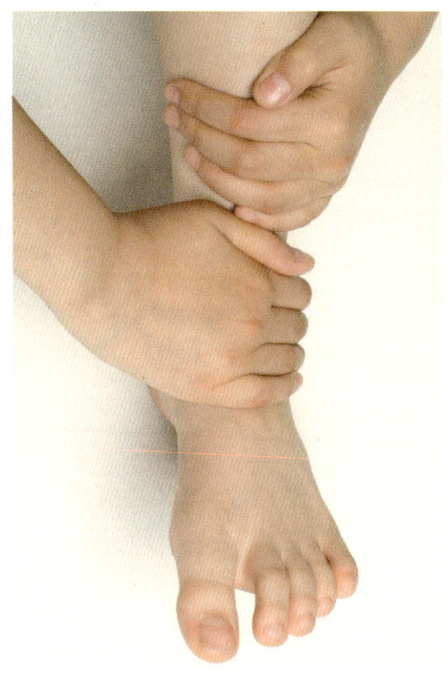

63. 양손을 교차해서 무릎 위까지 밀어올린다.(8~9회)

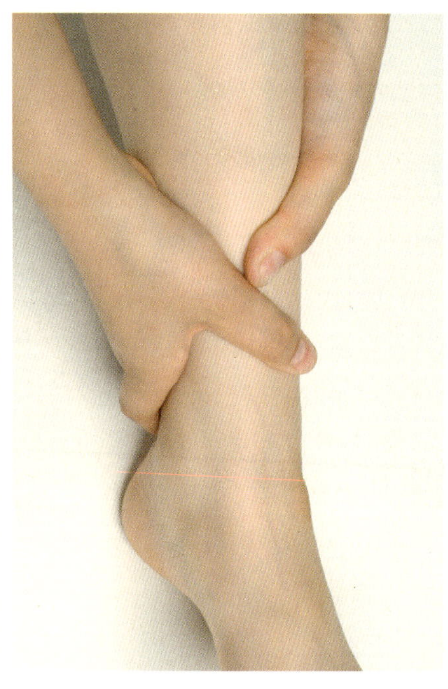

64. 발등에서 무릎 위까지 엄지손가락으로 동그라미를 그리며 올라간다. (3회)

건강하려면 부지런해야 한다. 인체 건강의 대들보 발 건강을 위해서도 마찬가지이다. 조금 귀찮고 번거롭더라도 발을 가꾸고 손질하며 마사지 해주는 것은 나를 사랑하는 또 하나의 방법이다.

(다리 · 임파 마사지는 한번 할 때 10~15분 정도 하는 것이 좋다.)

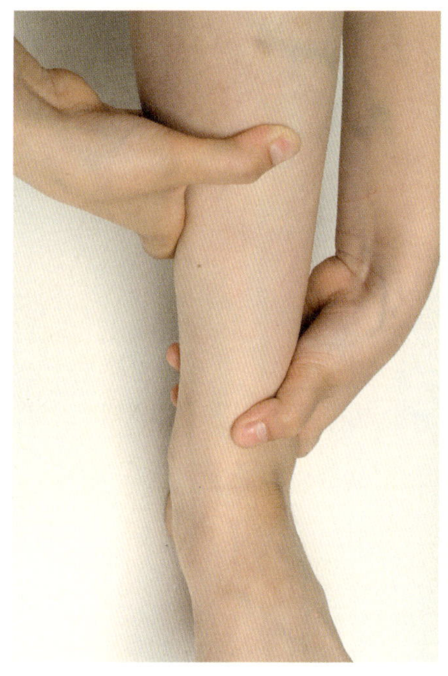

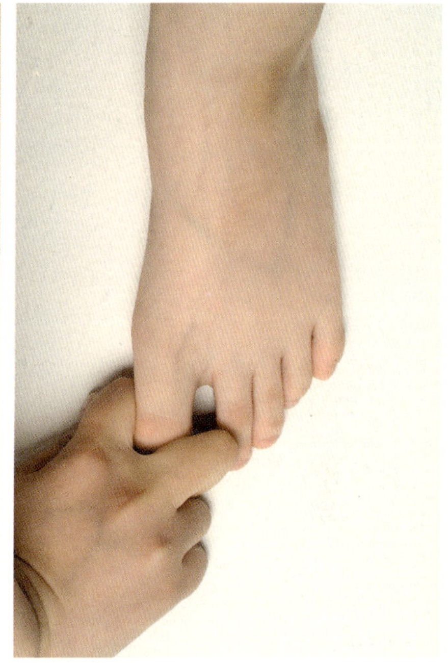

65. 무릎까지 5등분을 하고 직각으로 ㄱ자를 만들면서 발등에서 무릎까지 (3회) 올라간다.

66. 발가락을 3회씩 뽑아준다.　(전부)

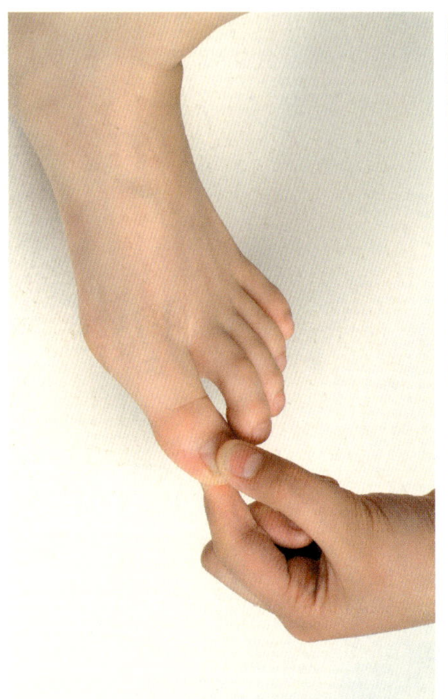 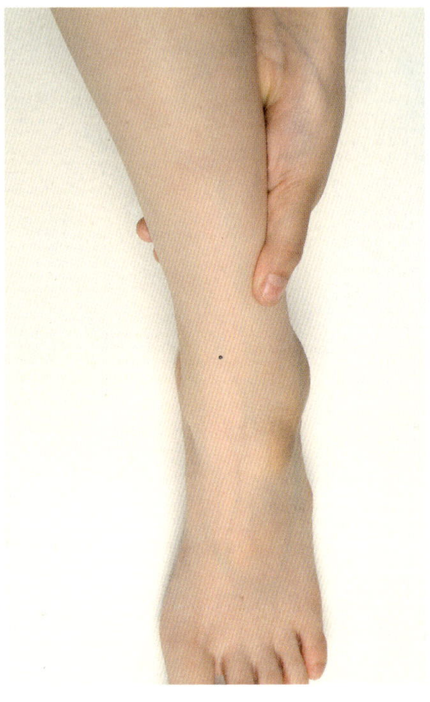

67. 엄지와 둘째손가락 끝으로 발톱을 전부 튕겨준다.

68. 발목에서 가운데 라인을 잡고 무릎까지 압을 주면서 올라간다. (3회)

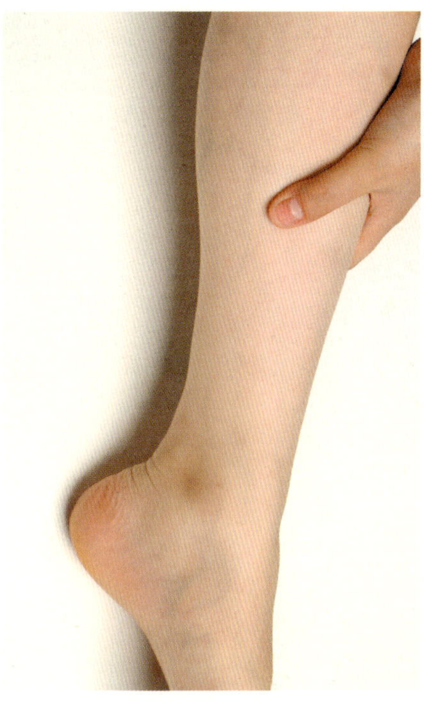

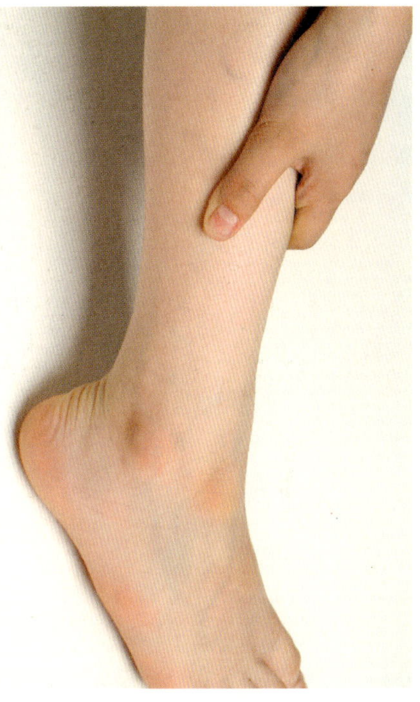

69. 다리 안쪽 라인을 잡고 위로 압
을 주면서 무릎까지 올라간다.

70. 다리 바깥쪽 라인을 잡고 무릎
까지 압을 주면서 올라간다.

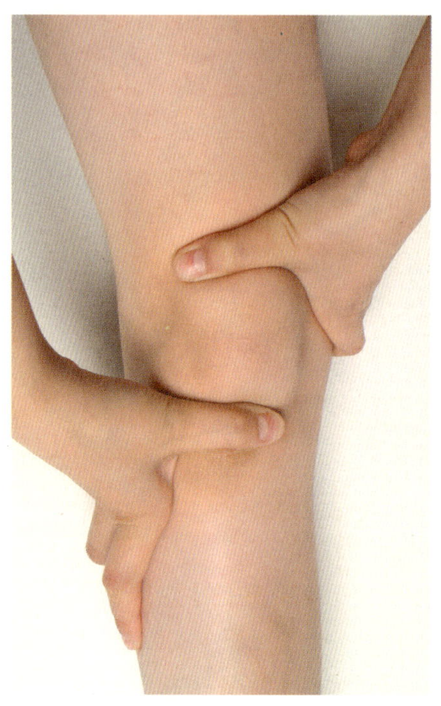 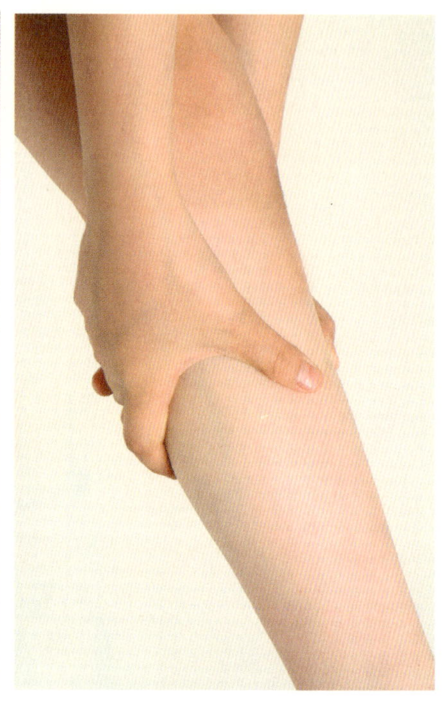

71. 양손으로 무릎을 잡고 돌려준
다.(5, 6회)

72. 양손으로 다리 뒤쪽 라인을 무
릎 뒤에서 잡고 발목까지 압을
주면서 내려간다. (3회)

73. 다리 뒤쪽 근
  육을 강하게 잡
  고 풀고를 반복
  한다.

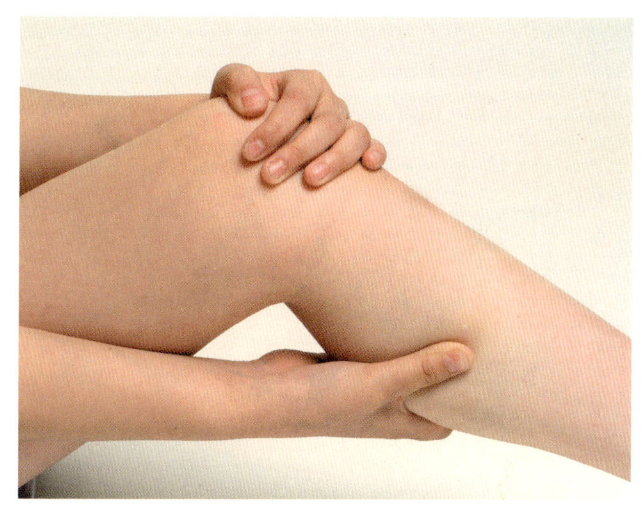

74. 양손을 깍지
  끼고 뒷근육을
  꼬집어준다.
  (전부다)

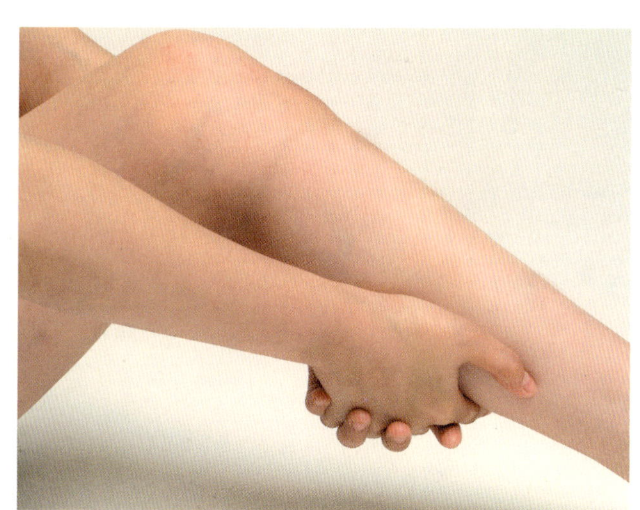

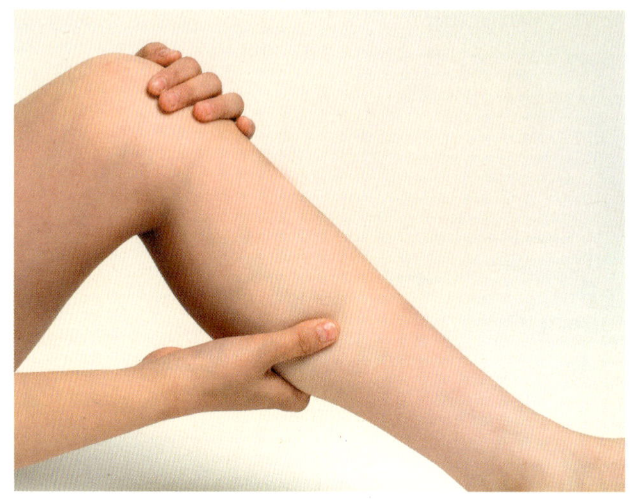

75. 한 손으로 뒷
   다리 근육을 꼬
   집어준다.
   (전부다)

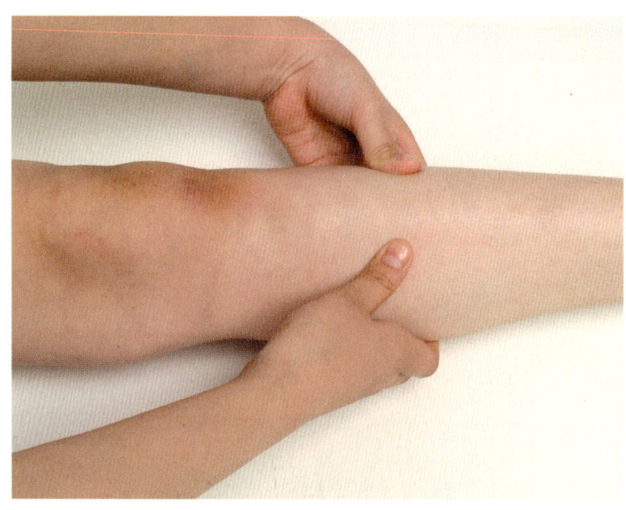

76. 양팔을 벌리고
   종아리 양옆을
   꼬집어준다.

77. 양손바닥으로
종아리 양옆을
털어준다.

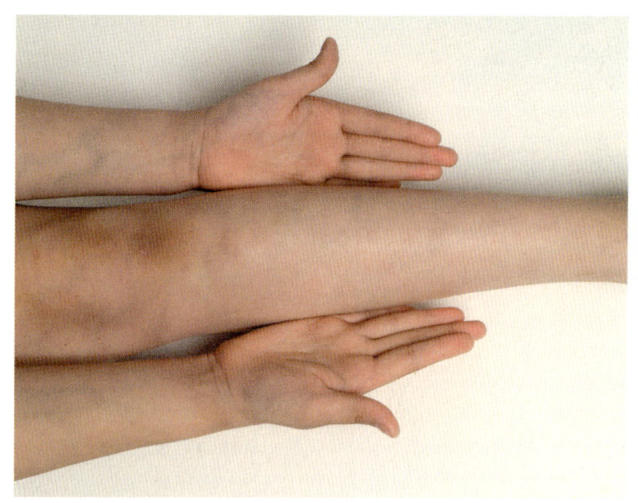

78. 주먹을 가볍게
쥐고 힘을 빼고
두드린다.
(다리안쪽 뒷근
육) - 골고루

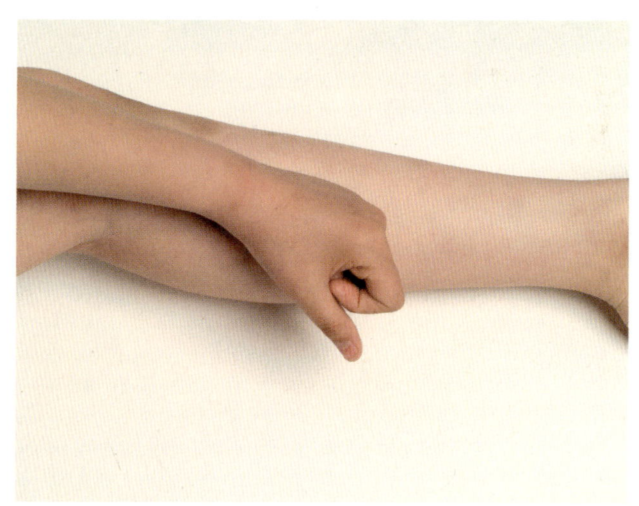

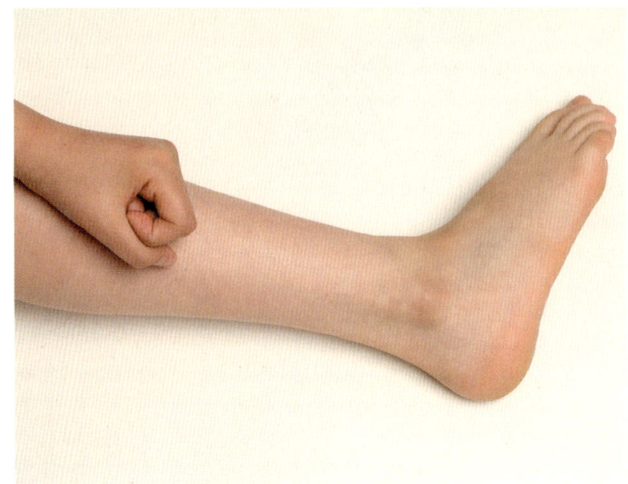

79. 다리 바깥쪽
근육을 주먹을
쥐고 부드럽게
두드린다.

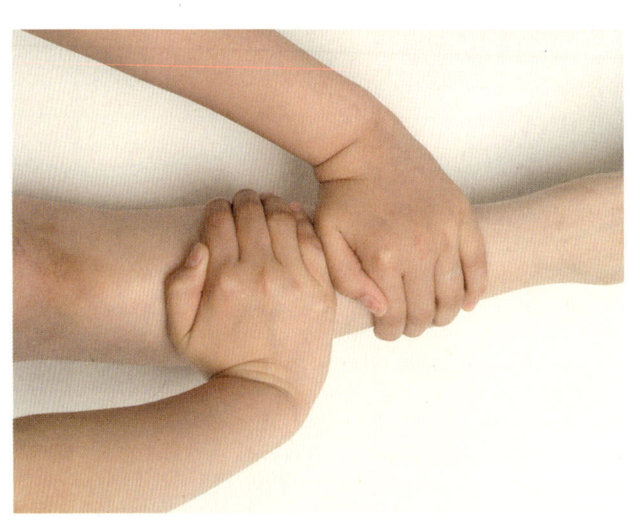

80. 양손바닥을 엇
갈리게 잡고 무
릎 위 10cm까지
밀어올린다.
(5, 6회)

81. 다리의 힘을
빼고 양 발목을
털어준다.

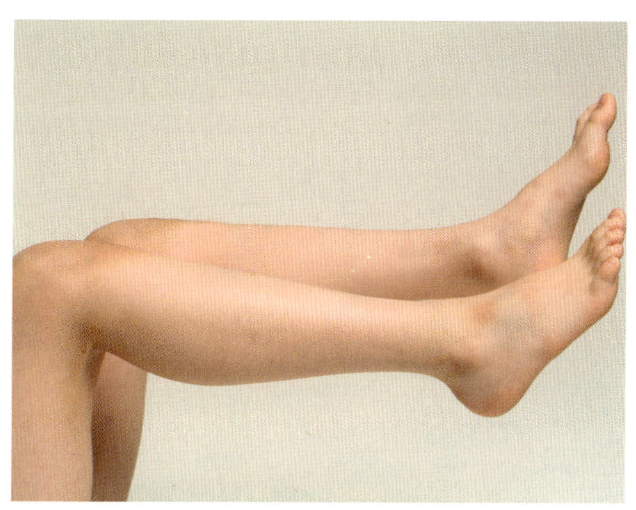

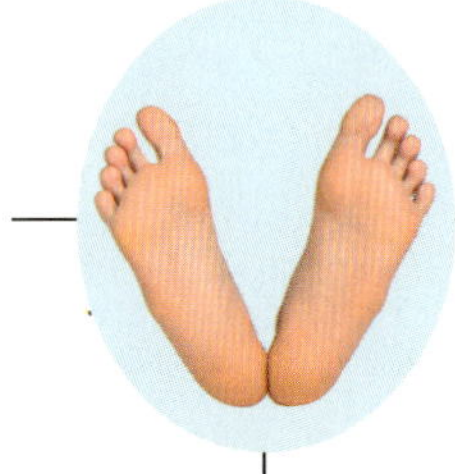

실전 발관리④

발체조 20분

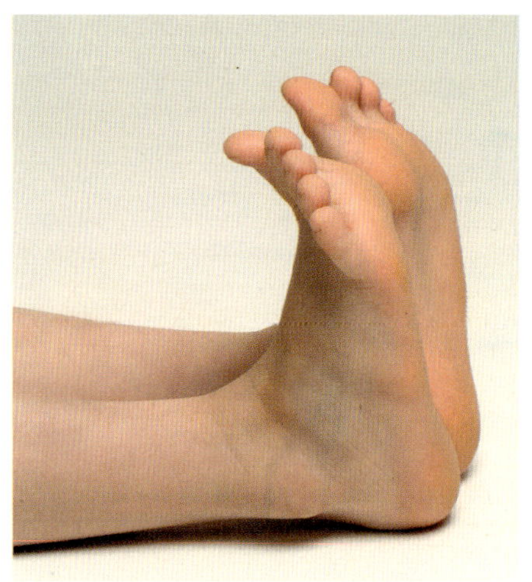

82. 발목을 위로 꺾어준다.

· 힘을 준다. (10회)

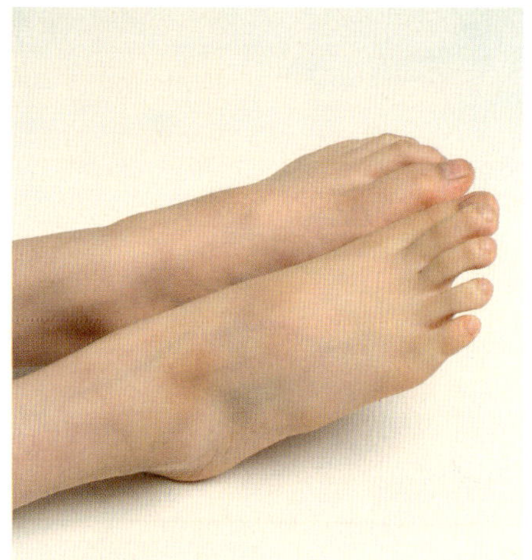

83. 발목을 아래로 내려준다.

· 힘을 준다. (10회)

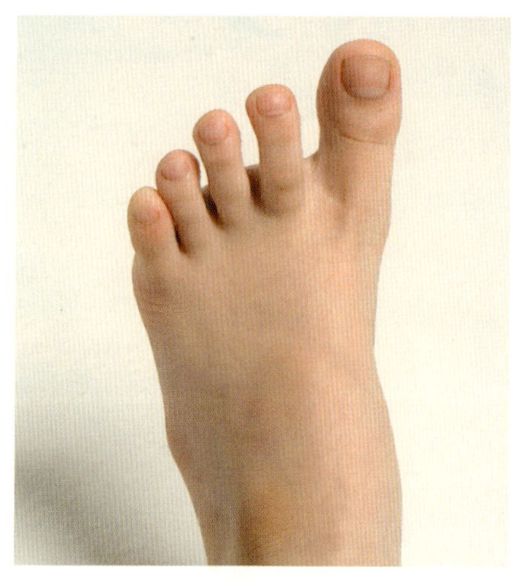

84. 다섯 발가락을 벌려준다. (5회)

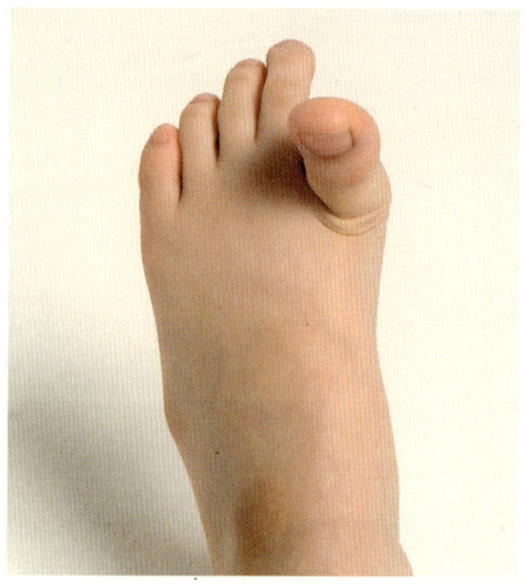

85. 엄지발가락만 발등쪽으로 당긴다.(5회)

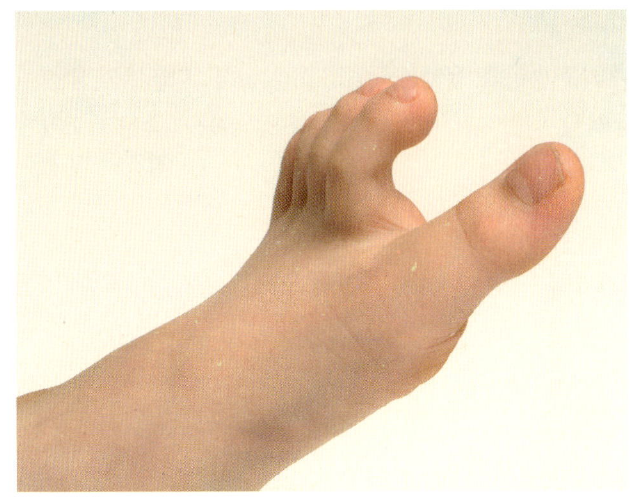

86. 엄지발가락만
    아래로 내려준
    다.
    (5회)

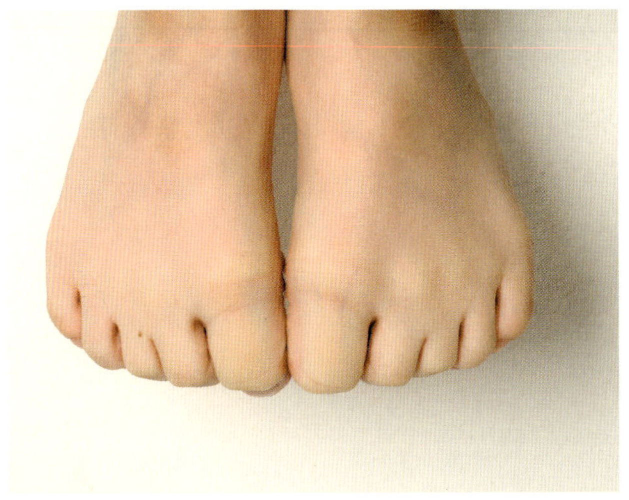

87. 발가락 전체를
    구부려준다.
    (5회)

88. 발등 위에 다
른 발 뒤꿈치를
얹고 밀어준다.
(5회)

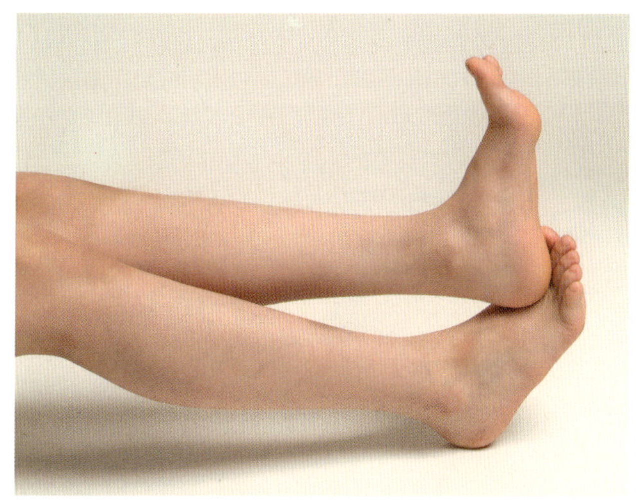

89. 무릎을 펴고
두 발을 바깥쪽
으로 벌린다.
(10초간 유지)-3회

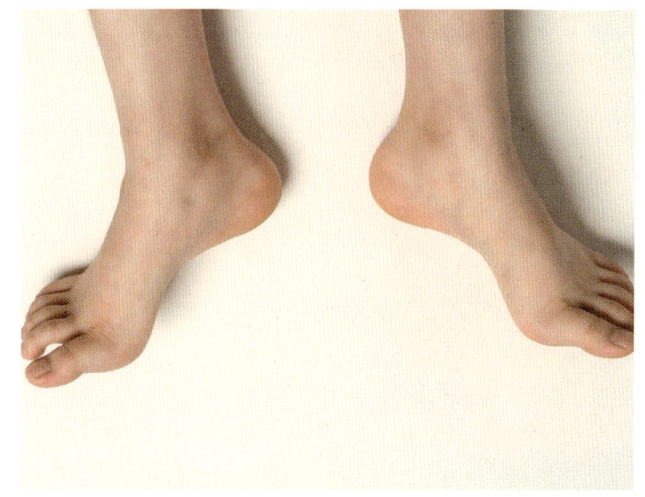

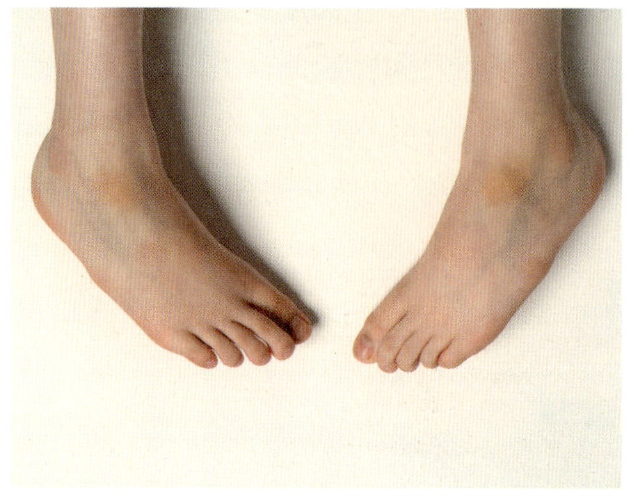

90. 무릎을 펴고
두 발을 안쪽으
로 모은다.
(10초간 유지)-3회

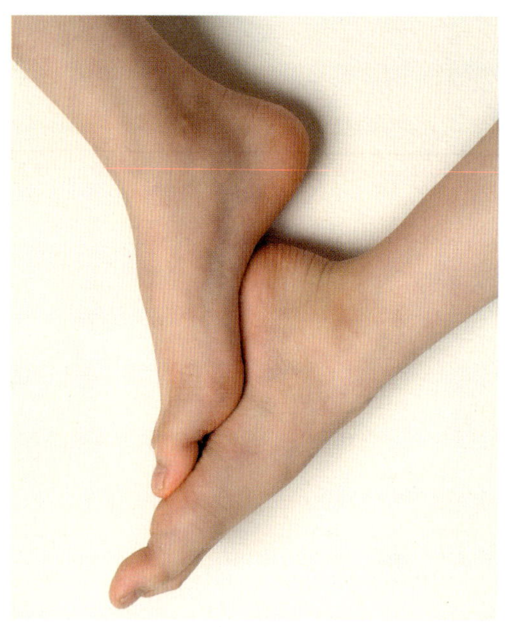

91. 발바닥을 비벼
준다.
(여러 번 반복한
다.)

92. 발바닥끼리 쳐
    준다. (10회)

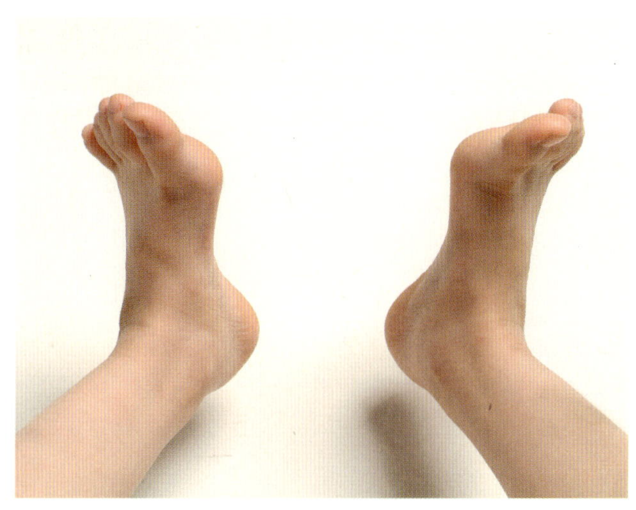

93. 앉아서 무릎을
    접고 두 발바닥
    을 모아준다.
  · 내리고 모으고 5
    회 반복한다.

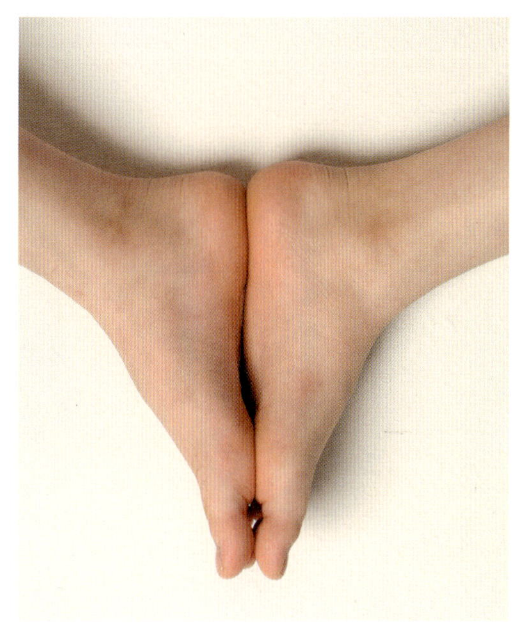

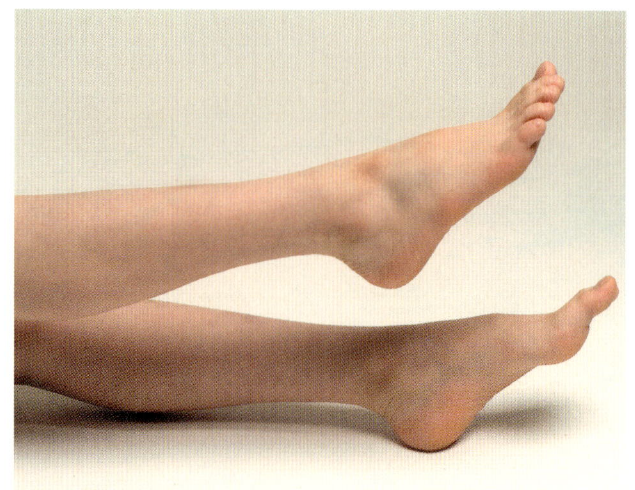

94. 무릎을 펴고
두 다리를 엇갈
리게 오르내린
다. (20회)

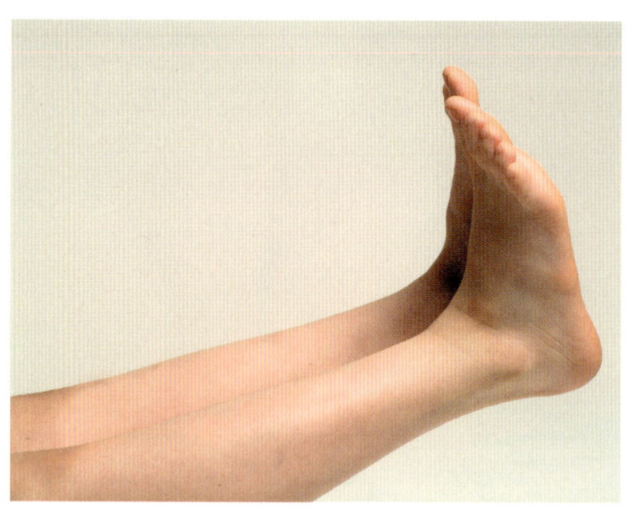

95. 다리를 45° 각도
로 들고 10초간
유지한다.
(발목을 꺾어준
다.)-3회

96. 다리를 교대로
무릎을 접고 내
린다. (30회)

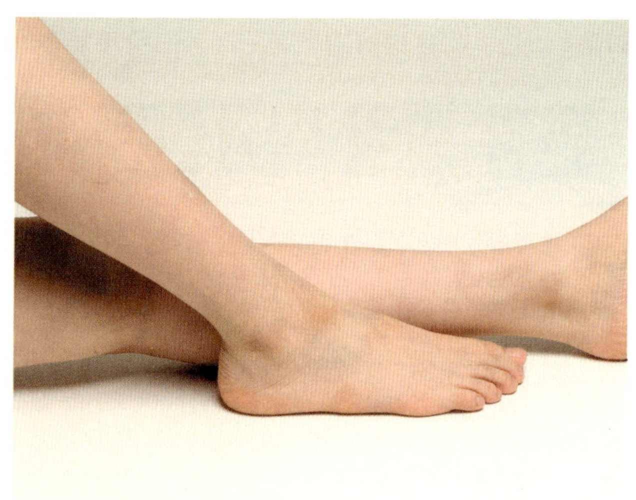

97. 엄지발가락끼
리 부딪친다.
(50회)

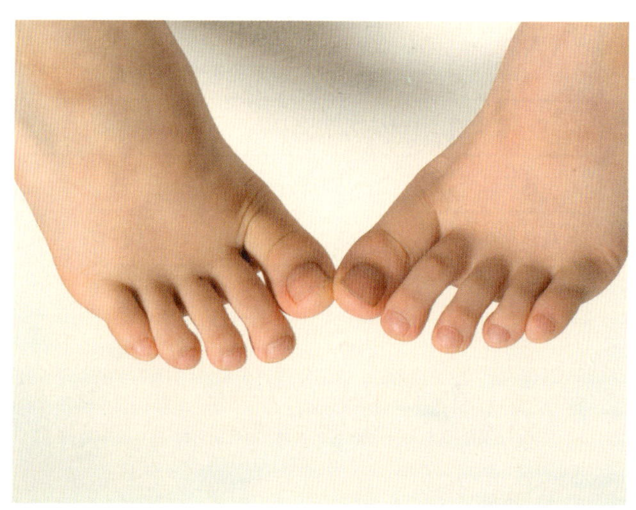

경희대학교 체육대학원
건강 관리 최고전문가 과정

이제 우리는 어떻게 하면 건강한 삶을 영위할 수 있는가에 관심이 집중되어 있다. 건강산업의 시장성은 그 규모를 헤아리기 어려울 정도로 가속화되는 추세이다. 이런 수요를 충족시키기 위해서는 건강 관련 많은 전문가가 양성되어야 할 것이다.
이에 경희대 체육대학원에서는 과학적이고 체계적인 학술적 이론과 응용방법을 조화롭게 갖춘 건강요법 전문인을 양성하여 국민의 안녕과 인재육성을 목적으로 한다.

교과과목	· 건강관리 · 체형관리 · 비만관리 · 식이요법	· 운동요법 · 운동 처방 · 발 건강법 · 아로마 테라피	· 요가 · 명상 · 단전호흡 · 기체조	· 비만, 다이어트 체조 · 교정 체조 · 실버 체조 · 치료 체조
수업형태	· 1년과정 (2학기) · 토요일 1시~ 7시 대학원 강의실			
특강	· 웰빙 창업과정(건강산업, 마케팅, 시장분석 및 경영 합리화) · 체형 관리사 과정 · 요가 전문가 과정(해외연수, 국제 자격증 취득)			
등록금	₩2,412,800(1학기)			
지원자격	건강관리에 관심 있는 일반인			
제출서류	입학원서(원서대 50,000원), 여권사진 5매, 주민등록증 사본			

특전

· 본 과정 이수자는 경희대학교 총장과 체육대학원장의 수료증과 수료패 수여
· 경희대학교 동문회와 체육대학원 총동문회의 회원 자격을 갖게 됩니다.
· 본 대학원에서 실시하는 각종 교육 후 해당하는 최고 자격증을 취득할 수 있습니다.

접수문의

담당교수 : 임옥현 H.P : 016-710-0176 Tel : (02)927-0176

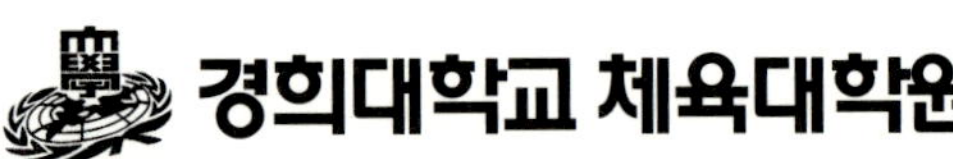